임헌석의 톡톡 건강법

아프지 않고, 힘들지 않고, 효과가 즉시 나타나는 기적의 자연요법

임헌석의 톡톡 건강법

아프지 않고, 힘들지 않고, 효과가 즉시 나타나는 기적의 자연요법

2012년 7월 30일 초판 1쇄 발행
2014년 8월 30일 개정판 1쇄 발행

지은이 / 임헌석
펴낸이 / 여승구
펴낸곳 / 이루

주소 / 서울시 마포구 서교동 410-3 201호(121-895)
전화 / 02-333-3953
팩스 / 02-333-3954
이메일 / jhpub@naver.com
출판등록 / 2003년 3월 4일 제13-811호

ⓒ 임헌석, 2012
ISBN 978-89-93111-27-9 (13510)

이 책을 만드는 데 도움을 주신 분들
Executive Producer 정수환
BRT Producer 구자왕 · 임민수
Producer 나대철 · 박정환
Director 성민주

아프지 않고, 힘들지 않고,
효과가 즉시 나타나는 기적의 자연요법

임헌석의 톡톡 건강법

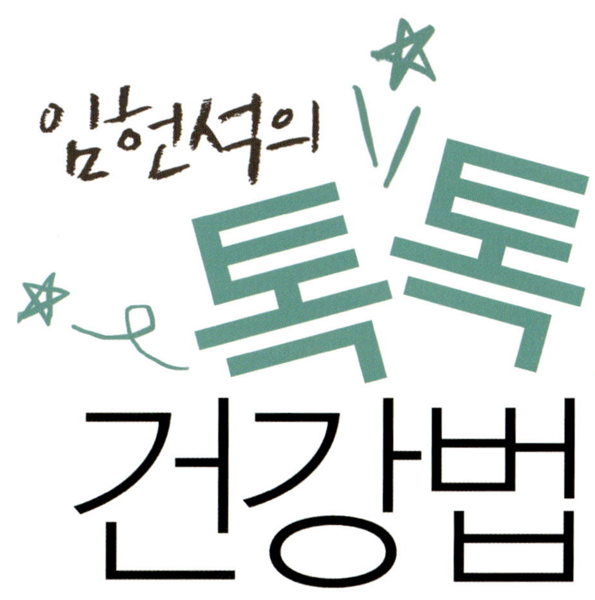

임헌석 지음

이루

내가 그 청년을 만난 것은 3년 전, 멕시코의 한 요양원에서였다. 가무잡잡하고 깡마른 얼굴에 눈썹이 유난히 까맣던 그는 28년 동안 침대에 누워서 지내온 전신마비 환자였다. 그의 다리는 안으로 심하게 오그라들어 있어, 언뜻 보아도 무척 처참했다. 나는 기도하는 마음으로 청년의 팔 곳곳을 세심하게 두드렸다. 그리고 스위치 포인트를 엄지와 검지로 지그시 눌러 주었다. 나는 청년의 팔에서 손을 떼고 그의 눈을 응시했다. 병실에 있던 사람들 모두 일제히 숨을 죽이고 그 불행한 청년을 바라보았다. 10초쯤 지났을까, 사람들의 시선에 응답이라도 하듯 청년의 다리가 서서히 움직이기 시작했다.

순간 내 뺨 위에 두 줄기 눈물이 흘러내렸다. BRT를 시행할 때마다 늘 평상심을 유지했었지만 그 청년 앞에서 나는 모든 것을 내려놓고 눈물을 쏟고 말았다. 그동안 청년이 겪어온 고통과 그 순간의 환희가 마치 내 것인 양 온몸을 흔들어 놓았다. 하지만 청년은 울지 않았다. 청년은 말없이 나를 향해 엄지손가락을 치켜들어 보이며 아주 고요하고 맑은 미소를 지을 뿐이었다. 오랜 세월 고통을 감내해온 강인한 의지가 미소로 승화되는 듯했다.

나는 의사가 아니다. 병을 고치는 천부적인 재능을 타고 나지도 않았다. 내가 이러한 기적 같은 일을 무수히 목격하게 된 이야기를 하자면 무도를 연마하던 젊은 시절로 거슬러 올라가야 한다. 나는 40여 년 동안 쿵푸를 지도해왔다. 30대에 중국 무술 세계 태을문의 총관장(Grand Master)이 된 후에도 끊임없이 자신과 싸움을 해야 하는 무도인의 삶을 살아왔다. 힘들고 외로웠지만 주어진 소명에 충실했기에 행복했다. 그 행복 중에서도 가장 값진 것은 단연 'BRT(Brain Reset Therapy)'의 발견이다.

무술을 연마하다 보면 크고 작은 부상이 늘 있게 마련이다. 나 자신도 그러했지만, 주변의 만류에도 불구하고 부상의 고통을 참아가며 훈련에 매진하는 제자들을 볼 때마다 무척 안타까웠다. 스승으로서 진심으로 도움을 주고 싶었던 나는 제자들이 다칠 때마다 직접 간호를 하기 시작했다. 그러다가 부상과 통증, 더 나아가 인체에 관심을 가지게 된 것이다.

그러던 어느 날 문득 '급소를 공격하면 몸에 치명적인 해가 되듯이 반대로 몸의 어떤 부분을 자극하면 몸이 좋아질 수도 있지 않을까?' 하는 생각에 미치게 되었다. 그리고 이런 역발상 덕택에 내 인생은 크게 달라지게 되었다.

나는 부상당한 제자들을 응급처치하고 보살피면서 그들의 몸이 어떻게 변화하는지 관찰하기 시작했다. 같은 유형의 부상이라도 대처 방법에 따라 응급처치 효과나 회복 속도가 다르다는 사실을 깨달았고, 분명 우리 몸을 건강하게 만드는 '헬스 포인트(Health Point)'의 존재를 확신하게 되었다. 특정 헬스 포인트를 자극해주면 거기에 연결된 부위의 통증이 완화되기도 하고, 병세가 호전되거나 좋아진다는 놀라운 사실을 발견하게 된 것이다. 그것도 톡톡 두드려주고 지그시 눌러 주는 아주 간단한 방법으로 말이다.

이 놀라운 발견 앞에서 나는 깊은 고민에 빠졌다. 이 연구를 계속해 나가면 하나의 의미 있는 건강 요법으로 체계화하고 일반화할 수 있을까? 사람들에게 연구 결과를 정확하게 전달하고 증명할 수 있을까? 이것이 가능하다면 왜 지금까지 그런 자연요법이 알려지지 않았을까? 급소를 가격해 치명적인 타격을 입히는 법을 찾아냈던 선인들이라면 헬스 포인트를 자극하여 건강해지는 방법도 알아낼 수 있었을 텐데…. 나는 많은 의구심이 들었지만, 연구를 거듭하며 꾸준히 임상실험을 해나갔다. 그러면서 인간의 몸이 건강을 유지하는 메커니즘을 공부하기 시작했다.

그러던 중 나는 전국 쿵푸 시범대회를 앞두고 공중비틀기 연습을 하다 '갈비뼈 골절과 대퇴부 파열'이라는 크나큰 부상을 입게 되었다. 앉고 서는 것은 말할 것도 없고 숨쉬기조차 힘들 만큼 통증이 극심했다. 하지만 나는 그때야말로 내 연구를 발전시킬 단계라는 생각을 했다. 내 몸을 대상으로 그간 공부해온 것들을 하나씩 실험해 나갔다.

인체의 모든 부위는 상호 유기적으로 연결되어 있다. 다리에 침을 놔서 손목의 통증을 다스리는 한의학이나 발을 만져서 두통을 가라앉히는 반사구요법 등은 이 같은 인체의 신비를 보여주는 단적인 예라 할 수 있다. 나는 내 몸의 구석구석을 만지고 두드려가며 인체의 반응과 변화를 살폈다. 그러다 주목한 것이 바로 팔과 손이었다. 뇌를 자극하기에 가장 민감한 부위가 팔이라는 것을 경험적으로 알아낸 것이다.

나는 팔과 손을 집중적으로 '태핑'(tapping)했다. 그러자 뇌와 연결된 헬스 포인트들이 하나둘씩 윤곽을 드러내기 시작했다. 새로운 발견은 연구의 기폭제가 되었고 나는 팔과 손의 헬스 포인트를 찾는 데 몰두했다. 지금 생각하면 그럴 필요가 전혀 없었지만, 팔 전체에 시커멓게 피멍이 들 정도로 여기저기 두드려댔고, 효과가 있는 헬스 포인트를 꼼꼼하게 기록해 나갔다. 결국 나는 의사조차 놀랄 만큼 빠르게 중상에서 회복하였다. 이후 부상과 통증 환자들을 만나가며 BRT의 체계를 잡아 나갔다.

그런 나의 실험이 효과가 좋다는 소문이 퍼지자 아픈 사람들이 찾아오기 시작했다. 새로운 증상을 보이는 사람을 만날 때마다 나는 새로운 사실을 발견할 수 있겠다는 가벼운 흥분과 도전의식을 느끼게 되었다. 또한 증세에 딱 맞는 헬스 포인트를 찾아내면 그 성취감과 보람은 이루 말할 수 없이 짜릿했다. 그렇게 임상 실험을 기록한 노트가 100권을 넘어설 무렵 나는 BRT에 대해 자신감이 생겼다. 풍부한 경험이 일러주는 직관에 따라 헬스 포인트를 조합하면 어떤 사람이든지 증세를 호전시킬 수 있다는 확신을 가질 만한 수준에 도달한 것이다. 무도인의 길을 걸으며, 사람에게 해를 입히는 방법이 아니라 사람에게 도움이 되는 그것을 찾아내겠다고 결심한 지 20여 년이 흐른 뒤였다.

하지만 나는 여전히 자만하지 않는다. '태핑에 의한 뇌 자극 자연치유요법', 일명 BRT의 발견은 내가 한 것이지만 이는 본디 인간의 몸에 조물주가 주신 무한한 은총이기 때문이다. 현대의학에 묻혀 아무도 주목하지 않던 신비로운 몸의 공식을 운 좋게도 정립하여 체계화한 것일 뿐, 내가 신비로운 초능력을 발휘한 것은 아니다.

BRT는 아직도 현재진행형이며, 앞으로도 무궁무진한 가능성을 향해 나아갈 것이다. BRT를 본격적으로 연구한 지 30년이 흘렀지만, 현재의 BRT는 10년 전보다 더욱 풍부한 임상 경험을 통해 정교하게 다듬어졌고, 앞으로 10년 후의 BRT 또한 지금보다 훨씬 더 나은 모습으로 재탄생할 것이다. 더불어 앞으로는 다방면의 과학자들과 전문가들의 관심과 연구를 통해 BRT의 원리와 효능에 대한 과학적인 규명이 이루어지기를 기대해 본다. 그것은 BRT를 발견하고 정립하는 데 일생을 바친 내가 혼자서는 이룰 수 없는 일들이기 때문이다.

BRT: 뇌(Brain)를 리셋(Reset)시켜 아픈 부위를
본래의 건강했던 상태로 되돌리는 요법(Therapy)

내가 만약 의사였다면 오히려 BRT를 발견하지 못했을 것이다. 현대의학의 패러다임에 따라 단지 수술을 하고, 약을 처방하고, 경과를 지켜보기만 했을 테니 말이다. 하지만 나는 몸을 써서 수련을 하고 부상을 극복해야 하는 무도인이었기에 몸의 공식을 알 필요가 있었고, 인체의 법칙을 찾을 필요가 있었다. 무도인으로서 내 관심은 온통 몸의 에너지를 활성화하는 데 집중되어 있었다.

내가 SBS TV 〈놀라운 대회 스타킹〉에 출연해 코미디언 박미선 씨의 목 통증을 해소하고, 엠블랙 미르의 아픈 허리를 금세 정상적으로 움직이게 만들고, 시력을 1.2에서 2.0으로 호전시킨 것을 보고 많은 사람들이 박수를 보냈다. 하지만 그것은 내가 치료한 것이 아니다. 나는 뇌에 적절한 자극이 전달되도록 헬스 포인트를 톡톡 두드려주었을 뿐이다. 이런 단순한 동작을 통해 인간이 태어날 때부터 몸에 내재한 '초기화 치유 프로그래밍'이 활성화한 것이다. 스타킹의 MC 이특으로 하여금 내가 가르쳐준 대로 출연자의 팔을 톡톡 두드리고 지그시 누르도록 하자 내가 시행했을 때와 똑같은 효과가 나타났던 사실을 떠올려보라.

지난 4월, 코엑스에서 개최된 세미나에서 파킨슨병을 앓고 있는 아주머니의 굳어버린 혀를 풀어 말문을 열게 하고, 뻣뻣하게 굳어 있던 할머니의 팔을 움직이게 만들었을 때도 찬사가 쏟아졌다. 지난 5월, 쿠웨이트에 초청받아 갔을 때, 교통사고로 하반신이 마비된 청년이 3일 만에 감각이 돌아오고, 신경이 살아나 다리가 조금씩 움직이게 된 일도 있었다. 그러나 두 사건 모두 기적이 벌어진 것이 아니다. 그들 몸에 원래부터 있었던 '초기화 치유 프로그래밍'이 작동하여 몸이 본래의 제 기능을 되찾은 것뿐이다.

BRT는 치료가 아니라 인체의 치유 법칙이다

BRT가 세상에 알려지면서 내가 주목받는 경험은 나로서는 참으로 익숙하지 않은 불편한 일이다. 나는 BRT를 창시한 '뛰어난 사람'이 아니라 이미 존재하는 '몸의 치유 법칙'을 발견한 '운 좋은 사람'에 불과하다. 인간이 받은 놀라운 은총을 안타깝게도 지금까지 아무도 발견하지 못했고, 나는 단지 그것을 처음으로 발견하여 체계화했을 뿐이다.(물론 BRT를 체계화하는 데는 20년 이상의 길고 험난한 세월이 걸렸다.) BRT가 마법 같은 효과를 발휘한다면 그것은 모두 우리 몸이 받은 축복 덕택이다.

그래서 나는 나 자신이 아닌 BRT가 주목받기를 진심으로 바라며, 내가 아닌 BRT가 널리 알려져 세상 모든 사람이 건강하고 행복하게 살기를 바란다. 이 책 역시 그 같은 바람이 만들어낸 결실이다. 책이 만들어지기까지 도와주신 많은 분들 역시 나와 같은 마음일 것이라고 믿는다. 그 믿음이 더 큰 힘을 발휘해 BRT의 효능이 널리 보급되기를 기도해 본다.

2012년 7월
임헌석

CONTENTS

BRAIN RESET THERAPY

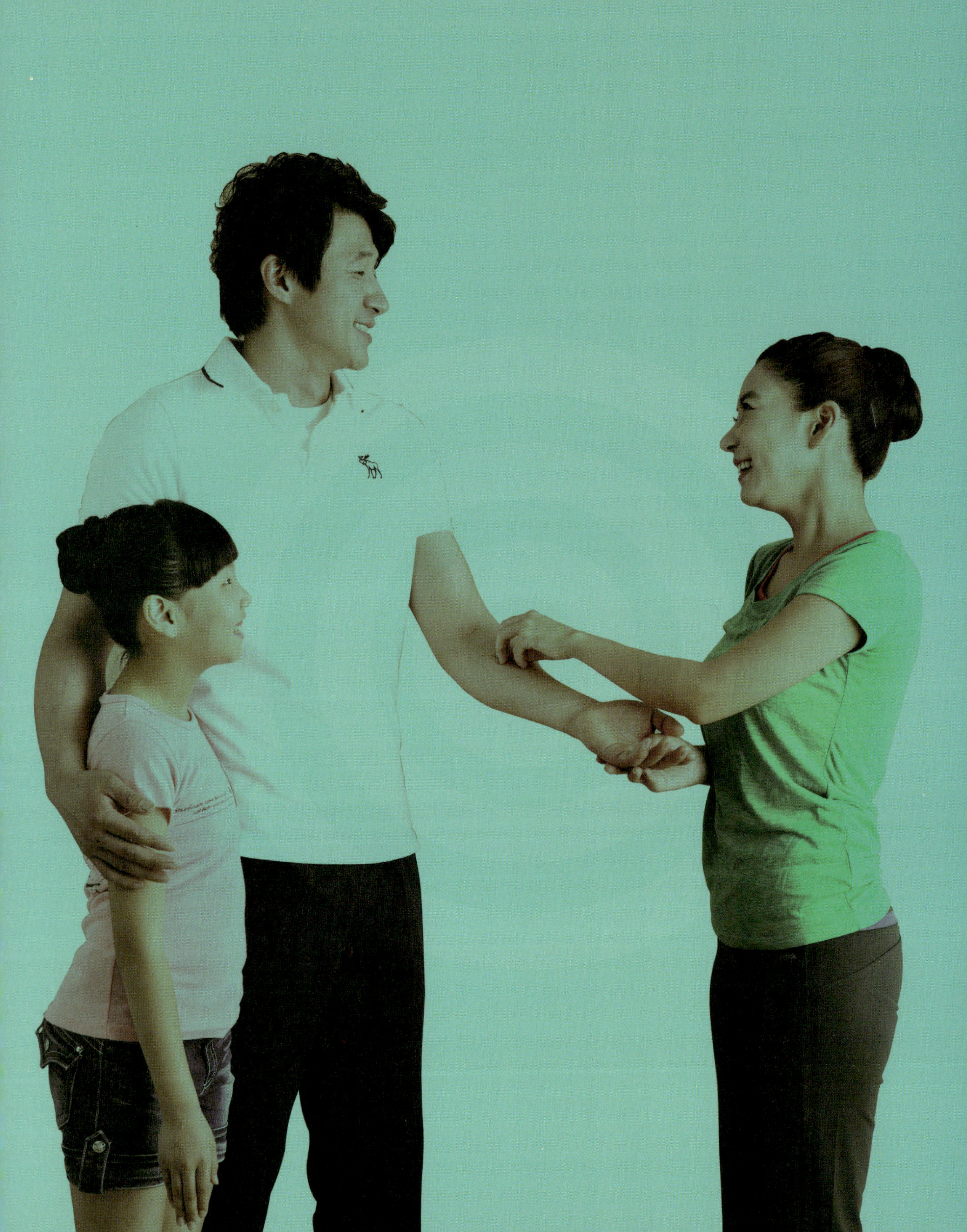

톡톡 두드리면 건강해지는 BRT의 원리

BRT란 팔꿈치에서 손끝까지 분포되어 있는 헬스 포인트를 자극함으로써 통증을 완화하고 건강을 되찾는 뇌 자극 자연치유법을 말한다. 다섯 손가락을 한데 모아 헬스 포인트를 노크하듯 가볍게 톡톡 두드린 뒤 스위치 포인트를 지그시 눌러 주면 아무리 오래 묵은 통증이라 해도 크게 완화될 수 있다. 또한 이상이 있는 신체 부위가 정상적인 상태로 돌아가려 하기 때문에 면역력을 높여 건강을 증진시켜 주기도 한다. 이것이 BRT의 원리다.

BRT의 방법은 이처럼 너무나 간단하다. 과연 효과가 있을 수 있을까 의심스러울 정도이다. 그러나 실제로 따라해 보면 거의 대부분 기대 이상의 효과를 경험할 것이다. 효과도 즉시 나타날 뿐 아니라 부작용 또한 없으니 누구나 쉽게 배우고 활용할 수 있다. 이런 BRT를 감히 혁신적인 자연요법이라 말하고자 한다.

인체의 법칙을 되살리는 뇌 자극 자연치유법

우리의 팔과 손에는 대략 200여 개의 헬스 포인트가 자리하고 있다. 적절한 헬스 포인트를 찾아 자극을 주면 이 자극이 뇌에 전달되고, 자극을 받은 우리 뇌는 즉시 이상이 있는 부위에 신호를 보냄으로써 기혈이 원활하게 순환된다. 이런 과정에서 웬만한 통증은 금세 사라지고 질병 또한 몰라보게 호전된다. 마치 컴퓨터가 이상이 생기거나 먹통이 되었을 때 리셋(reset) 버튼을 눌러 초기 상태로 돌아가면 정상적으로 작동하게 되는 것과 같은 이치이다.

우리 몸이 초기화되어 이상이 있는 부위가 정상적으로 작동하게 되는 과정은 신기한 마법이나 주술적인 치료에 의한 것이 아니다. 태어날 때부터 우리 몸에 프로그래밍되어 있는 본연의 치유 법칙에 의한 것이다. 다시 말해, 우리 몸은 선천적으로 신비로운 치유 능력을 가지고 태어났고, 그 능력을 활용한 치유법이 바로 BRT이다.

뇌를 자극하는 200여 개의 포인트

우리 몸에는 자극을 받으면 타격을 입는 포인트, 즉 '급소'가 있다. 무술영화를 보면 손끝으로 툭 건드리기만 했는데 상대방이 힘없이 무너지는, 거짓말 같은 장면이 종종 연출된다. 그러나 이것은 거짓말이 아니다. 급소를 자극하여 상대를 순간적으로 제압한 뒤 내상을 입히는 고도의 기술이 분명 있다.

이와 반대로, 적절한 방법으로 자극하면 아픈 증상이 개선되거나, 혹은 전보다 더욱 건강해지는 포인트도 있다. 그것이 바로 '헬스 포인트(health point)'다. BRT는 바로 이 헬스 포인트를 가볍게 두드리고 눌러줌으로써 뇌를 자극하여 이상이 있는 부위를 정상 상태로 되돌리는 건강 요법을 말한다.

BRT를 시행할 수 있는 헬스 포인트는 손가락 끝에서 팔꿈치에 이르기까지, 대략 200여 곳에 이른다. 이 포인트를 가볍게 자극하여 뇌에 어떤 부위를 리셋(reset)하도록 신호를 보내주면, 우리 몸의 통증이 깨끗이 사라지거나 한결 편안해지는 것을 느낄 수 있다. 이것이 바로 '톡톡 건강법'의 핵심이다. 뇌를 자극함으로써 우리 몸을 본래의 건강한 상태로 되돌리는 것이다.

쿵푸에서 태어난 뇌 자극 자연치유법

BRT의 탄생은 쿵푸를 배경으로 하고 있다. 우리가 흔히 이소룡이나 성룡, 이연걸 등을 주인공으로 한 영화에서 접하게 되는 바로 그 무술 이야기다. 흔히 '무술'이라고 하면 싸움 기술이라고만 생각하는데, 그건 무술의 일면만 부각해서 바라보는 데서 오는 잘못된 생각이다.

모든 무술이 궁극적으로 지향하는 바는 몸과 정신을 동시에 수양하는 것이다. 한마디로 무술은 육체와 영혼 모두 도를 닦는 과정의 하나라고 할 수 있다. 따라서 헬스 포인트를 통해 뇌를 자극함으로써 인체가 갖고 있는 본연의 리듬을 활성화하고 건강을 되찾게 해주는 BRT야말로 바로 진정한 무도 수행의 핵심이라 할 수 있다. 진정한 무도란 사람을 제압하고 죽이는 기술이 아니라, 오히려 사람을 살리고 병을 제압하는 기술에 가깝다.

인체의 면역력을 끌어올리는 건강 프로그램

인체의 신진대사를 원활하게 하기 위한 최선의 방법은 질병을 예방하는 것이다. 결과에 의한 치료보다는 원인을 예방하는 것이 더 중요하다는 얘기다. 그것이 부작용 없는 가장 좋은 방법이면서도 모든 문제를 최소화할 수 있는 최선의 방법인 것이다.

BRT는 모든 문제의 원인을 차단하고, 질병이 발생하기 전에 미리 예방하는 데 중점을 둔다. 병이 생기기 전, 애초부터 병이 생기지 않도록 예방하는 것이다. 사실 BRT는 질병의 증세가 호전되도록 하는 효과가 있다. 나는 오랜 임상 경험을 통해 이 점을 확신하고 있다. 다만, BRT를 탁월한 치료법으로 맹신하지는 말라고 당부하고 싶다. BRT는 태핑을 통해 뇌에 직접적인 영향을 줌으로써 우리 몸의 면역시스템을 강화하고 혈액순환과 신진대사를 활발하게 하는 기능을 하는 것이므로, 현대의학의 관점에서 보자면 대체의학의 한 분야라고도 할 수 있겠다.

헬스 포인트를 자극하는 BRT는 뇌에 좋은 신호를 보내고 자극을 주어 건강을 유지할 수 있도록 돕는다. BRT를 통해 메시지를 받은 뇌가 변화를 일으키고, 그 결과 오장육부를 비롯해 뼈와 근육 그리고 각 신경과 혈관들이 최적화되고 신진대사 역시 원활해지는 것이다.

해외에서 먼저 알려진 '한류 경혈자극'

BRT는 기(氣) 치유와는 전혀 다른 요법이다. 기(氣)란 만물 또는 우주를 구성하는 근본 물질을 말하며, 동양철학에서는 모든 만물이 소생하는 생명의 에너지로 해석하기도 한다. 개인마다 가지고 있는 이런 에너지를 증폭시켜 치료에 활용하는 방법이 바로 기 치유다. 이렇게 에너지를 증폭하는 과정에서 자칫 좋지 않은 기운이 치료에 이용된다면, 좋은 기운이 빠져나가 기력이 약해질 수 있고,

오히려 건강에 해로울 수도 있다.

니는 미국 초청 강연으로 여러 번 BRT를 소개한 적이 있다. 인도네시아 왕실의 초청을 받아 왕족들에게 BRT를 가르쳐준 적도 있다. 또한 뉴질랜드, 멕시코 등 10여 개 나라에 초청을 받아 방문하기도 했고, 최근에는 쿠웨이트에 방문하여 톡톡 건강법을 소개하기도 했다. 특히 아랍권 7개국에 방영되는 인기 프로그램에 생방송으로 전파를 탄 후 아랍 지역에서 BRT에 대한 관심은 대단하다. 일본에 처음 선 보였을 때는 '한류 경혈자극'이라는 별칭까지 얻으며 큰 호응을 끌었다.

그러나 BRT는 엄밀하게 말하자면 경혈과는 엄연히 차원이 다르다. 경혈점과 BRT의 헬스 포인트는 일부 겹치기도 하지만 실상 다른 부위가 더 많기 때문이다. 다만 일본에서는 BRT의 대중적 이해를 돕기 위해, 이미 잘 알려진 '경혈자극'이라는 표현을 사용한 것뿐이다. 이 책의 독자들 역시 BRT를 경혈자극으로 받아들이지 않기를 바란다. 이 둘은 엄연히 다른 요법이다. 다만 톡톡 건강법이 생소한 독자들을 위해 '경혈자극'의 먼 친척뻘쯤 된다고 이해하기 바란다.

뇌를 자극해
인체를 최적의 상태로 되돌린다

인간은 지상에서 최고의 피조물이라고 한다. 왜 그런 것일까? 인간과 그 밖의 피조물의 근본적인 차이점은 무엇일까? 인간의 뇌가 고도의 지적 능력과 학습 능력을 가지고 있다는 사실만으로 그 이유를 다 설명할 수는 없을 것이다. 아마도 영적 능력과 아직 알려지지 않은 신비한 기능 때문에 인간은 최고의 피조물이 될 수 있을 것이다.

최근 과학계에서 뇌 과학에 관심이 더욱 높아지는 까닭 또한 이와 연관이 있다고 본다. 지금까지 알려지지 않은 신비한 인간의 뇌기능이 연이어 과학적으로 규명되고 있기 때문이다. BRT 역시 아직까지 알려지지 않은 인간의 신비한 뇌기능의 소산 가운데 하나라 말할 수 있다.

인체를 컴퓨터와 비교해 보면 BRT의 원리가 쉽게 이해될 것이다. 컴퓨터에 오류가 생겼을 때 이것저것 아무리 손을 써보아도 여전히 문제가 해결되지 않았던 경험이 있을 것이다. 그땐 어쩔 수 없이 컴퓨터를 껏다 켜거나 리셋 버튼을 누르는 수밖에 없다. 컴퓨터를 초기화하여 원래의 정상적인 상태로 돌리는 작업이다.

BRT도 컴퓨터의 초기화 작업과 비슷한 원리라고 이해하면 된다. 뇌를 자극함으로써 인체를 건강했던 본래의 상태로 되돌려 인체를 최상의 컨디션으로 만들어 줄 뿐 아니라, 자가 치유 능력 또한 극대화시키는 작업이 바로 BRT이다. 결국 BRT는 제대로 기능하지 않던 기관을 원활하게 작동하도록 돕고, 피로가 쌓이거나 기능이 약해진 부위들의 통증을 현저하게 줄여준다. 더불어 질병을 이겨내는 우리 몸의 저항력을 높여 질병 치료에도 도움을 준다.

몸의 항상성을 되찾는 것이 건강의 기초

우리 몸은 언제나 건강한 상태로 돌아가려는 습성이 있다. 배가 고프면 음식을 찾고, 힘들면 휴식을 원하며, 몸에 필요 이상의 열이 발생하면 땀을 내보내 체온을 떨어뜨린다. 반대로 외부 기온이 너무 떨어지면 모공을 철저히 봉쇄하여 적절한 체온을 유지하려 한다. 이런 습성을 항상성이라 하고, 우리의 건강 역시 항상성에 기반을 두고 있다.

몸이 건강하고 모든 기능이 원활하게 돌아갈 때는 항상성에 이상이 없다. 스스로 건강을 유지할 수 있다는 말이다. 항상성이 있는 몸은 몸속에 필요 없는 물질은 밖으로 내보내고, 부족한 물질은 채워 넣게 하여 인체의 밸런스를 이상적인 상태로 조절한다. 자신의 의지와 상관없이 몸이 알아서 이런 일을 한다. 인체가 정밀하고 신비하다는 것은 바로 이 때문이다.

뇌의 세포분열 과정을 지원하는 BRT

우리 뇌에는 약 천억 개의 뉴런(neuron)이라는 신경세포가 있다. 우리가 외부로부터 어떤 자극을 받으면 이 천억 개의 뉴런이 우리 몸에 흐르는 3볼트의 전류와 세포들의 화학반응을 통해 0.0001초 만에 뇌까지 신호를 전달한다. 그리고 신호를 받은 뇌가 다시 명령을 내려 우리 몸이 반응을 하게 된다.

천억 개의 뉴런은 스스로 건강을 지키기 위해 세포분열을 반복한다. BRT는 일정한 주기로 반복되는 이러한 현상들이 좀 더 효율적으로 이루어지도록 지원하는 역할을 한다. 우리 몸이 최상의 컨디션을 유지하게끔 하고 흐트러진 몸의 균형을 되찾도록 작용하는 것이다.

자극과 신호를 뇌에 전달해 뇌 기능을 강화한다

컴퓨터 프로그램에 문제가 생길 경우, 해당 프로그램을 지우고 재설치를 했는데도 같은 문제가 반복되는 경험이 있을 것이다. 이런 현상은 CPU(중앙처리장치)에 문제가 있기 때문에 발생한다. 이런 경우 컴퓨터를 포맷해주어야만 정상적으로 가동할 수 있다.

BRT는 자극과 신호를 뇌에 전달함으로써 뇌의 기능을 강화하고 인체의 건강을 유지해준다. 뿐만 아니라 집중력, 창의력, 기억력 등도 강화해준다. 나중에 소개할 톡톡 체조(HES: Healing Energy Stimulation)를 병행하면 뇌에 주어지는 자극과 신호는 더욱 강화되고 BRT의 효과 또한 극대화할 수 있다.

BRT의 효과를 지속시켜주는 톡톡 체조

톡톡 체조란 HES(Healing Energy Stimulation), 즉 우리 몸에 잠재된 치유 에너지를 활성화시켜 건강한 상태로 되돌리는 체조를 말한다. 톡톡 체조는 우리 몸의 항상성을 높임으로써 면역력을 강화시켜주는 효과가 있다. 그 결과 각종 통증과 증상 완화에 도움을 줄 뿐 아니라 신체적, 정신적 능력을 향상시켜 우리의 행복지수도 높여줄 수 있다.

톡톡 체조를 하면 우리 뇌의 알파파와 감마파 수치가 높아진다. 그 결과 엔도르핀이 분비되고 면역력의 수치가 최고조에 달하면서, 몸속의 막힌 혈 역시 모두 열리게 된다. 결국 통증이 완화되는 것은 물론, 이상이 있는 신체 부위의 재생 능력이 강화되어 자가 치유 능력 또한 회복된다. BRT와 함께 톡톡 체조를 꾸준히 실천하면 증상 완화에 확실한 도움이 된다.

　본문에 소개된 톡톡 체조는 호흡운동 1~2(Holding 1~2), 호흡운동 3(Main Holding), 학걸음(ERPW), 손가락 체조(FTF) 등 크게 4가지가 있다. 어떤 것은 너무나 간단하여 무슨 효과가 있을까 싶겠지만, 그중 한두 가지를 꾸준히 실천하다 보면 놀라운 몸의 변화를 느낄 수 있을 것이다. 그중 한 가지라도 아침, 저녁으로 일주일만 꾸준히 따라 해보면 몸이 몰라보게 건강해지는 놀라운 효과를 경험할 수 있다.

누구나 쉽게 배우고
바로 효과를 볼 수 있다

BRT는 특별한 도구가 필요 없다. 방법 또한 매우 단순하기 때문에 전문지식이 없어도 누구나 쉽게 배워서 바로 적용할 수 있다. 더욱 좋은 점은 짧게는 몇 초, 길게는 몇 분 안에 바로 효과를 느끼기 시작한다는 점이다. 통증, 질병 예방, 건강 증진 등 우리가 불편과 고통을 느끼는 거의 모든 건강 분야에 적용할 수 있을 뿐 아니라, 언제 어디서든 생활 속에서 폭넓게 활용할 수 있다는 장점이 있다.

즉시 효과가 나타나기 시작한다

BRT의 가장 큰 특징은 즉효성이다. 급소를 자극하면 단 몇 초 만에 사람의 몸이 마비되거나 통증을 느끼는 것처럼, 헬스 포인트를 자극하면 즉각적으로 몸 안에서 변화가 일어나기 시작하여 수분 안에 통증이 완화됨을 느낄 수 있고, 평소 불편했던 부분이 점차 호전되는 것을 인지할 수 있다. 초심자라 하더라도 제대로 따라 하면 짧게는 1분에서, 길게는 수십 분 안에 효과가 나타나는 것을 확실하게 느낄 수 있다. 효과를 느끼는 데 걸리는 시간은 사람마다, 증상에 따라 다소 차이가 있다. 통증을 예로 들자면 목이나 어깨, 허리 통증 등은 1분 만에도 증세가 호전되고 있음을 느낄 수 있지만, 생리통이나 치통 등의 경우는 통증이 완화되고 있음을 감지하는 데 시간이 좀 더 걸릴 수도 있다. 중요한 것은, 우리 몸 안에서는 BRT 시행 후 곧바로 변화가 일어나기 시작한다는 점이다.

누구나 쉽게 배운다

BRT의 핵심은 헬스 포인트를 두드리고 누르는 것이다. 다섯 손가락의 손끝을 모아 헬스 포인트를 가볍게 두드린 뒤 스위치 포인트를 지그시 눌러주기만 하면 된다. 헬스 포인트 위치에 대해선 사진과 설명은 물론 동영상을 통해서도 자세히 설명할 것이다.

헬스 포인트를 못 찾거나 빗겨갈 일은 결코 일어나지 않는다. 왜냐하면 손을 모아 태핑할 때 자극이 전달되는 부위는 5백 원짜리 동전 크기만큼 넓기 때문이다. 헬스 포인트를 벗어나 두드리는 것이 오히려 어려운 일이다. 특정한 부위를 정확하게 자극해야 효과를 볼 수 있는 침이나 지압과 달리 BRT는 전문성을 필요로 하지 않으며 누구나 이 책을 보면서 손쉽게 효과를 볼 수 있다.

인간관계를 발전시켜주는 휴먼 건강법이다

헬스 포인트가 팔과 손의 앞뒤 구석구석에 분포하고 있는 만큼, BRT는 혼자보다는 둘이서 하기에 제격인 건강법이다. 다른 사람의 정성어린 보살핌을 받을 때 BRT의 효과가 증폭되는 것이다. 건강을 염원하고 아껴주는 마음이 더해질 때 BRT의 효과가 높아지고, 정서적인 만족까지 얻게 되며 상대에 대한 감사의 마음도 우러난다. 서로의 친밀감과 유대감 역시 높아진다.

그러므로 BRT는 가정의 화목을 이끌고 우정을 돈독히 하며, 동료에 대한 애정을 고양시켜 주는 휴먼 건강법이라 할 수 있다. 개인의 건강뿐만 아니라 행복지수를 높여주는 데 톡톡히 역할을 할 것이다. 소중한 사람들을 위해 톡톡 건강법을 익혀서 실천해보자. 건강뿐 아니라 가정의 행복과 인간관계의 발전도 저절로 따라오게 될 것이다.

통증이나 부작용이 전혀 없다

BRT는 손 이외의 도구를 전혀 쓰지 않기 때문에 부작용이 없다. 또한 자극하는 방법도 아주 가볍게 톡톡 두드리고 지그시 누르는 것이 전부이기 때문에 아플 일도 전혀 없다. 세게 두드리면 더 효과가 좋을 것이라 오해하여 멍이 들도록 때리거나 아프게 힘주어 누르는 경우가 있는데 이는 잘못된 방법이다. 손목에 스냅을 주어 탄력 있게 톡톡 두드리면 파장을 통해 넓게 자극이 전달되므로, 정확한 포인트를 태핑하지 않아도 원하는 포인트에 자극이 전달되게 되어 있다. 그러나 강하게 찍어치면 자극이 파장을 통해 전달되지 않으므로 오히려 효과가 반감될 수 있다. 세게 찍어 치는 경우 효과가 전혀 없을 수도 있으니 주의한다. 톡톡 건강법이지 '탁탁'이나 '꾹꾹' 건강법이 아님을 명심하자.

이처럼 통증이나 부작용이 전혀 없는 BRT는 건강이 악화된 환자나 민감한 어린이, 혹은 임산부 등 주의를 요하는 사람에게 제격인 요법이다.

톡톡 체조와 병행하면 효과가 더 오래간다

BRT의 효과는 개인의 상태에 따라 달라진다. 짧게는 몇 분에서 몇 시간이 지속될 수 있고, 길게는 몇 주 또는 몇 달, 경우에 따라서는 한 번의 시행으로 평생 효과를 볼 수도 있다. 때문에 한두 번의 시행으로 효과가 있다고 해서 중단하기보다는 증상이나 질병이 완전히 사라질 때까지 꾸준히 실천하기를 권한다. 그리고 BRT와 함께 톡톡 체조를 병행하면 효과가 더 오래 지속된다. 예컨대 아토피 같은 질병은 BRT와 함께 톡톡 체조를 매일 꾸준히 병행하면 반드시 큰 효과를 볼 수 있다. 이 같은 과정을 통해 우리 몸은 최고의 컨디션을 유지할 수 있게 되고, 면역력을 비롯한 모든 기관의 기능을 강화함으로써 질병을 예방할 수 있다.

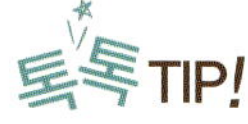
톡톡 TIP!

BRT 효과를 발휘하는 증상 및 질병

- 통증 완화: 목, 어깨, 허리, 무릎, 팔꿈치, 치아 등의 통증 완화
- 내장 건강 증진: 심장, 간, 신장, 위장 등의 기능 향상
- 정신 신경계 안정: 우울증, 불면증, ADHD 등 정신 신경계 계통의 질환 완화
- 면역력 강화: 알레르기, 아토피, 감기, 성장, 시력저하 완화
- 전반적인 건강 증진: 스태미나 증진, 치매 예방, 변비 해소, 비만 해소 등

톡톡톡! 1분만 두드리면
내 몸이 달라진다

뇌를 포함한 인체의 각 부위는 상호 유기적으로 연결되어 있다. 아주 미세한 인체 자극도 그 정보가 즉시 뇌에 전달된다는 말이다. 우리 뇌에는 신체 부위의 자극에 반응하는 장소가 각각 정해져 있다. 가령 'A라는 신체 부위 자극에는 A라는 뇌 부위' 식이다. 때문에 인체의 특정 부위가 자극을 받으면 스위치가 켜지듯이 즉각적인 반응이 일어난다. 톡톡 건강법 시행 후 대부분은 30초 이내에 변화가 일어나고, 중증의 경우라도 1분 이내에 어떤 식으로든 징후가 나타나기 시작한다. 그러나 통증 완화를 느끼는 시간은 증상에 따라 1분에서 길게는 30분까지 차이가 있을 수 있다.

시행 포인트 1   준비자세

BRT를 해주는 사람: 태핑을 할 때는 다섯 손가락을 가지런히 모아 붙인 자세가 기본이다. 다섯 손가락 끝을 모으는 것은 자극할 면적을 넓혀주어 자극점을 놓치지 않기 위함이다.

BRT를 받는 사람: 편안하게 양쪽 팔을 모두 걷고 손끝부터 팔꿈치 사이가 보이도록 한다. 혀는 입천장에 붙이고, 편안하게 호흡을 한다.

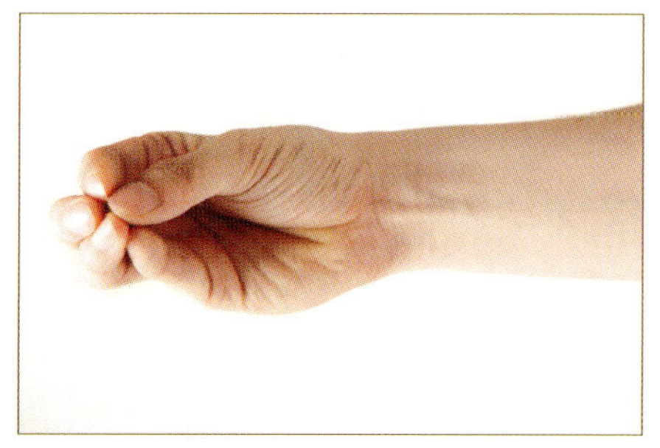
다섯 손가락 끝을 가지런히 모아준다.

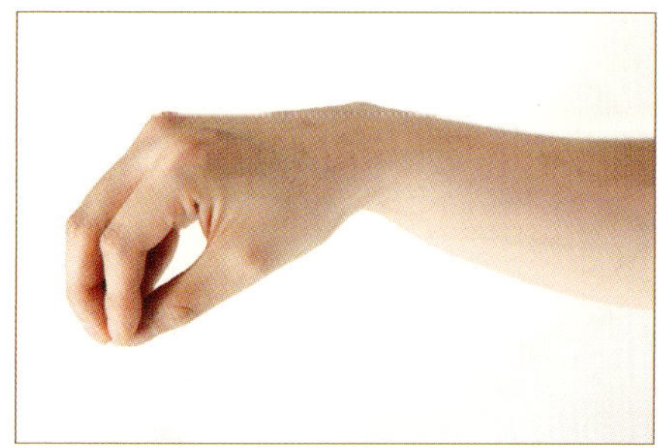
마치 계란을 잡고 있다는 느낌으로 한다.

시행 포인트 2   **헬스 포인트 태핑**

다섯 손끝을 모아서 헬스 포인트를 순서대로 정해진 횟수에 따라 가볍게 두드려준다. 손목의 스냅을 이용하여 탄력 있고 가볍게 톡톡톡 두드린다. 이 가벼운 자극이 뇌로 전달되어 이상이 있는 부위를 활성화시킨다. 이때 주의할 점이 있다. 강하게 내리찍거나 새가 부리로 쪼듯 태핑을 해서는 절대 안 된다. 통증을 느끼거나 두드린 자리가 붉게 변하면 올바른 태핑이 아니다.

초심자들은 반창고나 스티커를 헬스 포인트에 미리 붙여 활용한다. 반창고나 스티커마다 태핑 순서와 횟수를 미리 써놓으면 누구나 쉽고 편리하게 시행할 수 있다.

• 태핑시 팔 잡는 법 •

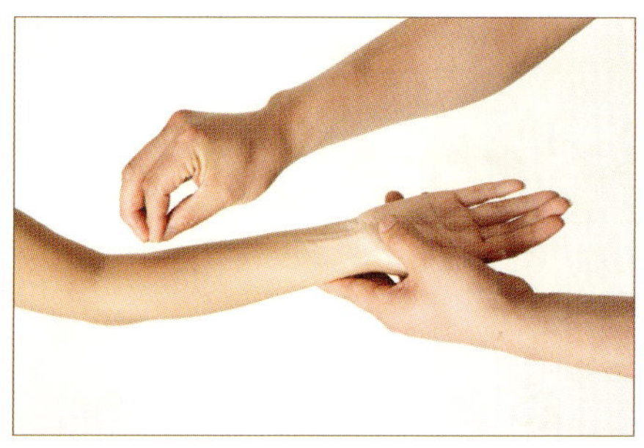

팔 안쪽 태핑 시
왼손으로 손목을 안정적으로 잡고
오른손으로 팔 안쪽을 태핑한다.

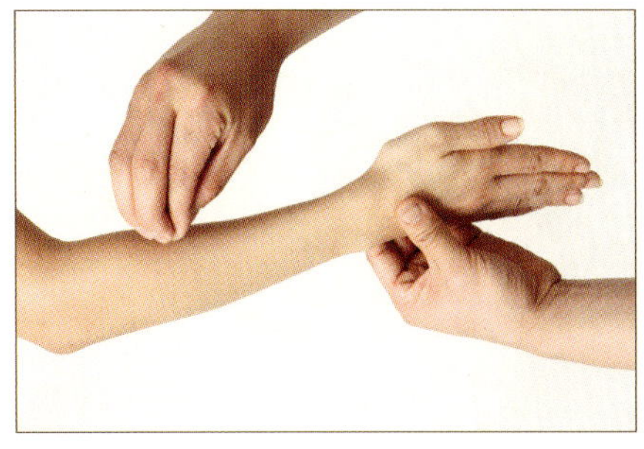

팔 능선 태핑 시

상대방의 왼손을 바르게 90도로 세워서 손을 잡아 팔을 안정적으로 고정시키고 오른손으로 태핑을 한다. 이때 손을 세우지 않으면 헬스 포인트가 달라지니 주의한다.

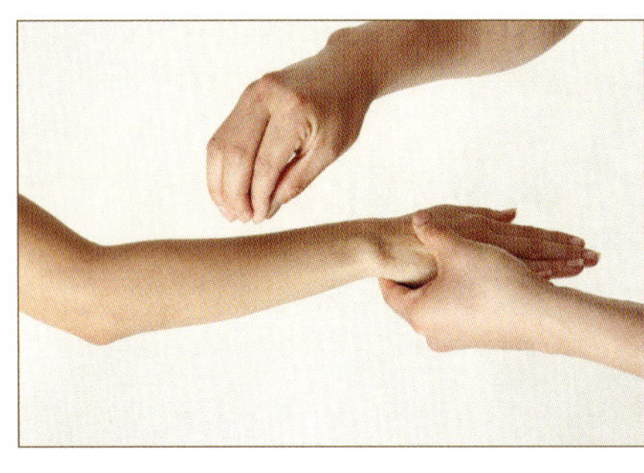

팔 능선 태핑 시 (잘못된 자세)

상대방의 손목만을 돌려 팔등을 보면 안 됨.

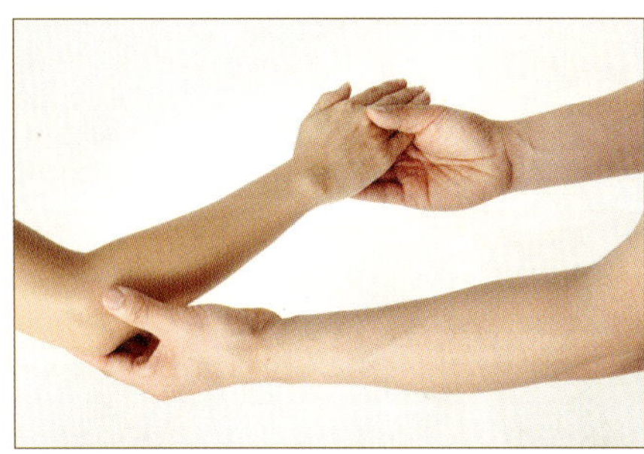

팔등 태핑 시

손등이 보이도록 손을 수평으로 한 후, 손목과 팔꿈치를 잡고 팔을 태핑해주는 사람 쪽으로 돌려 비스듬히 각도를 취해준다. 받는 사람은 다소 어색한 자세가 나와도 태핑하는 사람이 편안하게 두드릴 수 있도록 하는 것이 좋다.

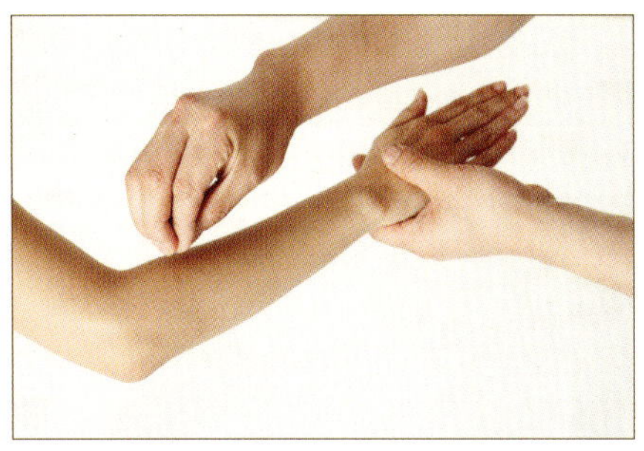

왼손으로 손을 잡아 안정적으로 고정시킨 자세에서 오른손으로 태핑한다.

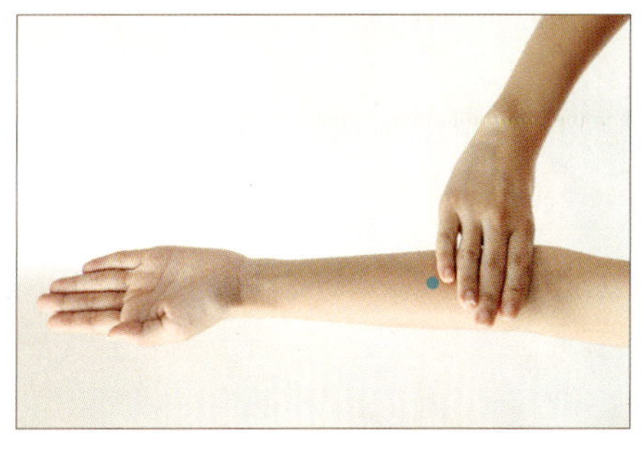

팔을 반듯이 쭉 펴고 팔꿈치 안쪽으로 접히는 주름에 자신의 다른 손 손가락 4개를 대본다. 그 바로 아래 지점이 중심이 되는 헬스 포인트인 에너지 게이트이다.

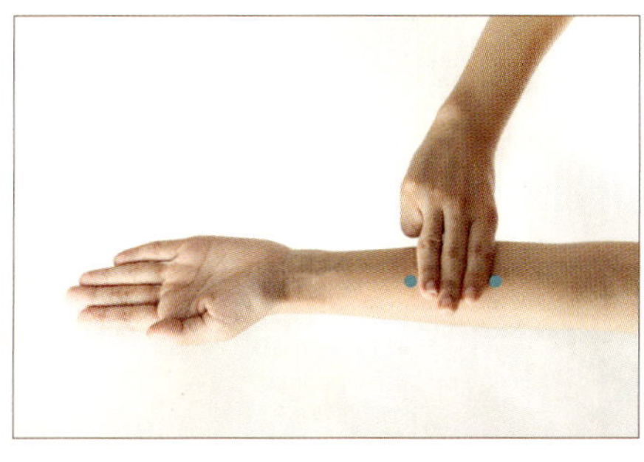

다음 포인트는 그로부터 손가락 3개 되는 부분의 아래 지점이다.

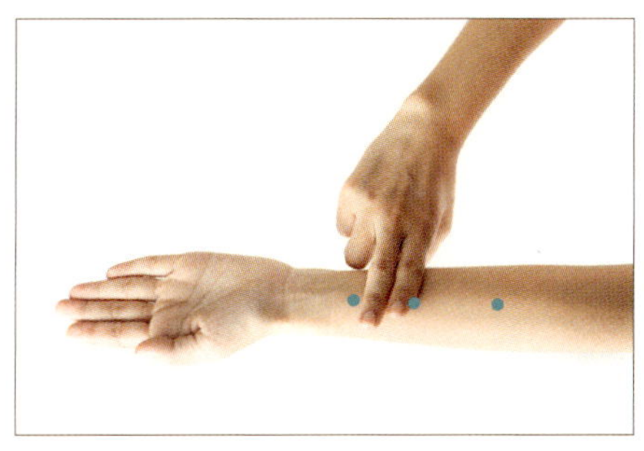

다시 그로부터 손가락 2개 되는 부분의 아래 지점이 그 다음 포인트다.

시행 포인트 3　**태핑의 강약과 횟수**

헬스 포인트를 자극하는 강약과 횟수는 아래와 같은 순환 사이클에 따라 차례로 반복된다.

① 첫 번째, 11회 강하게 태핑한다.

② 두 번째, 9회 약간 강하게 태핑한다.

③ 세 번째, 7회 부드럽게 태핑한다.

④ 네 번째, 13회 부드럽고 느리게 태핑한다.

위의 사이클이 순서대로 반복된다. 즉 ⑤번부터는 다시 ①번의 내용으로 돌아간다. 정리하면 다음 표와 같다.

태핑 순서(번호)			태핑 횟수(회)	태핑 강도
①	⑤	⑨	11	강하게
②	⑥	⑩	9	약간 강하게
③	⑦		7	부드럽게
④	⑧		13	부드럽고 느리게

※ 태핑의 순서, 강도, 횟수 한눈에 보기

시행 포인트 4 태핑의 강도

처음 BRT 포인트를 두드릴 때 먼저 '강하게'의 기준을 세우는 것이 중요하다. 너무 어렵게 생각할 필요는 없다. '강하게'는 문에 노크를 할 때 '똑똑똑' 노크 소리가 난다는 느낌으로 해주는 정도이다. 여기서 주의할 점은 절대로 아플 정도의 세기가 아니라는 점이다. 세게 칠수록 효과가 좋다고 생각하여 피부가 붉게 변하거나, 멍이 들도록 두드리는 사람들이 있는데 이것은 큰 오해이다. BRT는 절대로 아프거나 힘들지 않다는 점을 기억하라.

BRT는 뇌에 우리 몸에 이상이 있는 부분을 알리고 원래의 건강했던 상태로 되돌리라는 신호를 보내는 것이다. 이를 테면 뇌에 문을 열도록 노크하는 것이다. 문을 강하고 거칠게 두드린다면 집 안에 있는 사람은 문을 여는 대신 오히려 문을 더욱 단단히 잠가 버릴지도 모른다. '강하게'는 이후의 태핑 강도와 비교해서 상대적으로 강하다는 의미이다. '강하게'의 기준이 정해졌으면 순서대로 힘의 세기가 점점 약해진다는 느낌으로 태핑하라.

강하게 11회 → 약간 강하게 9회 → 부드럽게 7회 → 부드럽고 느리게 13회의 순서로 힘의 세기는 약해진다. 4단계 '부드럽고 느리게'의 경우는 3단계의 '부드럽게'와 힘의 세기는 동일하지만, 태핑의 속도를 조금 천천히 하는 것이다.

시행 포인트 5 태핑의 속도

강약의 느낌을 익혔다면 다음에는 태핑의 속도를 익힐 차례다. 태핑의 속도는 1초에 2회를 두드리는 정도의 느낌으로 한다. 단, 네 번째 '부드럽고 느리게' 단계에서 13회를 태핑할 때에는 2초에 3회를 두드린다는 느낌으로 조금 속도를 늦춰 두드려 준다.

태핑의 세기와 속도가 익숙해지면 속도를 내서 조금 빠른 듯하게 태핑해도 효과에 큰 지장은 없다. 처음부터 빠르게 하려고 욕심을 내면 순서나 횟수 강약이 헷갈리게 되므로 주의한다. 초심자들은 서두르지 말고 차근차근 하나씩 익혀 나가도록 하자.

시행 포인트 6 스위치 포인트 눌러주기

BRT는 헬스 포인트를 태핑하는 단계와 태핑 후 스위치 포인트를 눌러주는 단계인 총 2단계로 구성되어 있다. 스위치 포인트는 헬스 포인트와 기본적으로 일치하며, 항상 태핑이 끝난 후 마지막에 정해진 스위치 포인트를 엄지 혹은 검지를 이용하여 순서대로 눌러준다. 이때 통증이 느껴질 정도로 너무 강하게 눌러서는 안 된다. 지그시 누르는 정도면 된다. 하지만 스위치 포인트 위치에 따라, 혹은 받는 사람의 건강 상태에 따라 통증이 느껴질 때도 있으니 무조건 통증이 없어야 한다며 너무 약하게 눌러서는 안 된다. 스위치 포인트는 태핑 포인트보다는 조금 더 강하게 힘주어 눌러도 좋다.

또한 스위치 포인트는 정확한 지점을 찾으려는 노력이 필요하다. 태핑 포인트의 경우에는 정확한 위치를 두드리지 않아도 접점의 면적이 크고, 탄력 있게 두드리는 과정에서 파장을 통해 자극이 전달되므로 정확한 위치에 대한 강박관념을 가질 필요가 없다. 성의껏 태핑하는데도 부정확한 태핑 때문에 효과를 보지 못하는 경우는 매우 드물다는 뜻이다. 하지만 스위치 포인트는 손가락으로 누르는 것이므로 비교적 정확한 위치를 찾으려 노력하는 것이 좋다. 이 책에 나오는 해설과 동영상 CD를 참고하면 누구나 쉽게 정확한 위치를 찾을 수 있으니 걱정하지 않아도 된다.

스위치 포인트는 기본적으로 헬스 포인트와 같다. 그중 1개나 2개 혹은 3개 지점이 스위치 포인트가 된다. 스위치 포인트를 누를 때는 살짝 찌릿한 느낌이 있을 정도의 강도로 지그시 3초씩 3회를 꾹 눌렀다 떼어 준다. 엄지나 검지를 이용하여 3초 정도 지그시 누르고 떼었다가 다시 한 번 3초 정도 눌러주고, 마지막으로 3회째도 3초간 지그시 눌러주고 떼면 된다.

스위치 포인트가 2개 이상인 경우 다른 사람이 동시에 눌러주는 것을 원칙으로 하되, 만약 혼자서 눌러야 할 경우라면, 차례로 3초씩 3회 눌러준다.

스위치 포인트를 눌러주는 동작은 뇌에 자극을 온전히 전달해 주는 역할을 한다. 스위치를 올려 전원이 공급되어야 기계가 작동하듯 마지막에 스위치 포인트를 자극해 주어야 태핑의 자극이 온전히 뇌에 전달되어 비로소 리셋 효과가 나타나는 것이다. 태핑과 스위치의 효과를 100%로 봤을 때 태핑만 해주면 30% 정도의 효과를 느낄 수 있고, 스위치 포인트만 눌러주었을 때 역시 30~40%의 효과가 있었다. 그러나 두 가지를 모두 해주었을 때 우리 뇌에 입력된 리셋 기능은 100% 작동하게 된다.

스위치 포인트는 동시에 3초씩 3회 지그시 누른다

BRT는 부작용도 없고, 힘들지도 않고, 통증도 없다. 하루에 열 번을 해도 전혀 문제될 게 없다. 하지만 BRT는 피겨 스케이팅으로 치자면 싱글 경기가 아니라 패어(pair) 경기에 가깝다. 혼자서도 할 수 있지만 누군와 함께 하면 더욱 좋다.

시행 횟수는 형편에 따라 양팔에 각각 한 번씩, 하루 2~3회 시행하되 몸의 변화를 살펴가며 적당히 조절해 간다. 효과가 사라지기 전에 꾸준히 시행한다는 생각으로 지속적으로 해주면 효과를 연장시킬 수 있다. 특히, 톡톡 체조를 병행하면서 BRT를 해주면 더 큰 효과를 느낄 수 있고, 효과의 지속성 또한 높아지게 된다.

BRT를 하루 3번씩 꾸준히 하는 사람과 BRT 1회와 톡톡 체조법 1회를 매일 꾸준히 하는 사람 중 누가 더 나은 효과를 얻을 수 있을까? BRT와 톡톡 체조법이 시너지를 내는 후자가 더 나은 효과를 얻을 수 있다.

BRT + 톡톡 체조 ⇒ 시너지 효과

BRT는 인간의 뇌에 입력된 선천적인 치유 기능을 이용하는 것이다. 뇌는 우리 몸을 대칭으로 관장하고 있다. 몸의 왼쪽은 우뇌(右腦)가, 몸의 오른쪽은 좌뇌(左腦)가 관장한다. 만약 몸의 오른쪽에 문제가 있다면 좌뇌에 자극을 전달해야 되기 때문에 왼쪽 팔에 BRT를 해주어야 한다. 마찬가지로 왼쪽 몸에 문제가 있을 때는 우뇌에 신호를 전달해야 하므로 오른쪽 팔을 자극해주어야 한다. 매우 드문 경우이지만 간혹 반대로 반응하는 사람이 있고, BRT의 효과가 일반적인 사례보다 적게 나타나는 경우도 있다. 따라서 처음 시행할 경우에는 양쪽 팔에 모두 해주는 것이 좋다.

왼쪽 몸 이상 → 오른쪽 팔에 시행 / 오른쪽 몸 이상 → 왼쪽 팔에 시행

시행 포인트 9 정확한 헬스 포인트에 대한 강박 관념을 버려라

사람마다 팔의 크기, 생김새, 근육의 양 등이 다르므로 사진에 나와 있는 헬스 포인트가 모든 사람에게 완전히 일치하는 것은 아니다. 손가락을 모아 탄력적으로 태핑하면 자극이 파장을 통해 전달되므로 조금 빗겨난 곳을 두드렸다고 해도 원하는 효과를 볼 수 있다. 또한 다른 위치를 태핑했다고 해서 부작용이 생기는 일도 없으니 포인트의 정확한 위치에 너무 큰 부담을 갖지 않도록 한다. 침이나 지압처럼 전문성이 필요하지 않기에 초심자들도 사진과 동영상을 참고하면서, 효과를 경험해 가면서 정확한 포인트를 몸으로 익혀나가도록 하자.

정확한 위치를 찾는다고, 혹은 잘 모르겠으니 한 번이라도 걸리라고 여기저기 들쑥날쑥 태핑을 할 경우 오히려 효과가 떨어질 수 있으니 초심자들은 잘 판단하여 소신 있게 한 곳을 정해진 횟수만큼 두드리도록 한다.

시행 포인트 10 스티커나 반창고를 활용하면 쉽게 익힐 수 있다

처음 BRT를 할 때 책을 보고 따라 하다 보면 위치와 순서, 그리고 태핑의 강도와 횟수가 헷갈릴 수 있다. 따라서 초심자들이 좀 더 쉽게 BRT를 시행할 수 있도록 태핑 포인트에 스티커를 붙여서 두드리면 편리하다. 스티커 대신 흰색 반창고를 손톱 크기로 잘라서 사용해도 좋다.

책과 동영상을 참조하여 자신의 증상에 부합하는 헬스 포인트를 확인하면서 스티커를 차례로 붙여놓는다. 그런 다음, 순서대로 정해진 횟수에 따라 태핑한다. 몇 번 반복하여 숙달된 후에는 스티커 없이도 할 수 있다.

이 책에서 제시한 태핑의 순서와 횟수는 오랜 세월 동안 임상을 통해 얻은 최적의 조합이다. 물론 새로운 헬스 포인트와 더욱 효과적인 조합을 찾아낼 여지는 있지만 그때까지는 이 책에서 제시하는 순서와 횟수를 정확하게 지키는 것이 좋다.

그런데 BRT 시행 중 순서와 횟수가 틀린 경우에는 어떻게 해야 할까? 요즘 많이 쓰는 번호키와 같은 원리라고 생각하면 된다. 번호키에 암호를 순서대로 입력하다가 틀렸다고 치자. 이때 틀린 번호를 무시한 채 다음 번호들을 끝까지 눌러도 문은 열리지 않는다. 틀린 번호를 입력했음을 알아챘다면 멈추고 처음부터 다시 입력해야 문이 열린다. BRT도 마찬가지다. 순서나 태핑 횟수가 틀렸다면 중단하고 처음부터 다시 시작해야 한다.

태핑을 하던 중 잠시 멈춘다면 어떻게 해야 할까? 멈춘 시간이 30초 이내라면 이어서 진행하면 된다. 그러나 1분 이상 길게 멈췄다면 처음부터 다시 하는 것이 좋다.

이 책에는 증상별로 분류하여 BRT를 소개하면서 초급, 중급, 고급의 세 가지로 분류하였다.

초급 단계는 BRT에 대한 경험이 별로 없는 초심자들도 쉽게 효과를 볼 수 있는 것들이다. 이 책을 보면서 스티커를 붙여놓고 처음 하는 사람이라도 효과를 볼 수 있다. 중급은 이 책을 바탕으로 BRT를 열심히 공부하여 비교적 익숙한 사람이라면 충분한 효과를 볼 수 있는 수준의 것들이다, 효과를 보기도 하고 시행착오를 거치기도 하면서 BRT에 대한 경험을 어느 정도 해서 나름대로의 직관을 가지고 있으면 된다. 고급 단계의 BRT들은 풍부한 경험과 함께 톡톡 체조

나 유사한 수련을 닦아 몸에 충분한 에너지가 축적된 사람이 해주어야 효과를
볼 수 있는 난이도가 높은 것들이다. 혼자서도 고급 단계에 도달할 수 있지만,
BRT 월드에서 실시하는 교육 프로그램을 수강한다면 큰 도움이 될 것이다.

　BRT월드에서는 BRT를 널리 보급하기 위해 다양한 수준의 교육 프로그램
을 수시로 개설하고 있다. 강좌에 관심이 있는 분은 BRT 월드로 문의하기 바
란다.

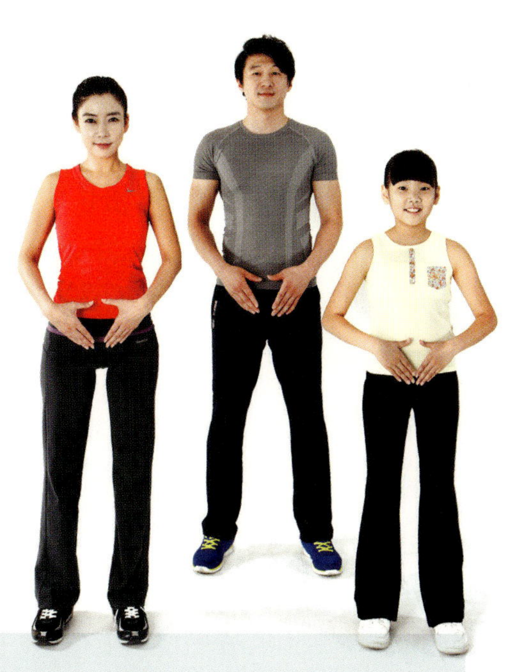

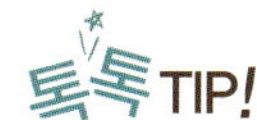

헬스 포인트를 자극하는 태핑의 유래

의술이 발전하기 전 중국의 무술인들은 '태핑(tapping, 두드리기)'이라는 비법을 활용해 상대의 공격으로 인해 생긴 내상(內傷)을 치료했다. '점혈비법'이라고 하는 이 비법은 한 문파의 장문인(문파의 우두머리)이 자기 문파의 비전을 전수할 때 수제자에게만 전수하는 방식으로 명맥을 이어왔다. 점혈비법은 적을 체포해서 비밀을 알아내고자 할 때도 고문 못지않은 효과를 냈다고 한다. 예를 들어, 태양혈을 점혈당하면 머리가 깨지는 듯한 통증 때문에 진실을 밝히지 않고는 견딜 수가 없었고, 반대로 아문혈을 점혈당하면 목소리를 잃게 되므로 비밀을 영원히 지킬 수 있었다. 또한 풍시혈을 점혈당하면 며칠 동안 혹은 평생 다리를 쓰지 못하는 불구가 될 수도 있었다고 한다. 반대로 제압했던 혈자리를 풀어주면 인체의 기능이 원상복구가 된다. 바로 이 비법이 점혈, 즉 태핑요법이다.

기적의 치료법을
기대해서는 안 된다

BRT가 모든 증상과 질병에 놀라운 치유 효과를 보이는 것은 분명한 사실이다. 하지만 모든 병을 낫게 하는 기적의 치료법은 아니기 때문에 맹신해서는 안 된다. BRT가 통증을 없애주고 건강을 개선해주는 것은 분명하지만, 모든 치료를 중단하고 매달릴 만큼 절대적인 치료법은 아니기 때문이다.

BRT는 뇌를 자극해 몸의 상태를 개선하고 통증을 호전시키는 기능을 한다. 그러니 BRT에 대해 '100퍼센트 치료'라는 환상을 가져서는 안 된다. 또한 개인마다 효과가 다르게 나타나기 때문에 직접 경험해 보지 않고 불신하는 것도, 맹신하는 것도 금물이다.

습관처럼 꾸준히 실천해야 효과가 지속된다

단 한 번의 BRT 시행을 통해 완치를 경험하는 사례는 얼마든지 있다. 하지만 그 효과는 개인에 따라 큰 편차를 보인다. 여기에는 개인의 증상, 질병의 깊이, 심리적 안정감과 믿음 등이 영향을 미칠 수 있다. BRT는 시행 후 몇 분에서 몇 시간, 또는 몇 일이나 몇 달 간 효과가 지속되는 것이 보통이다. 자신의 증상을 살펴가며 습관처럼 꾸준히 실천하는 것이 BRT의 효과를 극대화하는 방법이다.

믿음을 갖고 편안한 상태에서 시행한다

BRT는 뇌에 자극을 줌으로써 몸의 변화를 유도하는 건강법이기 때문에 뇌가 편안하고 안정된 상태에서 시행해야 제대로 된 효과를 볼 수 있다. BRT를 시행할 때는 조용한 곳에서 차분하게 앉아서 태핑을 하되, 이를 통해 통증이 완화되고 몸이 건강해질 것이라는 긍정적인 마음가짐을 가져야 한다. 믿음은 뇌가 잠재력을 활성화해 최대한의 효과를 발휘할 수 있도록 도와주는 최고의 조력자다. 물론 믿지 않는 사람에게도 효과를 발휘하는 경우가 대부분이었다. BRT는 최면 요법이 결코 아니기 때문이다.

BRT와 톡톡 체조를 병행하면 더욱 좋다

톡톡 건강법은 BRT와 톡톡 체조로 구성되어 있다. 통증 완화 또는 특정 부위에 상태를 호전시키고자 할 경우, 먼저 BRT를 시행하라. 여기에 지속적이고 더 나은 효과를 원한다면 톡톡 체조를 병행한다. 특히 톡톡 체조는 몸 전체의 기능을 향상시키고 면역력 강화에 효과적이므로 BRT의 효과를 극대화하는 역할을 한다.

BRT(Brain Reset Therapy)

우리 몸의 팔꿈치와 손끝 사이에 분포하고 있는 헬스 포인트를 태핑(tapping, 두드림), 즉 자극하는 방법이다. 어깨 통증에 태핑하는 포인트, 허리 통증에 태핑하는 포인트 등 각 증상에 따른 태핑 방식을 공식화하였고, 이를 본문에 설명하고 있다. 공식에 따라 헬스 포인트를 자극하는 BRT만으로도 몸 상태가 크게 호전된다.

톡톡 체조(HES: Healing Energy Stimulation)

톡톡 체조는 기존의 다른 운동들에 비해 비교할 수 없을 정도로 쉽고 간단하다는 특징이 있다. 숨쉬기와 걷기 등 쉽고 간단한 동작이지만, 톡톡 체조만 꾸준히 해도 면역력이 강화되고 몸이 전체적으로 건강해지는 효과를 볼 수 있다, BRT와 함께 시행하면 더 높은 효과를 볼 수 있다. BRT 효과의 지속성 또한 크게 높여준다.

톡톡 체조법은 각 장이 끝나는 "톡톡 플러스" 코너에 사진과 함께 자세히 설명하고 있다.

톡톡 체조의 구성은 대략 다음과 같다

1) **호흡운동 1~2(Holding 1~2):** 일상적인 호흡을 활용한 간단한 운동. 호흡만으로 건강을 증진시킬 수 있다.

2) **호흡운동 3(Main Holding):** 호흡운동 1, 2에 약간의 몸 동작을 더하였다. 호흡운동1, 2보다 난이도가 높지만, 그만큼 효과도 더 좋다.

3) **학걸음(ERPW):** 걷기를 활용한 운동. 걸음걸이만 조금 바꿔 걸으면 걸을수록 몸에 에너지가 생성된다.

4) **손가락 체조(FTF 1~3):** 다음 3가지로 구성되어 있다.

– 손가락 맞붙여 돌리기: 양쪽 손을 마주보게 한 뒤 양쪽 다섯 손가락 모두 각각 맞붙인다. 엄지부터 차례차례 뗀 다음 안쪽으로 서로 돌려준다.

– 양팔 엇갈려 돌리기: 손가락을 돌리지 못하는 경우 양쪽 팔을 서로 엇갈려 돌려준다.

– 깍지 낀 손 바꿔주기: 왼쪽 엄지를 위로 가게 양손을 깍지 낀 다음 오른손 왼손 위치를 힘주어 바꿔 준다.

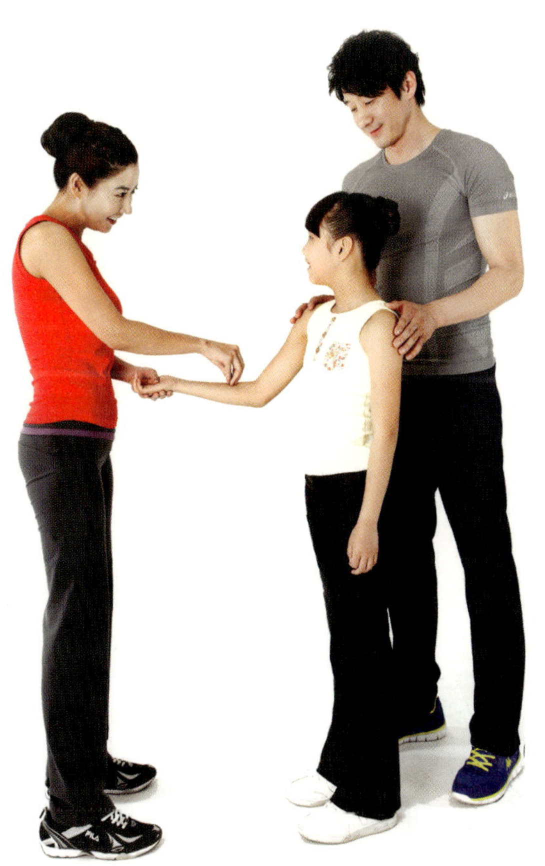

헬스 포인트 찾기

사람마다 팔 길이와 생김새는 천차만별이다. 이 책에 실린 팔과 똑같이 생긴 사람은 세상에 한 명밖에 없으니 그림과 설명을 참고하여 내 몸의 헬스 포인트를 찾아보자. 동영상 CD의 입체적인 설명도 참고하면 손쉽게 헬스 포인트들을 찾을 수 있다.

　잘못 태핑하여 혹시 효과가 없지 않을까 적정할 필요는 전혀 없다. 그 이유는 첫째, 정확한 위치를 찾아 눌러줘야 하는 스위치 포인트의 경우, 한결같이 명확하고 쉽게 찾을 수 있는 위치에 있다. 초심자라도 쉽게 정확한 위치를 찾을 수 있는 지점이다.

　둘째, 팔등의 포인트들의 경우 확신이 서지 않는 태핑 포인트가 몇 곳 있을 수 있다. 하지만 태핑할 때 다섯 손가락을 모아 접점을 넓게 만들어 탄력 있게 두드려 준다는 원칙을 지키면 안심해도 좋다. 그렇게 하면 파장을 통해 자극이 전달되므로 원하는 포인트에 반드시 자극이 전달될 것이기 때문이다. 정확한 위치를 찾겠다는 의지와 이 책에서 설명하는 대로 차근차근 짚어가는 성의를 가진 독자라면 엉뚱한 포인트를 두드려서 기대한 효과를 보지 못하는 상황은 절대로 일어나지 않는다.

　헬스 포인트는 독자들의 이해를 돕기 위해 각 부위별로 나누어 임의로 알파

벳과 아라비아 숫자로 명칭을 붙였다. 헬스 포인트를 찾을 때는 책과 동영상 CD를 참조하여 전체적인 위치를 모두 한두 차례 짚어보는 것이 좋다. 손에 위치한 P, H, F의 포인트는 책의 설명만으로도 간단히 찾을 수 있고, 팔에 위치한 A, S, D의 포인트는 다른 포인트들과의 유기적인 관계를 바탕으로 이해하면 더 쉽게 찾을 수 있다. 예컨대, A1의 위치를 먼저 잡고 나면 S2, S3, S4의 위치를 정하기 쉽고, S2와 S3의 위치가 정해지면 손쉽게 D13의 위치를 찾을 수 있다는 것. 따라서 팔의 포인트는 A 포인트 → S 포인트 → D 포인트 순서로 찾으면 더 쉽게 이해할 수 있다.

이 책의 헬스 포인트 위치 설명은 초심자들을 위해 비교적 자세히 묘사되어 있다. 하지만 너무 정확한 위치에 집착하지 말라. 헬스 포인트는 생각보다 커서 왠만하면 자극이 전달된다. 따라서 직관적으로 헬스 포인트 위치를 가늠하여 두드려도 원하는 효과를 충분히 얻을 수 있다. 중요한 것은 두드리는 위치에 대한 확신을 가지고 자신감 있게 태핑하는 것이다.

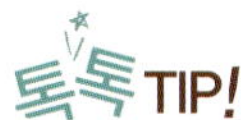

톡톡 건강법에 나오는 손과 팔의 헬스 포인트들은 손가락 마디의 측면에 위치한 점들을 제외하고는 대부분 딱딱한 뼈 위에 있지 않다. 근육과 근육 사이, 뼈를 지나거나 넘어서면 나오는 움푹 패이거나 말랑말랑한 곳, 뼈와 뼈 사이와 돌출된 뼈 옆의 비교적 부드러운 곳 등 손가락으로 만져보거나 눌렀을 때 부드러운 곳에 헬스 포인트가 위치한다. 꾸준히 하다 보면 직관적으로 '이곳이구나'라는 느낌이 올 것이다.

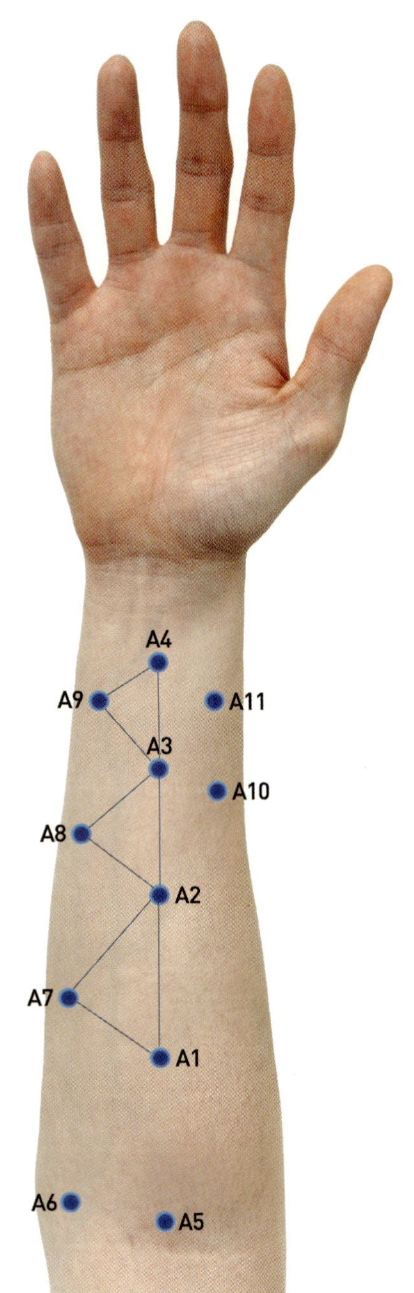

A 포인트

A1: 팔꿈치 안쪽의 접히는 옆주름에 다른 손 손가락의 엄지를 제외한 네 개 손가락을 갖다 댄다. 그 바로 아래의 중앙에 위치한다. A1은 BRT에서 에너지 게이트라고 부르는 중요한 지점인데 이 포인트를 자극하면 우리 몸의 에너지가 활성화된다.

A2: A1에서 손가락 세 개 너비만큼 내려간 지점이다.

A3: A2에서 손가락 두 개 너비만큼 내려간 지점이다.

A4: A3에서 넉넉하게 손가락 한 개 너비만큼 내려간 지점이다. 사람마다 다르지만, 대체로 손목 관절의 옆주름에서 2.5~3cm 위에 위치한다.

A5: 팔꿈치 안쪽의 접히는 옆주름에서 손목 방향으로 바로 아래 중앙에 위치한다.

A6: 그림에서 보이는 것처럼 팔 안쪽의 옆주름 하단 부분에 위치한다. A5보다 조금 손목 방향으로 내려가 있다. 엄지로 지그시 눌러보면 경미한 통증이 느껴진다.

A7~A9: 그림과 같이 팔 안쪽의 하단에 위치한다. 팔 안쪽의 측면까지 내려가지는 않으니 주의한다. A7은 A6에서 넉넉하게 손가락 네 개 너비만큼 아래에 있으며, A1과 A2를 밑변으로 하는(A7은 A2보다 A1에 더 가까움) 삼각형의 꼭짓점 부근이라고 이해하면 된다. 마찬가지로 A8과 A9의 위치도 A2, A3, A4와 관계에서 정삼각형의 꼭짓점 부근이라고 이해하면 쉽게 찾을 수 있다.

A10: A3의 바깥쪽 측면에 위치하며, A3보다 조금 더 팔꿈치 쪽으로 올라간 곳에 있다.

A11: A4의 바깥쪽 측면에 위치하며, A4보다 조금 더 팔꿈치 쪽으로 올라간 곳에 있다.

P1: 손목 관절의 옆주름 바로 위의 손바닥 하단을 검지로 쓸어보자. 중앙 부근에 움푹 패인 지점이 P1이다. P1을 엄지 끝으로 눌러보면 유난히 깊이 패어 있음을 느낄 수 있다.

P2: 집게손가락 끝으로 가운뎃손가락을 따라 손바닥 쪽으로 쓸어내리면 손바닥에 약간 돌출된 뼈가 만져진다. 그 뼈 아래에 말랑한 부분이 있다. 이곳이 P2이다.

P3: 그림에 보이는 것처럼 손날까지 이어지는 굵은 손금의 끝 부분에 위치한다. 손바닥이 아니라 손날 쪽에 있다고 말할 수 있지만 손날의 중앙보다는 손바닥 쪽으로 조금 치우쳐 있다.

P4: P3보다 대략 1.5cm 가량 아래 지점이다. 새끼손가락을 제외한 손날의 정중앙에 위치한다고 이해하면 된다. P3와 같이 손날의 중앙보다 손바닥 쪽으로 조금 치우쳐 있다.

P5: 엄지를 따라 손바닥 쪽으로 내려갔을 때 만져지는 손바닥의 도톰한 부분 중앙이다. 가운뎃손가락과 집게손가락 사이의 골에서 수직으로 내려오면 찾을 수 있다.

P6: 그림을 참고하여 P7의 위치를 찾아 하단 왼쪽을 짚으면 정확하다.

P7: P1을 기준으로 좌측 손바닥을 엄지로 지그시 누르면서 손가락 끝을 향해 앞으로 밀어보라. 손바닥 뼈를 지나면 움푹 들어가는 곳이 만져질 것이다. 거기가 P7이다.

P8: 네 손가락은 힘을 빼고 엄지를 추켜올리면서 넘버 원 포즈를 취해보라. 손바닥 하단 도톰한 부분의 윗쪽에 주름이 생길 것이다. 이 주름 위에 위치하며, 중지와 검지 사이의 손가락 골에서 수직으로 내려왔을 때 이 주름과 만나는 곳이다. F9와 P5를 이은 직선 위에 있다.

P9: P5에서 도톰한 부분을 따라 1.5cm 올라간다.

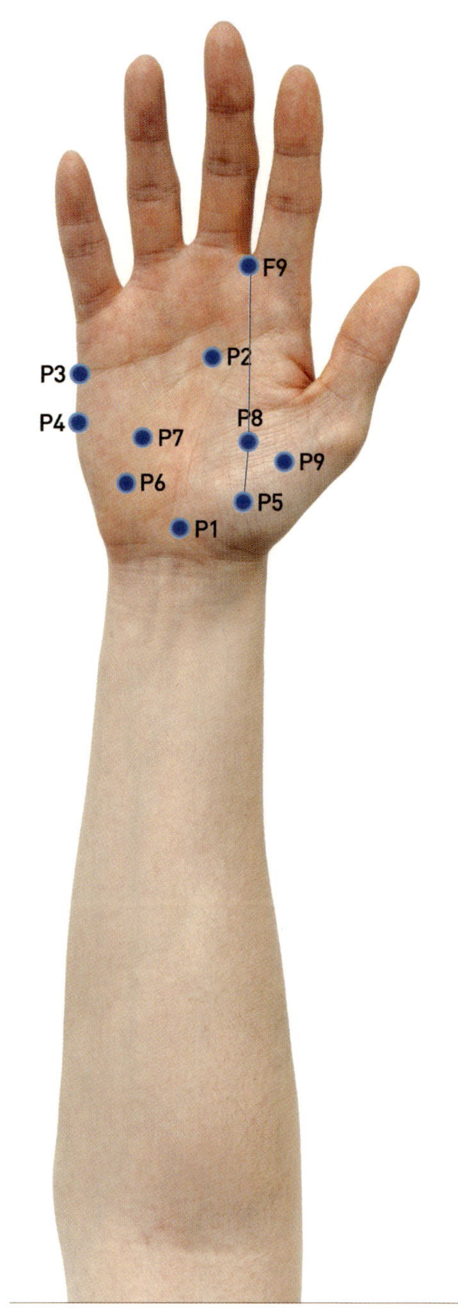

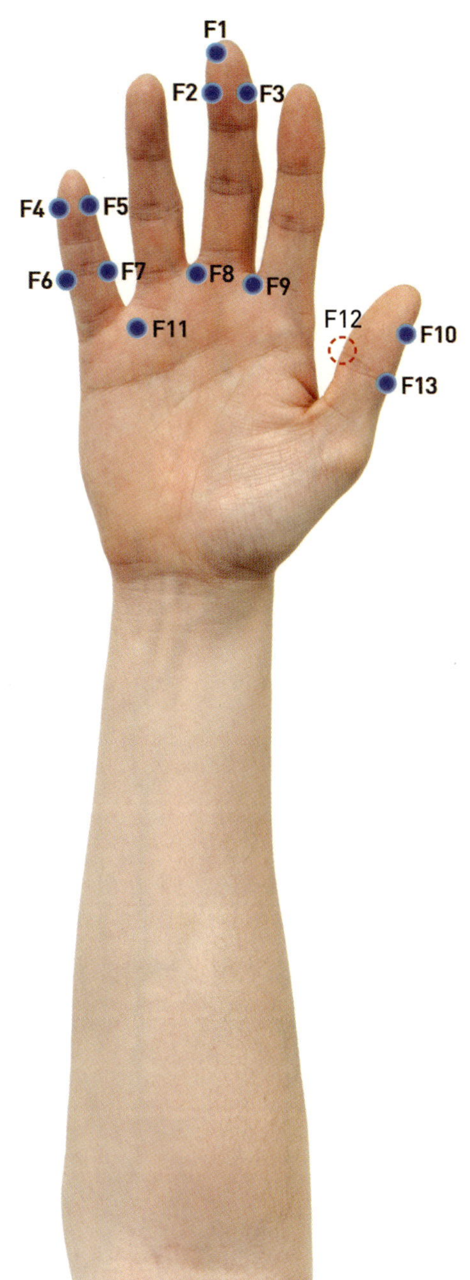

F 포인트

F1: 가운뎃손가락 끝부분 정중앙에서 새끼손가락 쪽으로 약간 치우쳐 있다.

F2, F3: 손톱이 시작하는 부분을 손톱의 뿌리라고 칭한다면, 손톱 뿌리의 양쪽에 해당한다. 엄지와 검지로 눌러 보면 손가락 첫째 마디의 뼈 위에 움푹 패인 곳이 만져진다. P3과 P4처럼 측면에서 손바닥 쪽으로 조금 치우쳐 있으니 스위치 포인트로 정해졌을 때 손바닥 쪽을 향해 눌러준다는 느낌으로 시행한다.

F4, F5: 새끼손가락 손톱 뿌리의 두 측면이다. F2와 F3처럼 손바닥 쪽으로 향해 위치해 있다는 느낌을 가져야 한다.

F6, F7: 새끼손가락 두 번째 마디의 양 측면이다. 이 포인트들은 손바닥 쪽으로 치우쳐 있지 않고 말 그대로 측면에 있다. 스위치 포인트로 사용할 경우에는 두 번째 마디 관절의 조금 아래 살짝 들어간 곳을 눌러주어도 좋다.

F8, F9: 사진으로 보이는 것처럼 두 손가락의 사이의 골짜기 바로 아래에 위치한다.

F10: 엄지 손톱의 뿌리 옆이다. 엄지의 측면이지만, 손바닥 쪽으로 조금 치우쳐 있다.

F11: F8과 F9처럼 손가락 사이에 위치하지만 F8, F9와 달리 조금 손바닥 쪽으로 내려간 위치이다.

F12, F13: 엄지 첫째 마디의 관절 양쪽 측면에 각각 위치한다. 스위치 포인트로 눌러줄 경우 관절보다 손바닥 쪽으로 조금 아래에 있는 부드러운 곳을 포함하여 넓게 눌러주어도 좋다.

S 포인트

모두 팔 측면에 위치한다. 정확한 위치를 찾기 위해서는 '앞으로 나란히' 자세로 팔을 쭉 뻗어 손바닥과 팔 안쪽 면이 각각 지면과 수직을 이룬 자세에서 포인트를 찾아야 한다. 즉, 손날이 땅을 향하고 손바닥은 벽을 향하도록 팔을 뻗은 자세. 팔을 앞으로 뻗었지만, 손바닥이 바닥을 향하거나 비스듬할 경우 팔 근육이 비틀어져 정확한 위치를 찾을 수 없으니 주의할 것.

S1: 팔 안쪽 옆주름이 끝나는 곳에 위치한다. 팔을 ㄱ자로 구부리면 옆주름이 선명하게 나타나서 쉽게 찾을 수 있다.

S2: S1에서 엄지와 새끼손가락을 제외한 손가락 세 개 너비만큼 내려간 곳에 위치한다.

S3: S2에서 손가락 두 개 너비만큼 내려간 지점이다.

S4: S3에서 손가락 한 개 너비만큼 내려간 지점이다. S2와 S4, A1을 연결하면 정삼각형 모양이 만들어지니 참고하라.

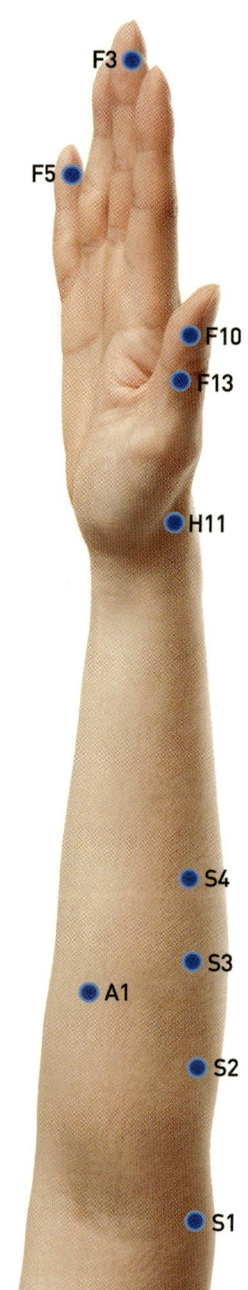

D 포인트

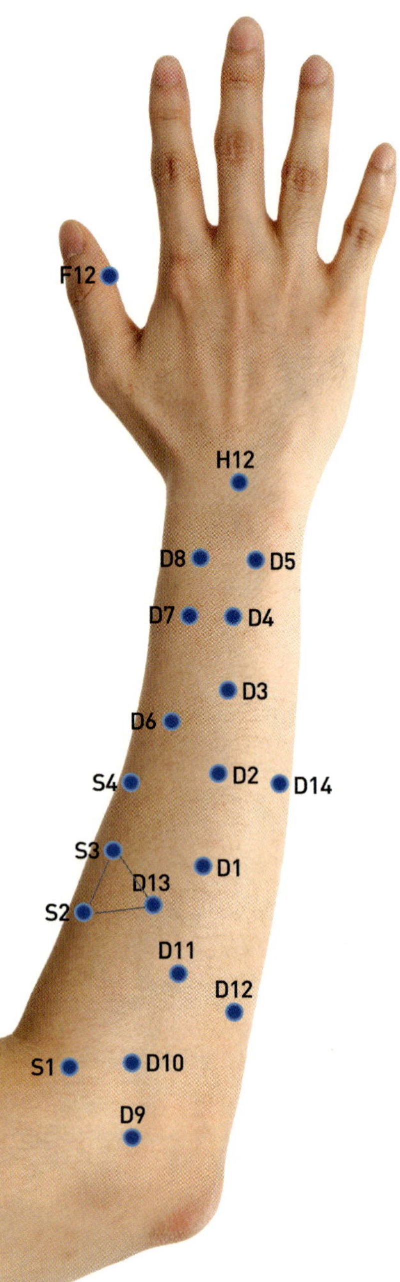

D1: D2에서 꽉 차게 손가락 두 개 너비만큼 위쪽에 위치한다. D1~D4는 팔 중앙의 근육 바깥쪽 골을 따라 위치하고 있다는 것을 잊지 말자.

D2: 팔목 관절의 옆주름(H12)에서 팔꿈치 아랫부분(S1과 D10을 이은 선)까지 길이의 1/2 지점에 위치한다. D2를 중심으로 나머지 D 포인트들을 지정해주면 좋다.

D3: D2에서 꽉 차게 손가락 두 개 너비만큼 아래쪽에 위치한다.

D4: D3에서 넉넉하게 손가락 한 개 너비만큼 아래쪽에 위치한다.

D5: 손목의 바깥쪽에 돌출된 뼈가 있다. 엄지로 손등으로부터 그 뼈 위를 지나가도록 밀어보자. 돌출된 뼈를 지나자마자 조금 패이고 말랑한 부분이 만져진다. 그곳이 D5이다.

D6: 손목부터 팔 안쪽 측면을 손으로 쓸어보면 긴 뼈, 요골(撓骨)이 만져진다. 이 뼈의 안쪽 따라 분포한 점들이 D6~D8이다. D6은 엄지로 요골을 따라 올라오다가 D2와 D3 사이에서 팔등 안쪽으로 짚으면 찾을 수 있다. S4와 비스듬히 대각선으로 손가락 하나 너비만큼 떨어져 있다.

D7: D4의 팔 안쪽 옆에 위치한다. 팔목 안쪽 요골에 엄지를 갖다 댄 상태에서 주먹을 힘있게 쥐면 팔등 안쪽으로 근육이 느껴진다. 엄지로 이 근육을 타고 넘어 눌렀을 때 근육과 근육 사이에 오목 패인 느낌이 드는 지점이 있다. 그곳이 D7이다.

D8: D5의 팔 안쪽 옆에 위치한다. D7과 마찬가지로 힘있게 주먹을 쥔 상태에서 팔목 안쪽 근육을 엄지로 확인한 후 찾는다.

D9: ㄱ자로 팔을 구부린 상태에서 또 다른 손으로 팔꿈치에서 팔등 위쪽으로 쓸어 보라. 모서리에 돌출된 뼈가 만져진다. 이 뼈 주위를 검지로 만져보면 ㄱ자로 구부러진 뼈로 둘러싸인 안쪽에 깊게 패인 지점이 있다. 그곳이 D9이다.

D10: D9에서 손목 쪽으로 수직으로 조금 내려오면 만져지는 뼈 안쪽의 살짝 패인 지점이다. 팔을 ㄱ자로 구부린 상태에서 S1과 D9을 이으면 D10이 직각인 직각삼각형이 그려진다.

D11: D4~D1을 이은 완만한 곡선의 연장선상에 위치한다. D1과 D10의 중간 지점에 위치한다.

D12: 팔 바깥쪽 측면을 손바닥으로 문질러보면 긴 뼈가 만져진다. 이 뼈를 척골이라 한다. 척골 바로 윗면에 위치하며, 그림과 같이 D11보다 팔꿈치 쪽으로 조금 치우쳐 있다. D12에 스티커를 붙이면 팔 바깥쪽 측면에 위치하므로 팔을 ㄱ자로 굽힌 상태에서는 본인의 눈에 보이지 않는다.

D13: S2, S3와 이으면 정삼각형의 꼭짓점에 해당하는 위치에 있다. 팔을 ㄱ자로 굽힌 상태에서 힘있게 주먹을 쥐었을 때 팔등 중앙에 볼록하게 불거지는 근육의 정점에 위치한다. 그림에서와 같이 D1과도 가깝게 인접해 있다.

D14: D2 아래쪽에 위치한다. 팔 바깥쪽 측면을 문질렀을 때 만져지는 척골 바로 윗부분이다. 척골이 아니라 그 위 근육 부분이니 유의한다. D12처럼 본인에게는 보이지 않는 포인트이다.

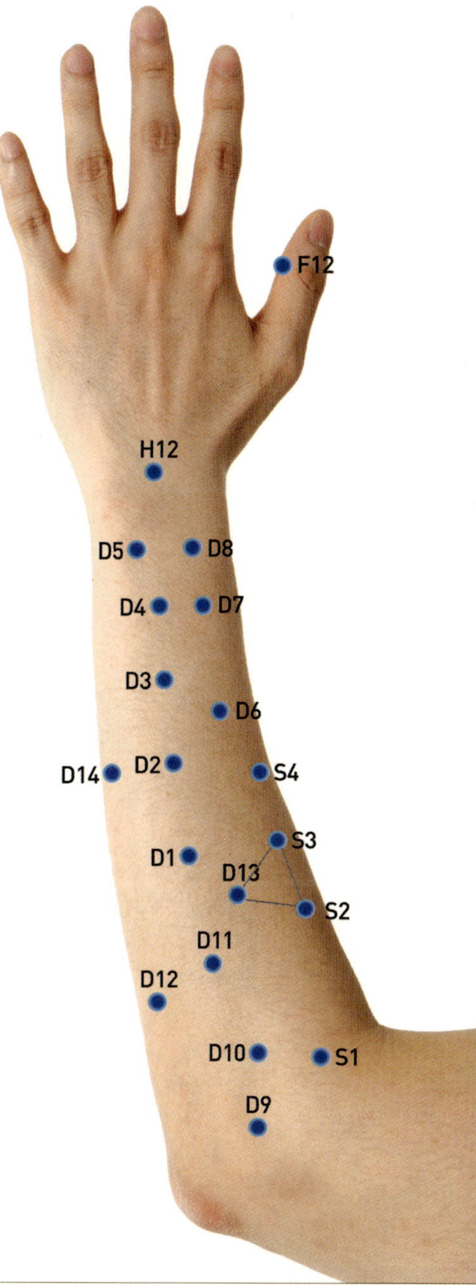

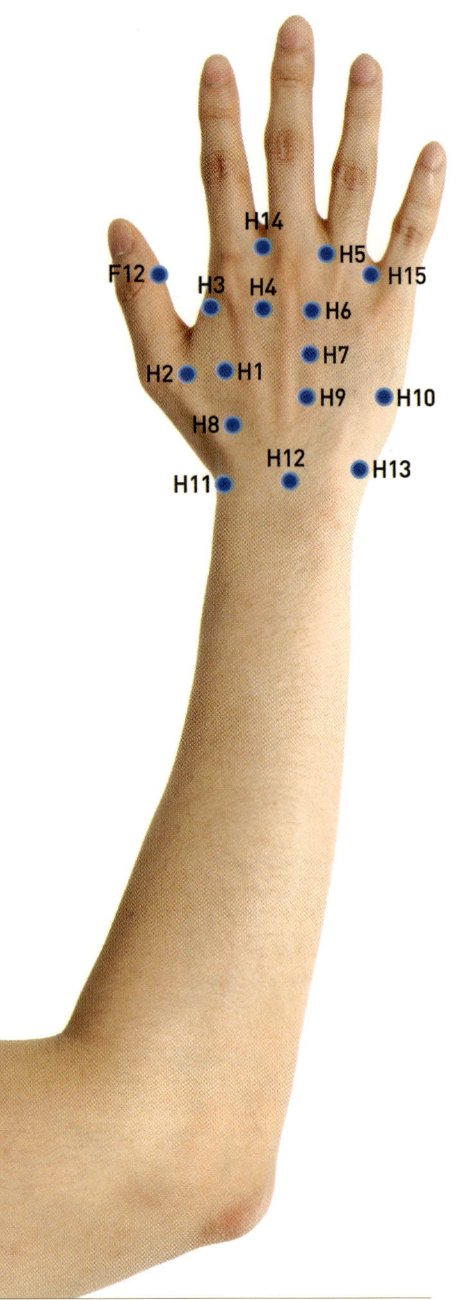

우리 손의 손가락 뼈들은 손등까지 이어져 있고, 손목 관절로 모아진다. H 포인트는 손등으로 이어진 손가락 뼈들의 사이에 있거나 그 측면에 있다. H1~H3, H8 포인트들은 엄지와 검지에서 이어진 손등의 뼈 안쪽 측면을 따라 V자형 모양으로 포진되어 있다. 나머지들도 손가락에서 이어진 뼈들을 따라 손등에 고르게 퍼져 있다.

H1: H3과 H8의 중앙에 있다. 검지에서 이어진 뼈의 측면에 위치한다. 뼈가 아니라 뼈 바로 아래의 말랑한 곳이니 주의한다.

H2: 엄지의 두 번째 마디 관절의 안쪽 측면 바로 아래 부드러운 곳에 있다. 스위치 포인트로 눌러줄 때는 BRT 받는 사람의 엄지를 네 손가락으로 감아쥔 상태에서 이곳을 엄지로 눌러준다.

H3: 검지의 측면을 따라 내려가다 보면 세 번째 마디 밑에 돌출된 뼈가 나온다. 그 뼈를 타고 넘어가면 측면에 부드러운 곳이 나온다. 거기가 H3이다.

H4: 주먹을 쥐었을 때 검지와 중지에서 이어진 돌출된 관절뼈 바로 아래 손등의 패인 부분이다.

H5: 가운뎃손가락과 넷째손가락(약지) 뼈 사이의 움푹 패인 곳이다. H5와 H14가 스위치 포인트일 경우 검지와 약지를 감아쥐고 엄지로 눌러준다.

H6: 주먹을 쥐었을 때 중지와 약지에서 이어진 돌출된 관절뼈 바로 아래 손등의 패인 부분이다.

H7: H6과 H9의 중앙에 위치한다. 손가락에서 이어진 손뼈 사이의 부드러운 골에 있다.

H9: 중지와 약지에서 이어진 손등뼈 사이의 골을 따라가면 두 뼈가 합쳐지는 곳에 딱딱한 뼈가 있다. 뼈가 만나기 직전

의 말랑한 곳이 H9이다.

H10: 손날을 문질러 보면 새끼손가락에서 손등으로 이어진 뼈가 손등 측면에 있다. 이 뼈 바로 아래 말랑한 곳이다. 손날의 중앙에 위치한다.

H11: 손목 관절의 측면에 위치하지만 손등 쪽에 조금 치우쳐 있다. 손을 쫙 펴며 엄지에 힘을 주었을 때 손목 관절 측면에도 근육이 올라오는데 그 근육을 손등 쪽으로 타고 넘으면 나오는 움푹 패인 곳이 H11이다.

H12: 손목 관절을 굽혔다 폈다 반복하면서 관절 부위를 만져보면 손목 옆주름 바로 위 중앙 부근에 움푹 패인 곳이 있다. 여기가 H12이다.

H13: H10에서 손목 쪽으로 뼈를 따라 조금만 내려오면 손목 관절의 딱딱한 뼈가 나오기 전에 부드러운 곳이 있다. 이곳이 H13이다.

H14: 검지와 중지 뼈 사이의 부드러운 곳이다.

H15: 약지와 새끼손가락 뼈 사이의 부드러운 곳이다.

'놀라운 대회 스타킹'을 깜짝 놀라게 한 톡톡 건강법

2012년 3월, SBS '놀라운 대회 스타킹'에 임헌석 총재의 '1분 톡톡 셀프 건강법'이 등장했다. 톡톡 건강법은 총 3주에 걸쳐 방영될 만큼 큰 반항을 불러일으켰고, 다양한 언론보도가 이어져 그 영향력을 실감케 했다. 그도 그럴 것이 '스타킹'의 MC와 패널들이 평소 갖고 있던 통증이나 고질병을 현장에서 가벼운 '톡톡'으로 놀랄 만큼 개선해 보인 것.

회차를 거듭할수록 많은 패널들이 톡톡 건강법 BRT를 직접 경험해 보고 싶어 했으며, 경험자 모두 한결같이 "이렇게 가볍게 톡톡 두드리고 눌러주는 것만으로도 금세 몸에 변화가 생길 수 있다니 믿기 어려운 일"이라는 반응을 보였다.

하지만 녹화 도중 방청객을 무작위로 선정해 직접 톡톡 건강법을 체험하게 하고, 체열진단기를 사용해 BRT 시행 후 혈액순환이 증진된 모습을 증명해 보이는 등 임 총재는 거침없이 BRT를 시연해 보였다. 연예인 패널이 아닌 일반인의 참여나 의료기기를 통해 효과를 객관적으로 입증해 보이자 패널들은 더 큰 관심을 보이며 앞 다투어 BRT를 체험하고 싶어 했다.

엠블랙 미르, 손목 붕대 한 채로 팔굽혀펴기 5개

아이돌 그룹 엠블랙의 멤버 미르의 손목 통증을 완화하고 운동능력까지 배가시킨 것은 유력 신문에 대서특필될 만큼 큰 반향을 불러일으켰다. 허리 디스크로 고통 받던 미르는 BRT 체험 후 통증이 없어지고 허리가 유연해지는 변화를 보였다. 뿐만 아니라 인대 부상으로 극심한 통증에 시달리고 있던 오른쪽 손목이 BRT를 받고 난 이후 즉시 호전되어 처음에는 땅에 짚지도 못하던 팔로 팔굽혀펴기를 5회나 하는 커다란 변화를 보여주었다. 미르는 "지난 주 방송을 본 다른 멤버들이 믿지 못해서 직접 데리고 왔다"면서 엠블랙의 다른 멤버와 함께 나와 그에게도 BRT의 효과를 체험하도록 하는 등 적극적인 관심을 보여주었다.

개그맨 변기수, 20년 전 사고 후유증까지 호전

다른 패널들이 '톡톡'의 효과에 놀라워하자 직접 경험해 봐야 믿을 수 있겠다면서 나선 개그맨 변기수. 그는 20여 년 전 사고로 다리를 다쳤는데, 아직까지도 그 후유증 때문에 항상 다리가 저리고 쪼그려 앉기도 어렵다고 했다. 실제로 그가 체열진단기 앞에 서자 붉은 기운은 거의 없고 대부분 푸른색으로 나타나, 다리 부위의 혈액순환에 문제가 있음이 드러났다.

임헌석 총재가 변기수의 팔을 잡고 가볍게 톡톡 두드리고 눌러주자, 그는 언제 그랬냐는 듯이 편안하게 쪼그려 앉는 모습을 보여주었다. 쪼그려 앉았을 때 대퇴부 근육과 엉덩이가 가볍게 밀착되자 변기수는 놀라움을 감추지 못했다. BRT 시연 이후 다시 체열진단기 앞에 서자 종아리 부위가 점점 붉게 변화하는 것이 나타나 혈액순환이 이전에 비해 확연히 원활해지고 있음을 확인할 수 있었다. 단 한 번의 톡톡 건강법을 통해 20년 전 교통사고 후유증이 크게 호전된 것이다.

눈 앞의 장막이 걷힌 느낌... 시력도 향상되다

평소 눈이 쉽게 피로해진다는 40대 후반의 여성 패널은 '톡톡' 전에 먼저 시력 검사를 했다. 검사 결과 시력은 1.2와 1.5였다. 그녀는 시력 자체보다는 눈앞이 뿌옇고 쉽게 피로해지는 증상을 호소하며 톡톡 건강법 체험을 자청했다. 그런데 BRT 시연 후 곧바로 눈이 맑아지며 "항상 시야를 가리고 있던 스크린 같은 게 없어진 것 같다"고 했다. 더구나 놀랍게도 BRT 체험 후 시력이 2.0까지 호전되어 있었다. 다른 사람이 보기에도 그녀의 눈은 이전보다 더 크고 시원해진 듯한 느낌이었다. BRT로 향상된 시력이 언제까지 지속될 것인지는 개인에 따라 다르겠지만, BRT를 통해 시력도 향상될 수 있음이 증명되었다.

개그우먼 김지선, 골반 비틀림 증상 완화

거듭된 출산 때문에 골반이 틀어져 있다는 개그우먼 김지선. 그녀는 병원에서 자신에게 되도록 걷지 말라고 경고했다고 밝혔다. 그녀는 양쪽 다리를 번갈아 가며 들어 올려 보았는데, 오른쪽에 비해 왼쪽 무릎이 눈에 띄게 안 올라가는 모습을 보였다. 임 총재의 설명은 골반이 불편한 쪽 다리가 잘 안 올라간다는 것. 그런데 몇 번의 '톡톡' 이후 왼쪽 무릎이 복부 앞까지 쑥 올라가 김지선 자신도 깜짝 놀라 입을 다물지 못했다.

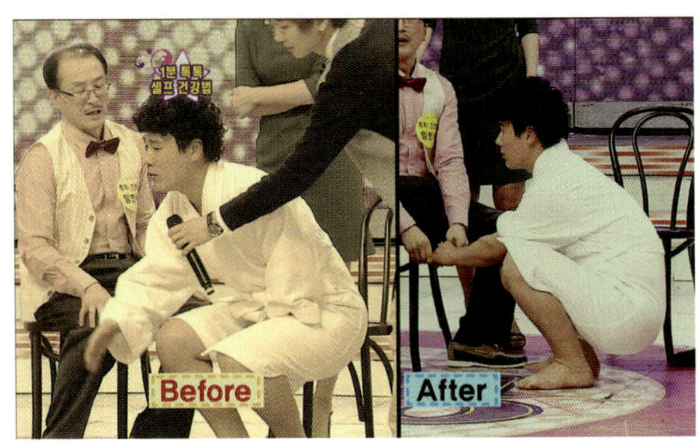

〈놀라운 대회 스타킹〉
260회(2012. 3. 24) 방송화면.
20년 전의 교통 사고 후유증 때문에 잘 굽혀지지 않았던 개그맨 변기수 씨의 무릎이 톡톡 건강법 체험 후 통증 없이 굽혀지는 모습.

엑스파이브(X-5) 건, 잠깐의 '톡톡'으로 옆구리 유연성 증대

평소 골반에 무리가 갈만한 파워 댄스를 소화해야 하는 아이돌 그룹 멤버 중에는 허리나 골반 쪽에 통증을 갖고 있는 이들이 많다. 엑스파이브(X-5) 의 건은 이날 허리를 이용한 안무를 선보이며, 몸을 옆으로 숙이는 동작을 해보였다. 이날 그는 허리 통증 때문에 손이 무릎 높이까지밖에 안 내려간다고 호소했다. 그런데 몇 번의 '톡톡' 이후 몸을 옆으로 숙였을 때 손이 정강이 부위까지 쑥 내려가 패널과 방청객들의 탄성을 자아냈다.

쥬얼리 세미, 다이어트로 인한 명치 통증 사라져

평소 다이어트 때문에 속이 아플 때가 많다고 고백한 쥬얼리의 세미. 임 총재가 세미의 명치 부위를 손으로 눌러 자극하자 그녀는 소스라치게 놀라며 통증을 호소했다. 이런 식의 명치 통증은 손으로 아프게 눌러서 오는 것이 아니라, 식이요법을 하는 여성들에게서 자주 나타난다는 것이 임 총재의 설명. 그런데 놀랍게도 몇 번의 '톡톡' 이후 다시 임 총재가 세미의 명치 부위를 자극했을 때 세미는 전혀 아무렇지도 않은 듯 웃어 보였다. 그 사이 '톡톡'이 효과를 발휘해 그녀의 위를 편안하게 만들어준 것이다.

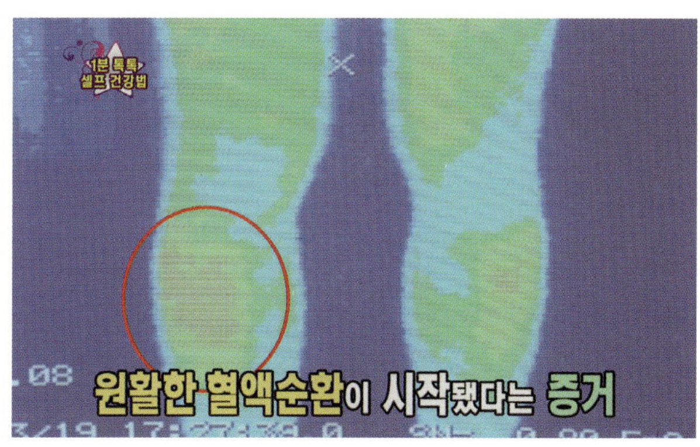

체열 진단기로 변기수 씨의 무릎을 찍은 사진. 처음에는 푸른색으로 찍혔던 부분들이 BRT 시행 후 체온이 올라가면서 붉게 변하고 있다.

톡톡 체조법의 놀라운 효과

임헌석 총재는 '스타킹'에서 BRT 외에 톡톡 체조법도 소개했다. 단지 평상시와 같은 호흡을 일정한 법칙에 따라 반복하는 것만으로도 몸 전체의 혈액순환과 원기 회복에 도움을 주며 면역성을 강화시킨다는 설명이었다. 실제로 이 호흡운동 이후 참가자들은 기력이 향상되었음을 눈으로 확인하였다. 또한 긍정적인 생각을 하는 것만으로도 호흡운동을 한 것처럼 우리 몸의 기력이 강해진다는 사실을 똑같은 실험을 통해 보여줘 건강한 마음과 건강한 몸의 관계에 대해 다시 한 번 생각하는 계기가 되었다. 즉, 비관적이고 나쁜 상황을 떠올린 상태에서는 주먹을 쥔 양손을 붙이고 아무리 강하게 힘을 주어도 상대방이 두 손으로 떼어내자 힘없이 벌어졌지만, 곧이어 긍정적이고 행복한 상상을 하자 상대방이 아무리 강하게 힘을 주어도 두 주먹을 쉽게 떼어낼 수 없었다. 긍정적인 생각과 건강한 마음이 우리 몸에 얼마나 좋은 영향을 미치는지 한눈에 알 수 있는 실험이었다.

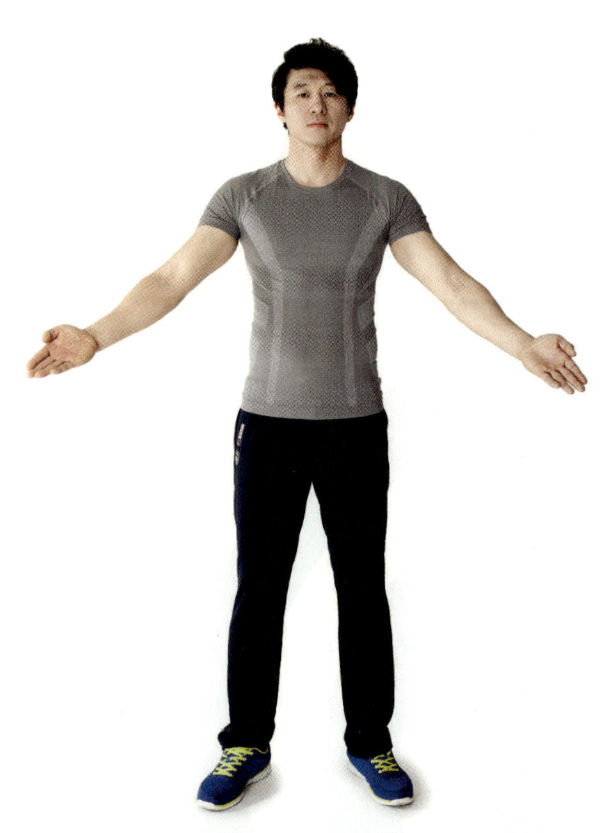

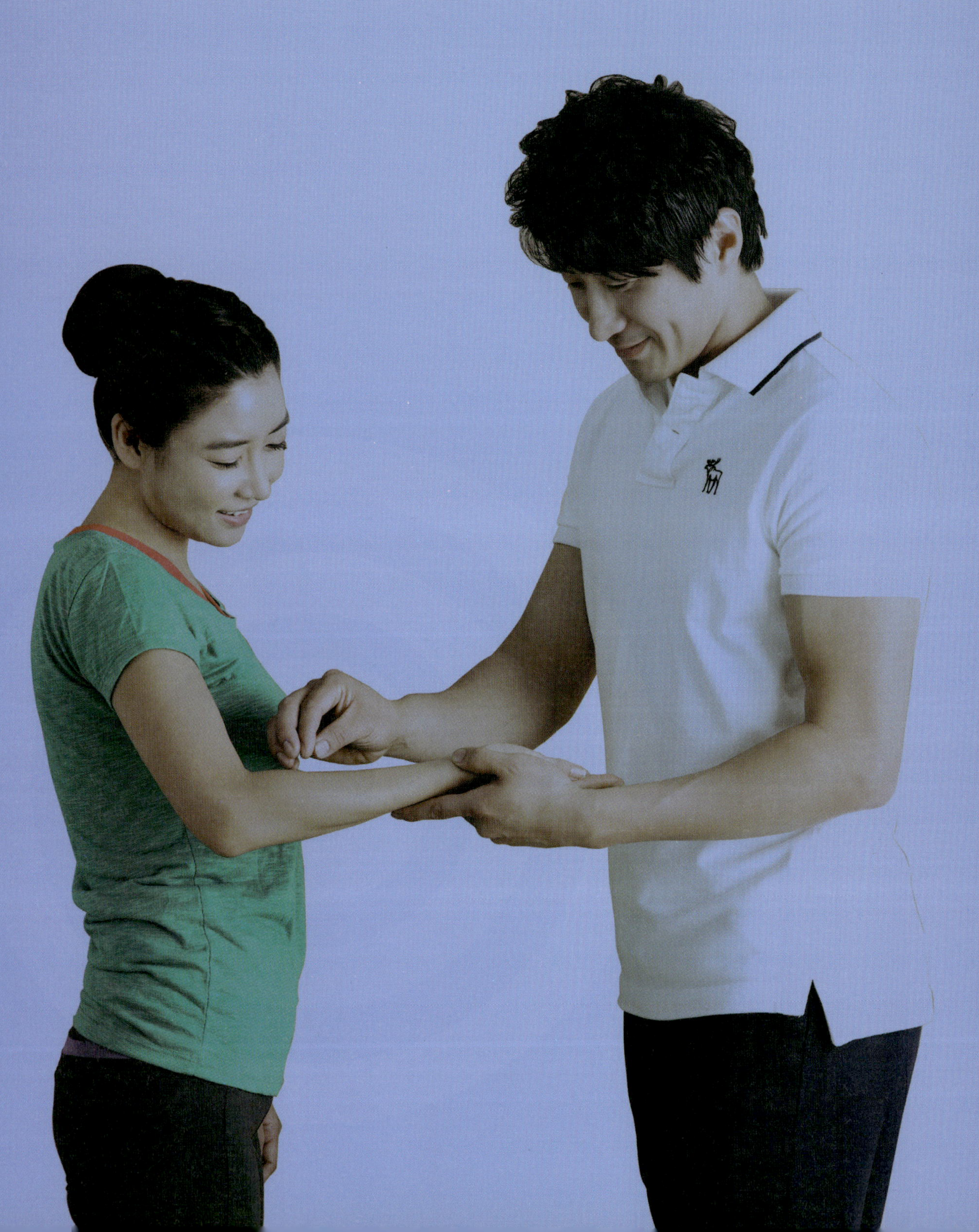

PART 01

온몸의 통증을 확실하게 잡아주는

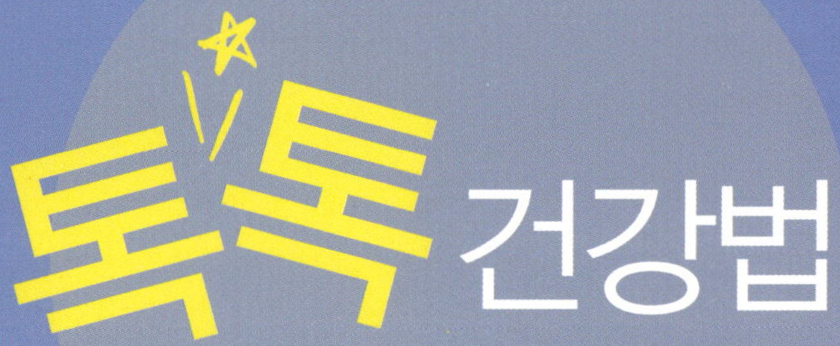

톡톡 건강법

톡톡 건강법의 쓰임새는 크게 두 가지로 나눌 수 있다. 각종 질병을 예방하는 역할과 이미 생긴 병을 완화, 호전시키는 역할을 한다. Part 1에선 병으로 인한 통증을 가라앉히고 병세를 호전시키는 데 좋은 톡톡 건강법과 톡톡 체조법을 설명하고자 한다.

현대인의 고질적인 질환인 목, 어깨, 허리, 무릎 통증을 증상별로, 또한 잇몸 질환을 예방하거나 통증 완화에 좋은 톡톡 건강법을 알아볼 것이다. 각 증상에 대하여 먼저 톡톡 건강법을 시행하되, 추가로 톡톡 체조법을 시행하면 효능을 더욱 높일 뿐 아니라, 효과 또한 더욱 오래 지속시킬 수 있다.

톡톡 건강법은 BRT 태핑과 스위치 포인트를 누르는 두 단계로 되어 있다. 각 증상별 자세한 순서와 방법을 설명하고 있으니 참고하기 바란다.

1 목 통증을 잡아주는 BRT 초급

1) 목을 뒤로 젖힐 때 통증이 오는 경우 | 오른손 톡톡

목을 뒤로 젖힐 때 통증 BRT (오른손)

태핑 순서	태핑 방법
1	A1을 강하게 11번 두드린다
2	A2를 약간 강하게 9번 두드린다
3	S1을 부드럽게 7번 두드린다
4	S3을 부드럽고 느리게 13번 두드린다
5	H1을 강하게 11번 두드린다
6	H14를 약간 강하게 9번 두드린다
7	H5를 부드럽게 7번 두드린다

스위치 포인트 : 6번, 7번

1. 헬스포인트 H14와 H5의 위치를 찾는다.
2. 양손으로 상대방 오른손을 부드럽게 쥐고 두 엄지로 지그시 누른다.
3. 2번 동작을 3초씩 3회 실시한다.

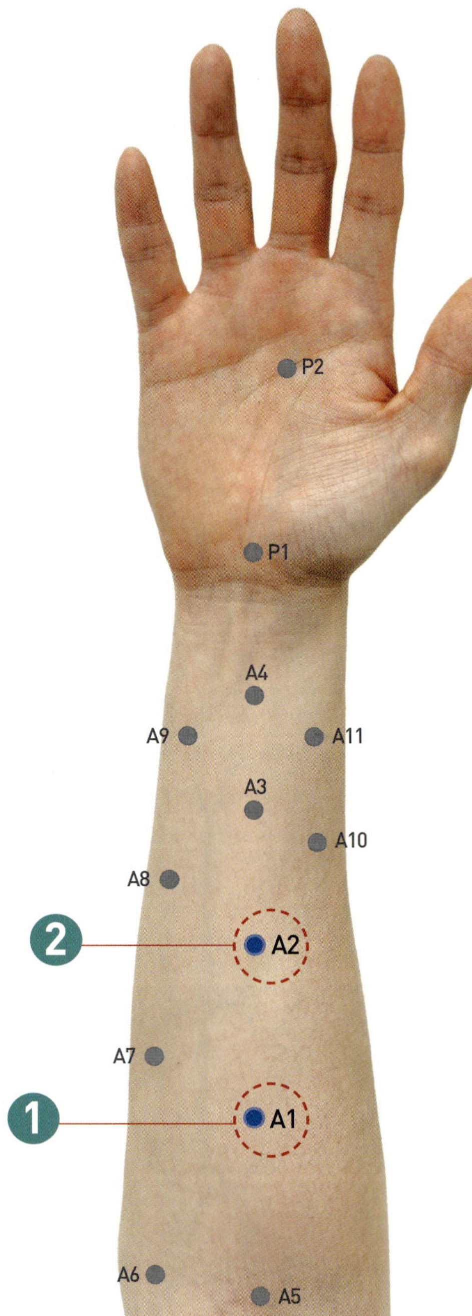

목을 움직이기 어렵고 뒷머리가 당기면서 통증이 올 때가 있다. 목 통증이 오면 사람들은 대부분 목 디스크를 의심하지만 목 근육통인 경우도 많다. 목 디스크가 발생하는 주된 원인은 노화 때문인 경우가 많다. 뒤틀린 자세로 장시간 활동하는 경우, 혹은 고정된 자세로 컴퓨터를 장시간 사용할 때, 혹은 너무 높은 베개를 베고 잘 때도 디스크에 걸릴 수 있다. 목 톡증이 있을 때 목 BRT를 하면 한결 편안해질 것이다.

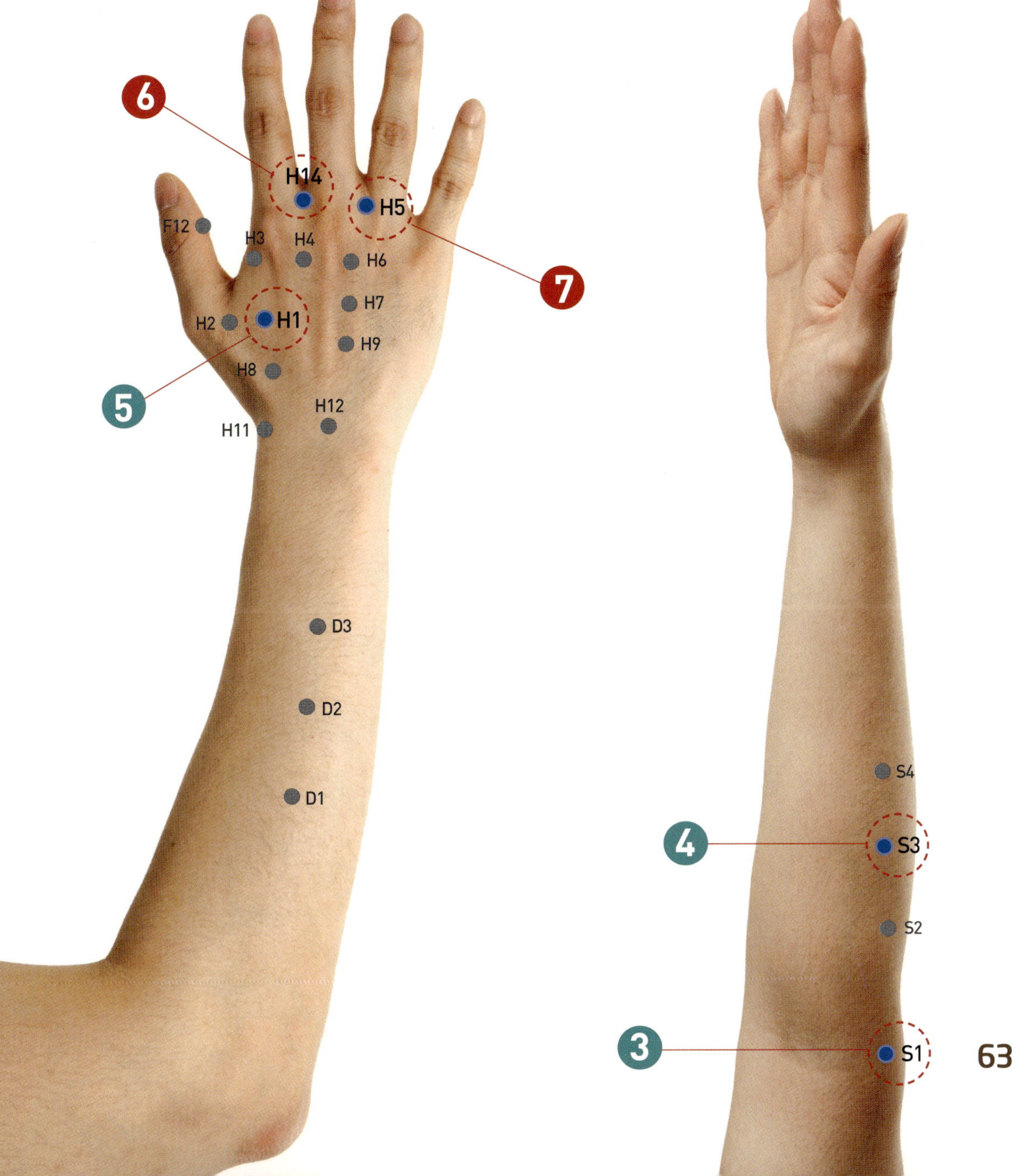

목을 뒤로 젖힐 때 통증 BRT (왼손)

태핑 순서	태핑 방법
1	A1을 강하게 11번 두드린다
2	A2를 약간 강하게 9번 두드린다
3	S1을 부드럽게 7번 두드린다
4	S3을 부드럽고 느리게 13번 두드린다
5	H1을 강하게 11번 두드린다
6	H14를 약간 강하게 9번 두드린다
7	H5를 부드럽게 7번 두드린다

스위치 포인트 : 6번, 7번

1. 헬스포인트 H14와 H5의 위치를 찾는다.
2. 양손으로 상대방 왼손을 부드럽게 쥐고 두 엄지로 지그시 누른다.
3. 2번 동작을 3초씩 3회 실시한다.

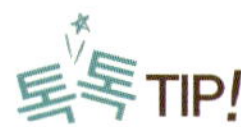

톡톡 TIP!

목 통증이 잘 낫지 않으면 머리 BRT(182p 참조)를 먼저 실시한 후에 목 BRT를 한다.

심한 목 통증에는, 머리 BRT → 목 BRT

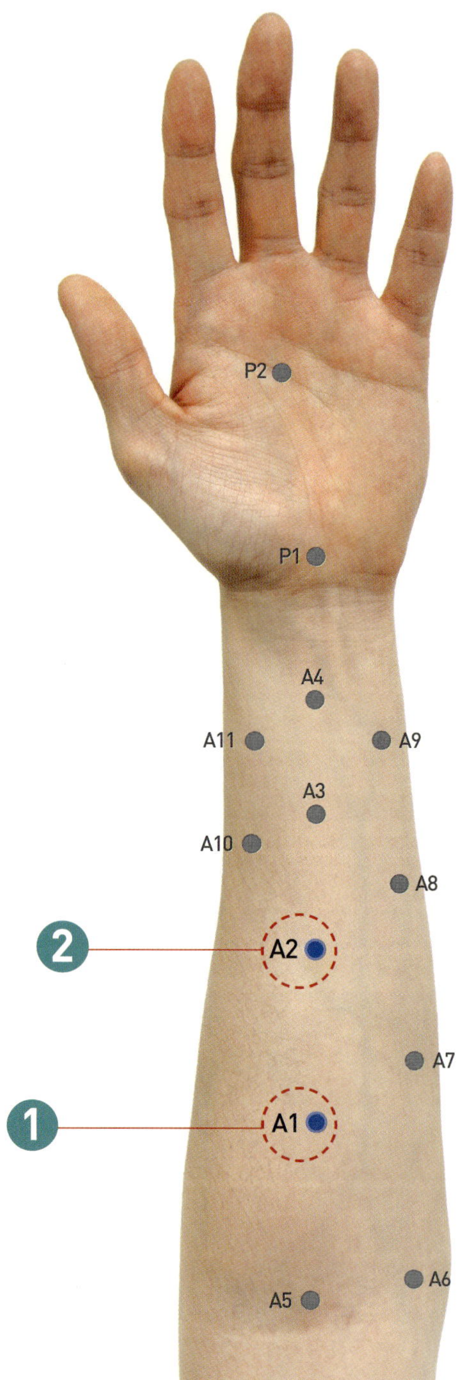

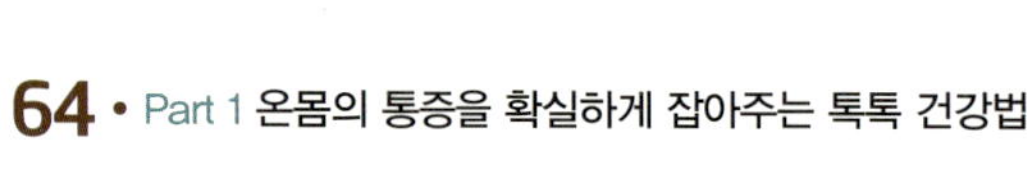

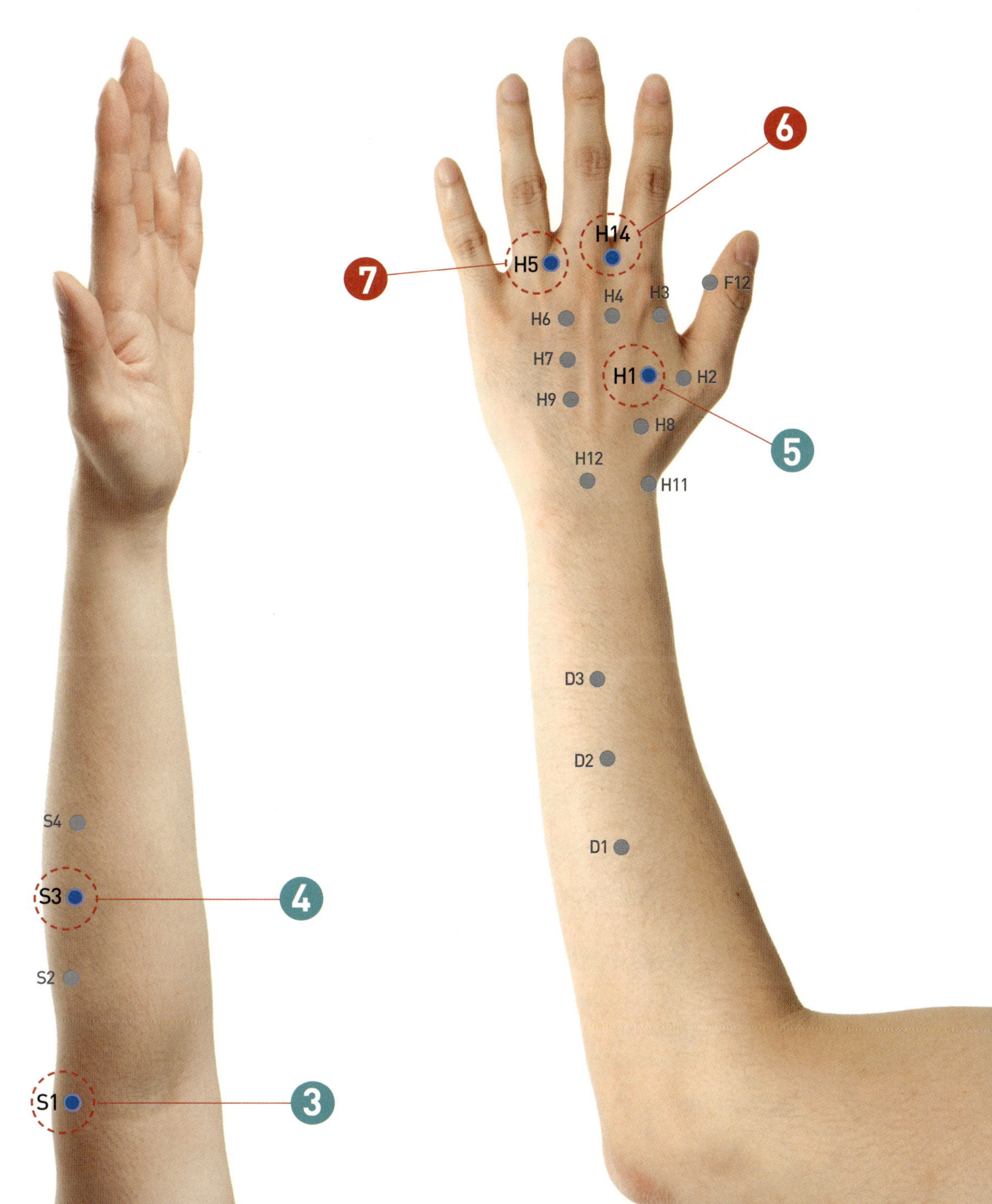

6
7
5
4
3
H14
H5
H4
H3
F12
H6
H7
H1
H2
H9
H8
H12
H11
D3
D2
D1
S4
S3
S2
S1

목을 좌우로 움직일 때 통증 BRT (오른손)

태핑 순서	태핑 방법
1	A1을 강하게 11번 두드린다
2	A2를 약간 강하게 9번 두드린다
3	S1을 부드럽게 7번 두드린다
4	S2를 부드럽고 느리게 13번 두드린다
5	D11을 강하게 11번 두드린다
6	H1을 약간 강하게 9번 두드린다

스위치 포인트 : 3번, 6번

1. 헬스포인트 S1과 H1의 위치를 찾는다.
2. 왼손 엄지로 S1 부위를 누르고, 오른손 엄지로는 H1 부위를
   지그시 누른다.
3. 2번 동작을 3초씩 3회 실시한다.

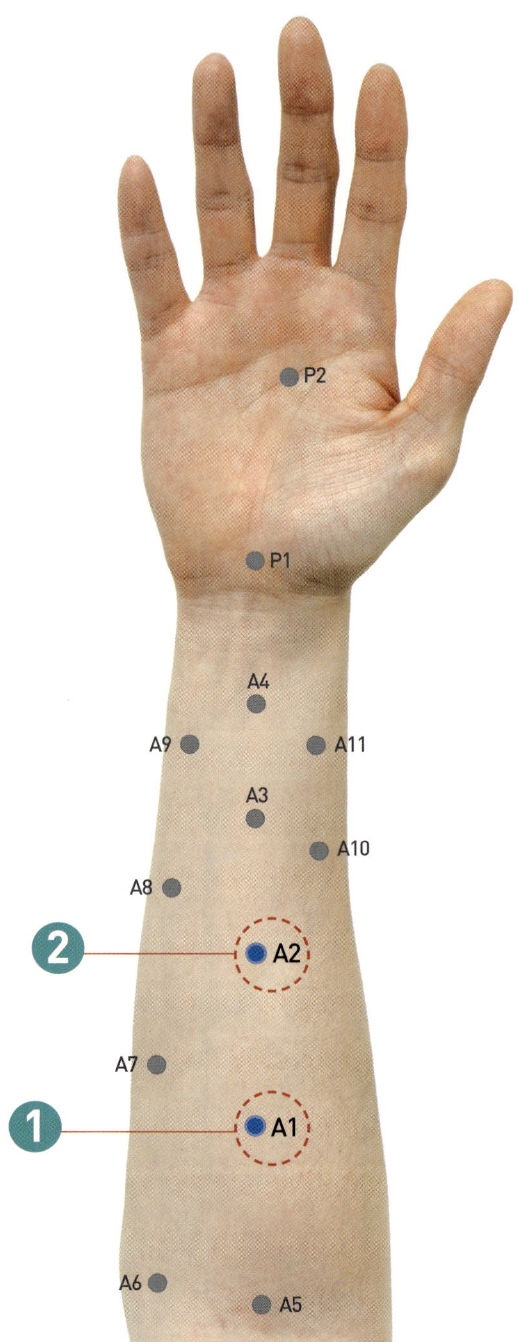

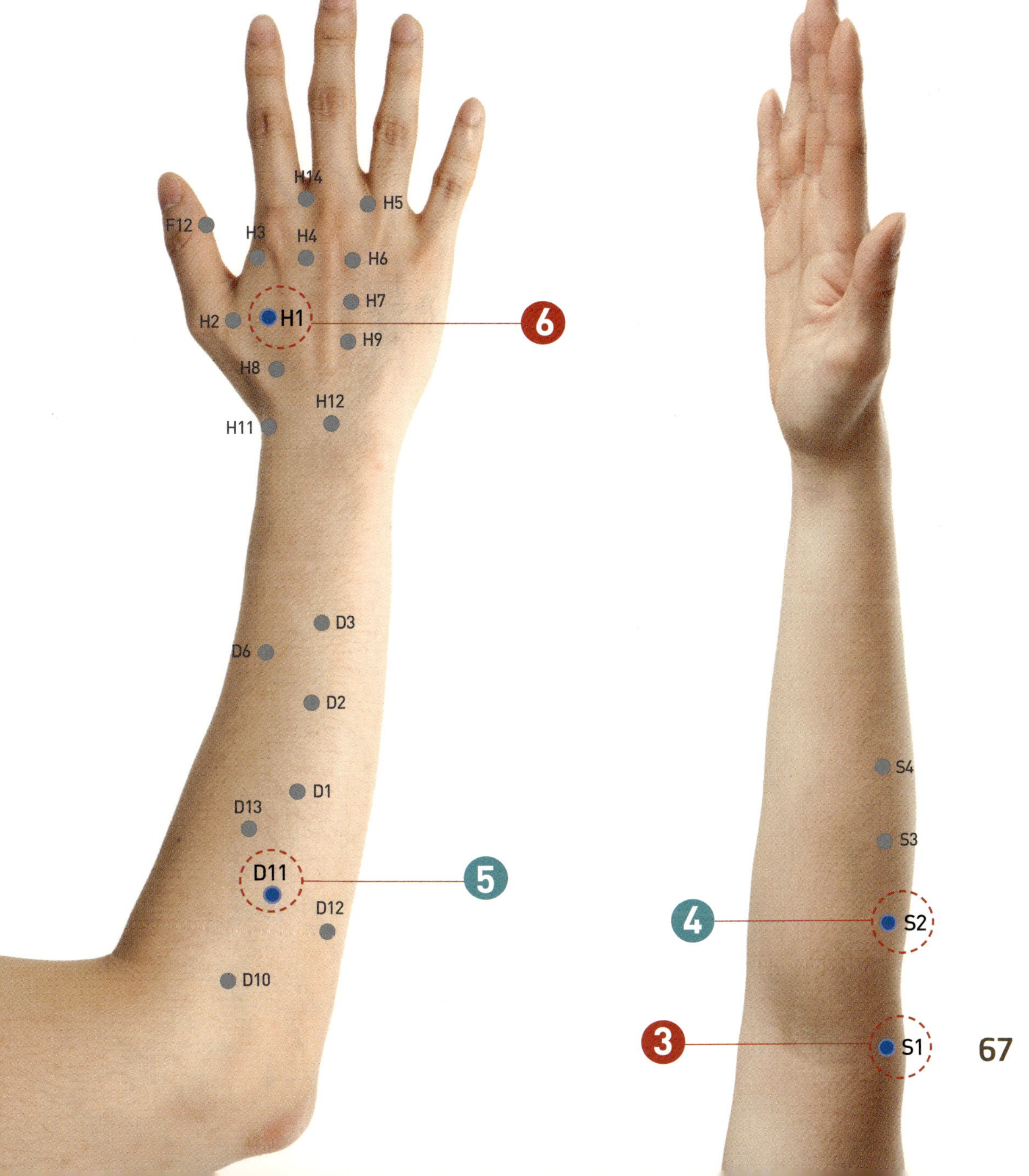

H14
H5
F12
H3
H4
H6
H7
H2
H1
6
H9
H8
H12
H11
D3
D6
D2
D1
D13
D11
5
D12
D10
S4
S3
4
S2
3
S1

목을 좌우로 움직일 때 통증 BRT (왼손)

태핑 순서	태핑 방법
1	A1을 강하게 11번 두드린다
2	A2를 약간 강하게 9번 두드린다
3	S1을 부드럽게 7번 두드린다
4	S2를 부드럽고 느리게 13번 두드린다
5	D11을 강하게 11번 두드린다
6	H1을 약간 강하게 9번 두드린다

스위치 포인트 : 3번, 6번

1. 헬스포인트 S1과 H1의 위치를 찾는다.
2. 왼손 엄지로 H1 부위를 누르고, 오른손 엄지로는 S1 부위를 지그시 누른다.
3. 2번 동작을 3초씩 3회 실시한다.

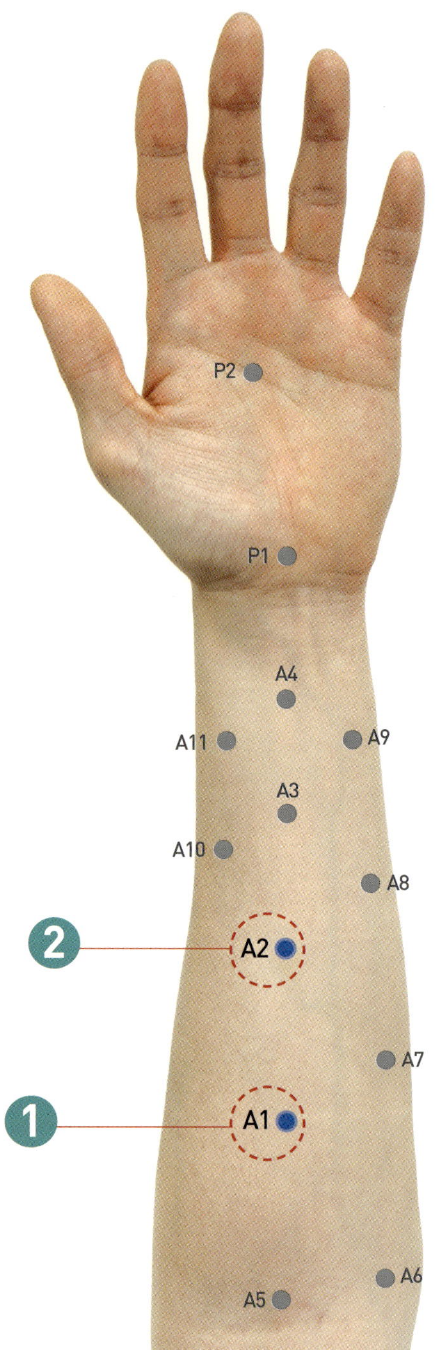

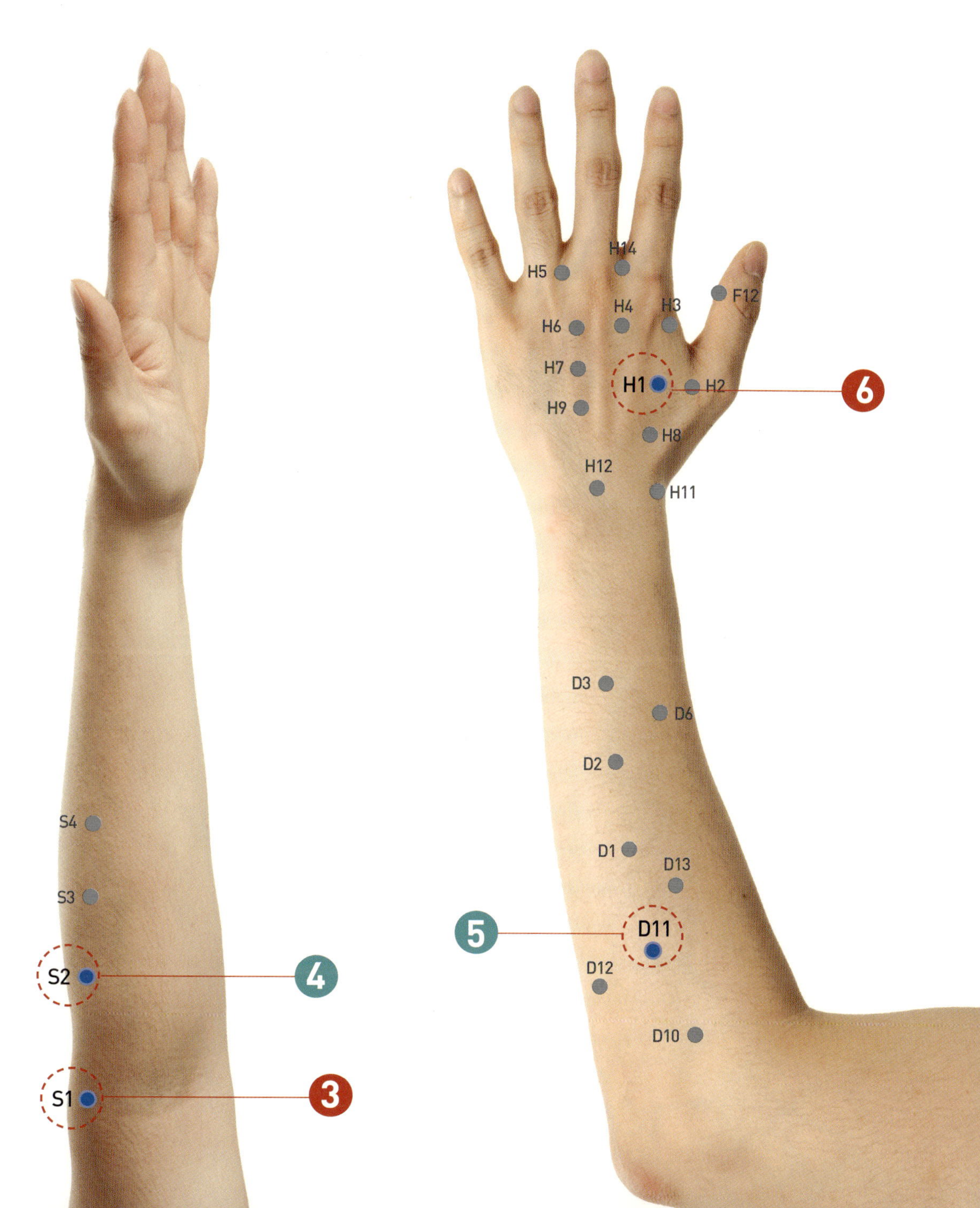

S4
S3
S2
S1
3
4
H5
H14
H6
H4
H3
F12
H7
H1
H2
H9
H8
H12
H11
6
D3
D6
D2
D1
D13
D11
D12
D10
5

1) 어깨 뒤쪽이 아플 때 | 오른손 톡톡

어깨 뒤쪽 통증 BRT (오른손)

태핑 순서	태핑 방법
1	A1을 강하게 11번 두드린다
2	S2를 약간 강하게 9번 두드린다
3	P2를 부드럽게 7번 두드린다
4	D13을 부드럽고 느리게 13번 두드린다
5	H1을 강하게 11번 두드린다

스위치 포인트 : 4번, 5번

1. 헬스포인트 D13과 H1의 위치를 찾는다.
2. 왼손 엄지로 D13 부위를 누르고, 오른손 엄지로는 H1 부위를 지그시 누른다
3. 2번 동작을 동시에 3초씩 3회 실시한다.

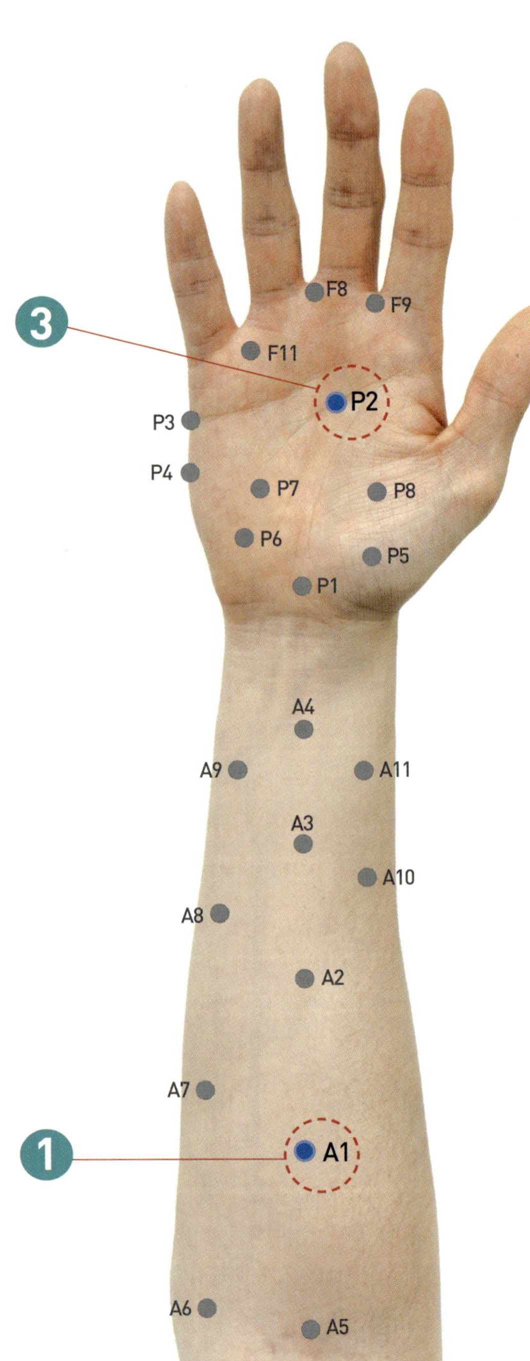

어깨관절은 다른 관절에 비해 운동 범위가 매우 넓다. 앞뒤좌우로 매우 유연하게 움직이는 만큼 구조도 매우 불안정하다. 어깨 통증이 생기면 주로 오십견을 의심한다. 그러나 오십견 외에도 어깨근육 파열이나 관절염 혹은 어깨불안정성 때문에도 통증이 온다. 팔을 움직일 때 힘이 없고, 어느 한 순간 한 부위에만 집중적으로 통증이 밀려오고, 또 어딘가 걸리는 듯한 느낌이나 소리가 날 때는 어깨근육 파열을 의심해볼 수 있다. 여기서 소개하는 BRT는 어깨 뒤쪽, 옆쪽, 앞쪽 통증을 구분하고 있다.

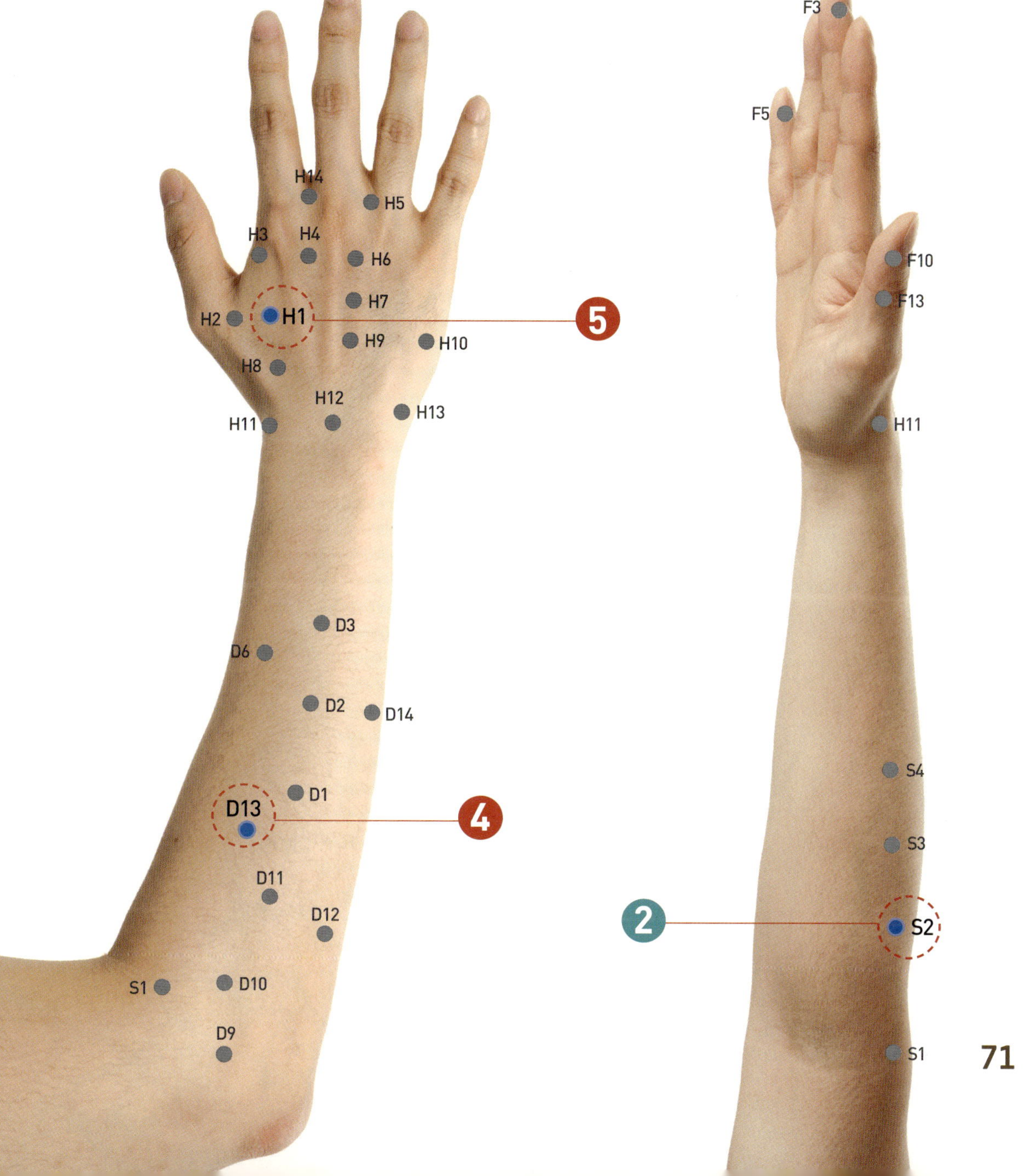

어깨 뒤쪽 통증 BRT (왼손)

태핑 순서	태핑 방법
1	A1을 강하게 11번 두드린다
2	S2를 약간 강하게 9번 두드린다
3	P2를 부드럽게 7번 두드린다
4	D13을 부드럽고 느리게 13번 두드린다
5	H1을 강하게 11번 두드린다

스위치 포인트 : 4번, 5번

1. 헬스포인트 D13과 H1의 위치를 찾는다.
2. 왼손 엄지로 H1 부위를 누르고, 오른손 엄지로는 D13 부위를 지그시 누른다
3. 2번 동작을 동시에 3초씩 3회 실시한다.

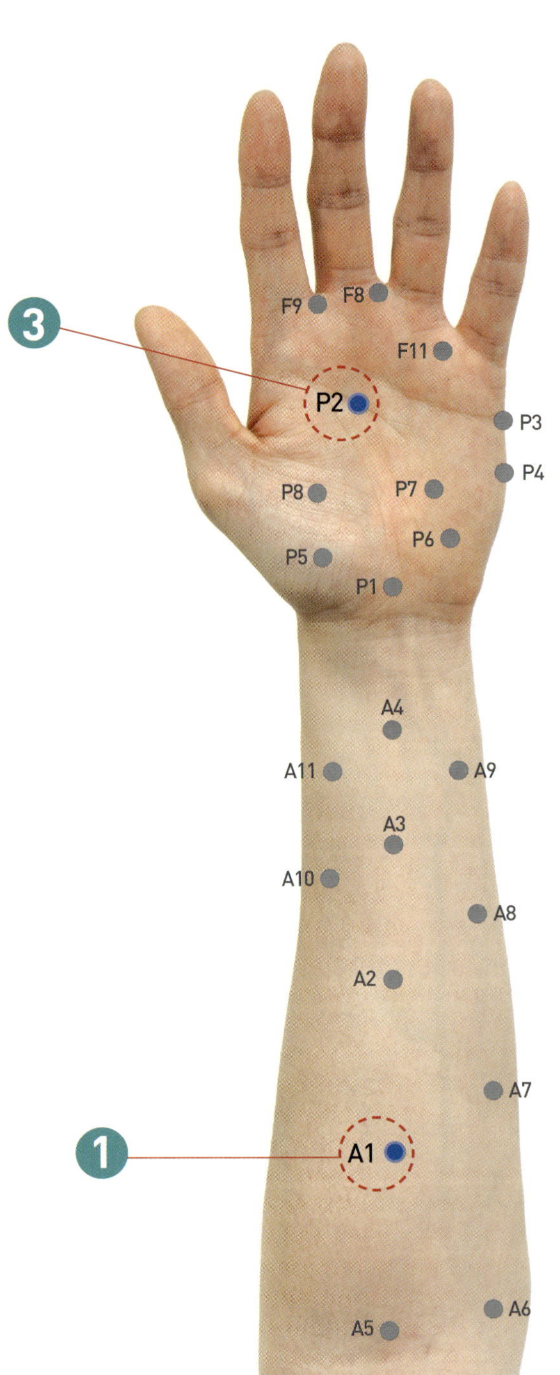

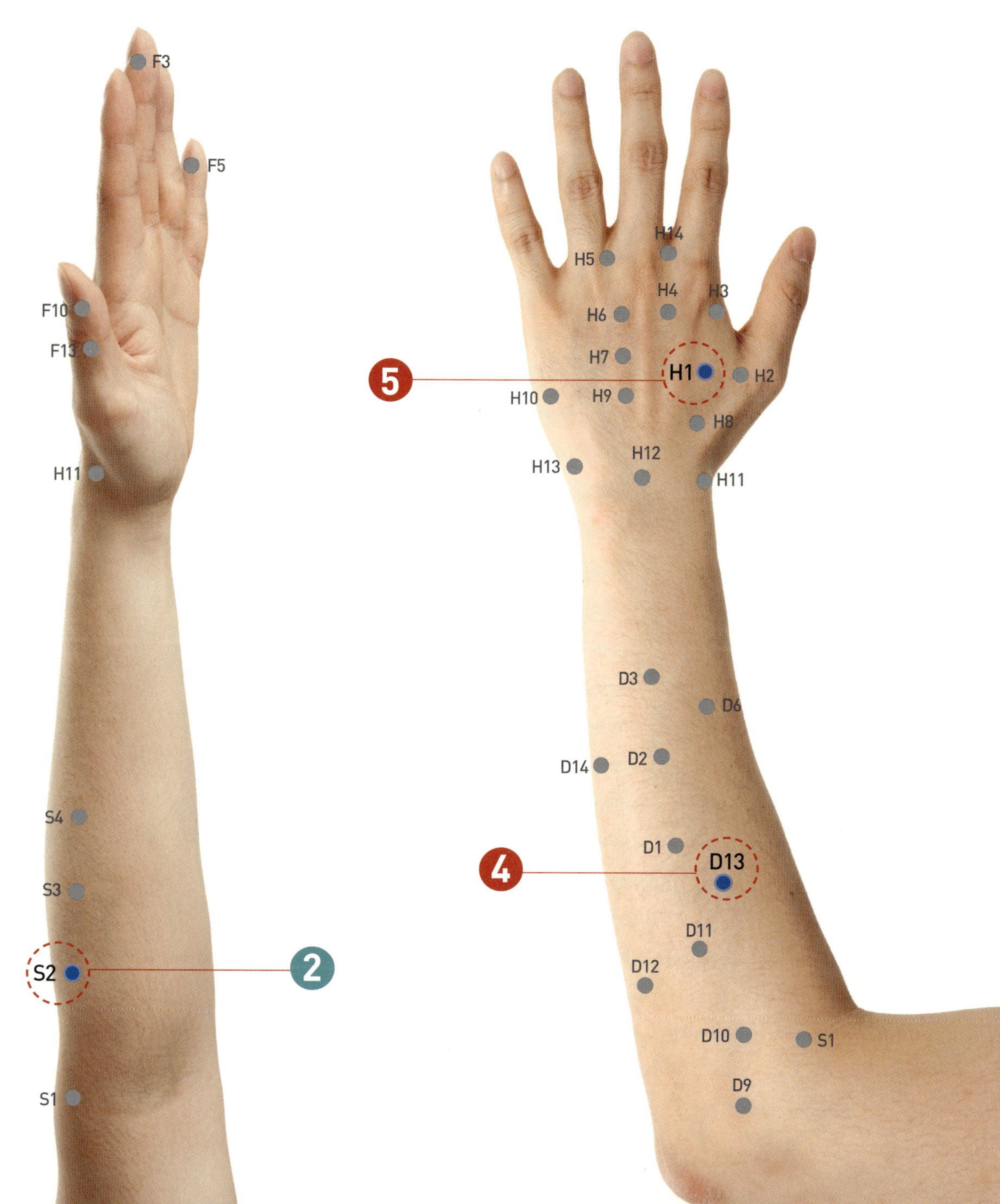

F3
F5
F10
F13
H11
S4
S3
S2
2
S1
H14
H5
H4
H3
H6
H7
H2
5
H1
H10
H9
H8
H13
H12
H11
D3
D6
D14
D2
D1
D13
4
D11
D12
D10
S1
D9

어깨 옆면 통증 BRT (오른손)

태핑 순서	태핑 방법
1	A1을 강하게 11번 두드린다
2	S2를 약간 강하게 9번 두드린다
3	S3를 부드럽게 7번 두드린다
4	D13을 부드럽고 느리게 13번 두드린다
5	H1을 강하게 11번 두드린다

스위치 포인트 : 3번, 5번

1. 헬스포인트 S3과 H1의 위치를 찾는다.
2. 왼손 엄지로 S3 부위를 누르고, 오른손 엄지로는 H1 부위를 지그시 누른다
3. 2번 동작을 동시에 3초씩 3회 실시한다.

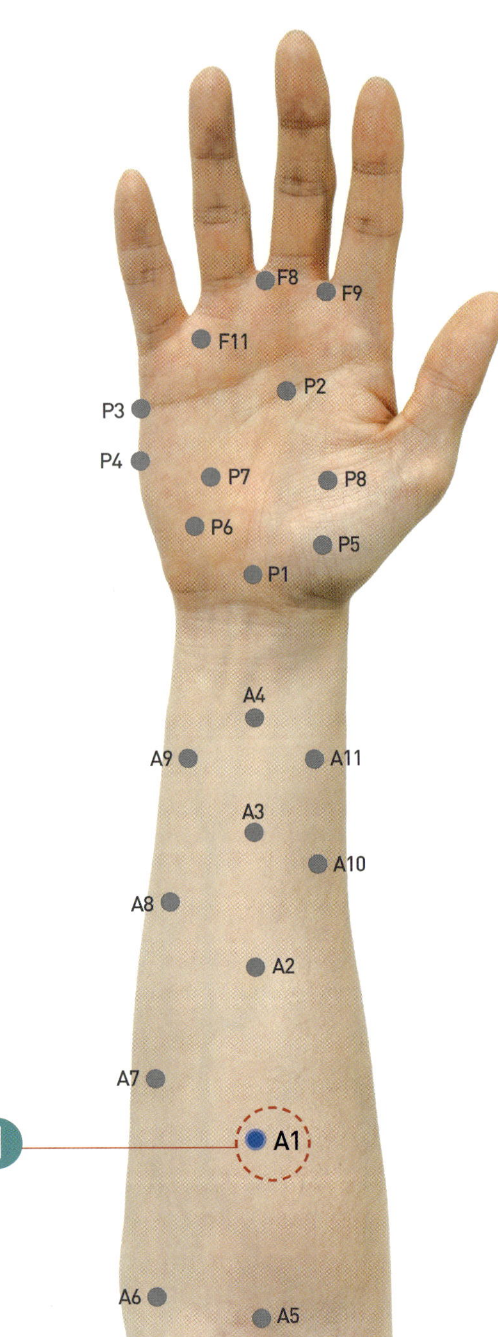

H14
H5
H3
H4
H6
H7
H2
H1
5
H9
H10
H8
H12
H11
H13
F3
F5
F10
F13
H11
D3
D6
D2
D14
S4
D1
D13
4
3
S3
D11
2
S2
D12
S1
D10
D9
S1

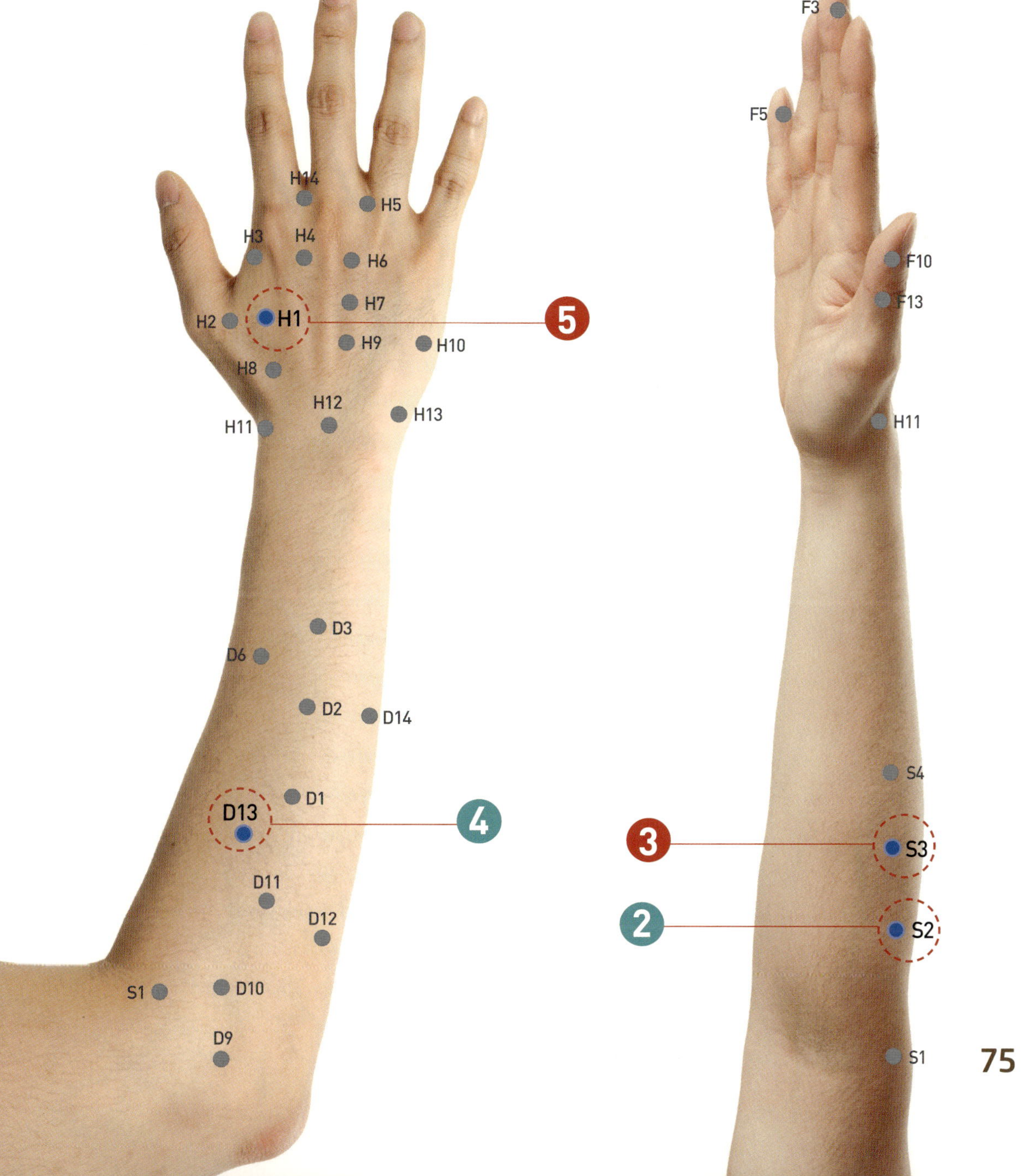

75

어깨 옆면 통증 BRT (왼손)

태핑 순서	태핑 방법
1	A1을 강하게 11번 두드린다
2	S2를 약간 강하게 9번 두드린다
3	S3를 부드럽게 7번 두드린다
4	D13을 부드럽고 느리게 13번 두드린다
5	H1을 강하게 11번 두드린다

스위치 포인트 : 3번, 5번

1. 헬스포인트 S3과 H1의 위치를 찾는다.
2. 왼손 엄지로 H1 부위를 누르고, 오른손 엄지로는 S3 부위를 지그시 누른다
3. 2번 동작을 동시에 3초씩 3회 실시한다.

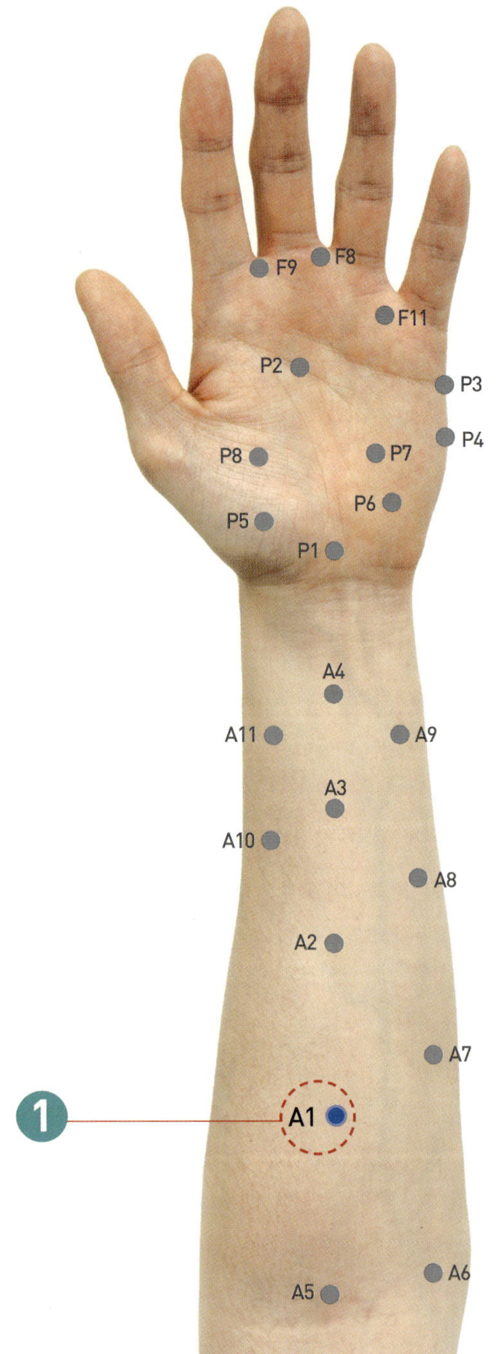

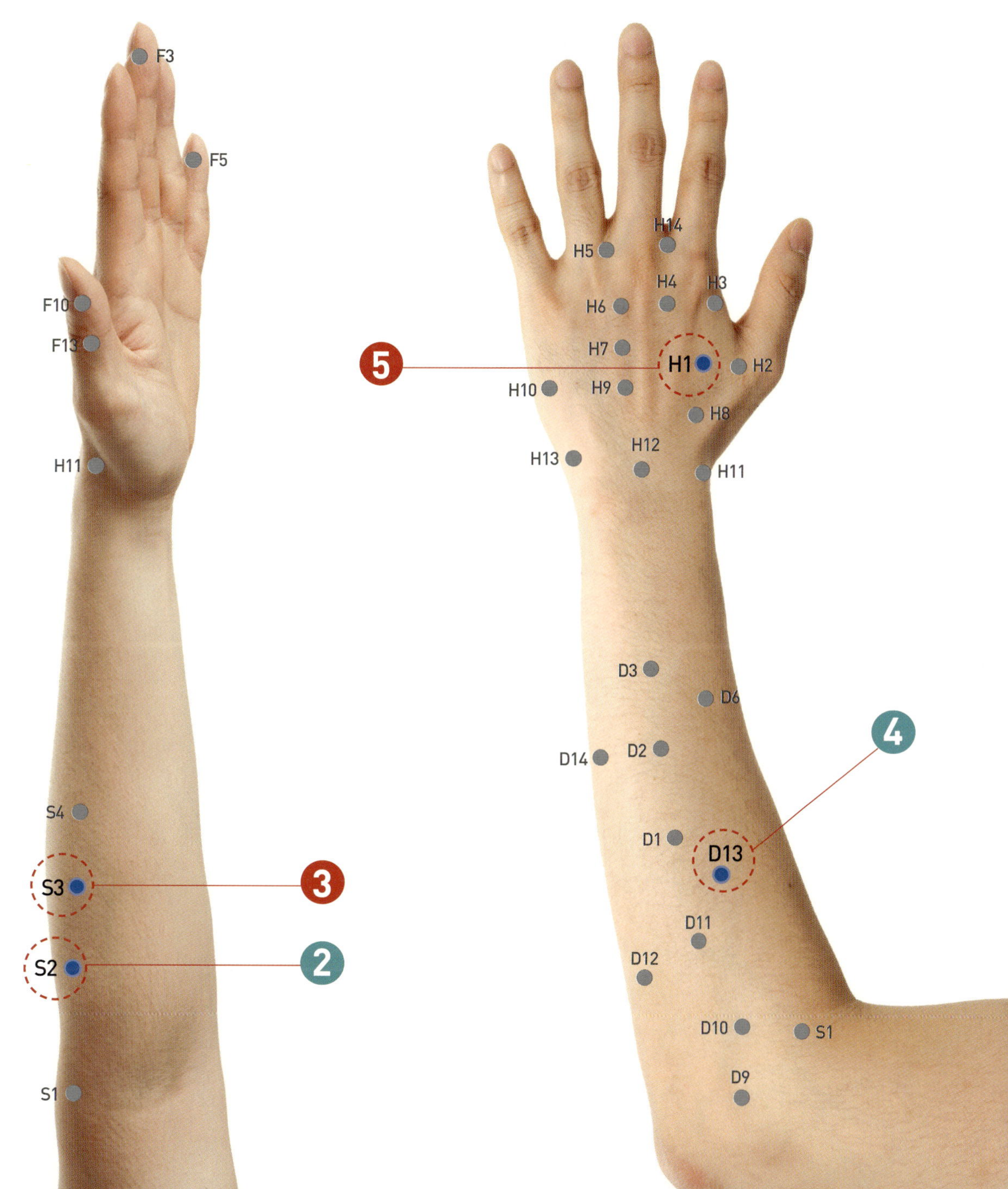

F3
F5
F10
F13
H11
S4
S3
3
S2
2
S1
H14
H5
H4
H3
H6
H7
H1
H2
5
H10
H9
H8
H13
H12
H11
D3
D6
D14
D2
4
D1
D13
D11
D12
D10
S1
D9

어깨 앞쪽 통증 BRT (오른손)

태핑 순서	태핑 방법
1	A1을 강하게 11번 두드린다
2	A2를 약간 강하게 9번 두드린다
3	S2를 부드럽게 7번 두드린다
4	S3을 부드럽고 느리게 13번 두드린다
5	D13을 강하게 11번 두드린다
6	D2를 약간 강하게 9번 두드린다
7	H1을 부드럽게 7번 두드린다

스위치 포인트 : 3번, 7번

1. 헬스포인트 S2와 H1의 위치를 찾는다.
2. 왼손 엄지로 S2 부위를 누르고, 오른손 엄지로는 H1 부위를
   지그시 누른다.
3. 2번 동작을 3초씩 3회 실시한다.

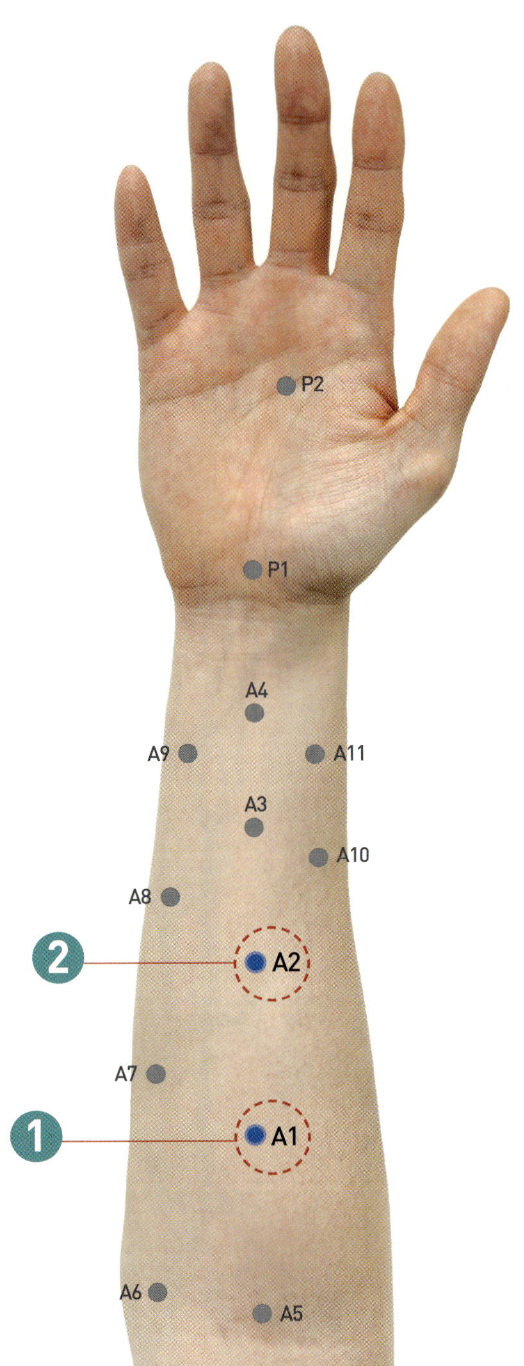

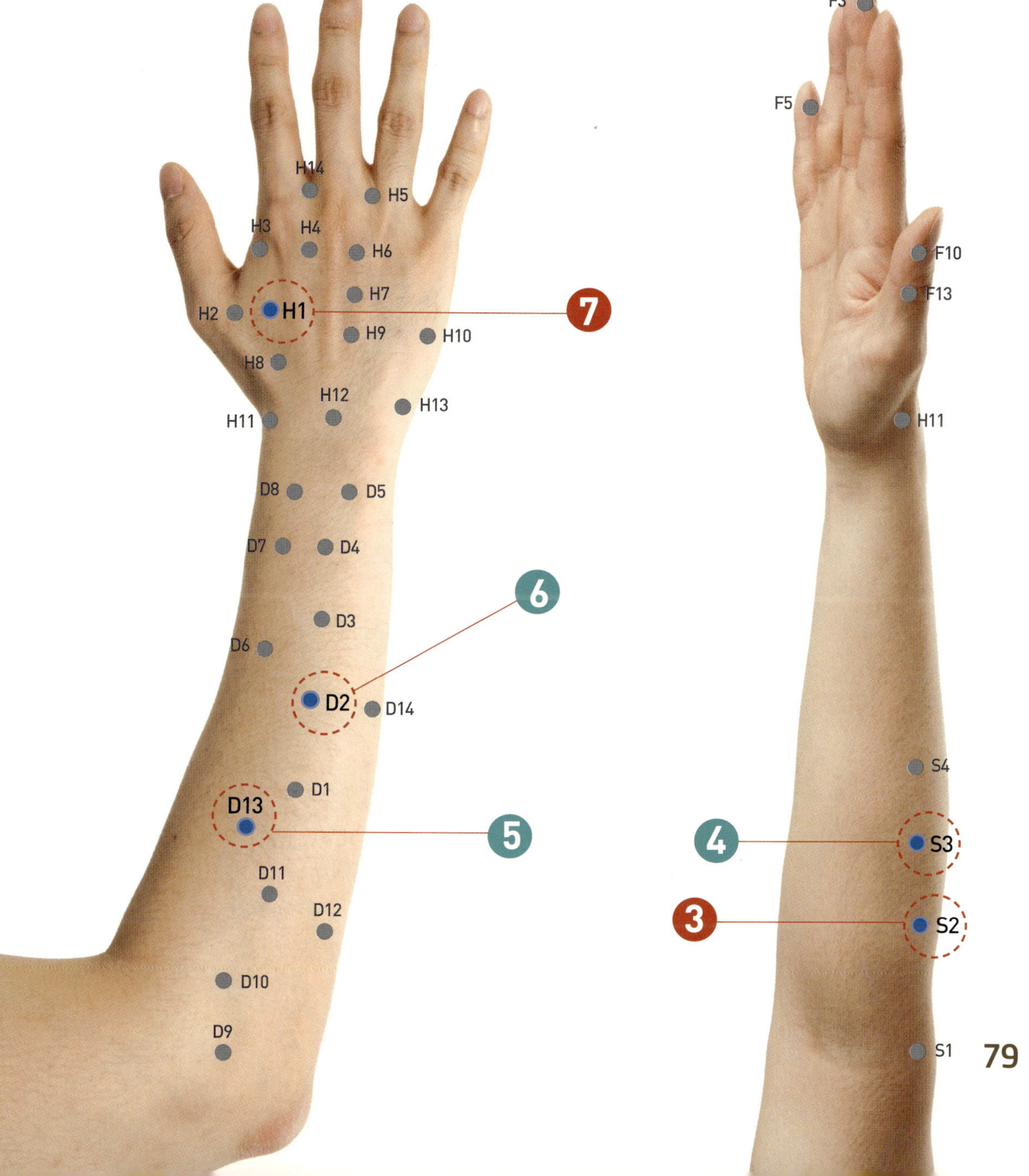

H14
H5
H3
H4
H6
H7
H2
H1
7
H9
H10
H8
H12
H13
H11
D8
D5
D7
D4
6
D2
D3
D14
D6
D1
D13
5
D11
D12
D10
D9
F3
F5
F10
F13
H11
S4
4
S3
3
S2
S1

어깨 앞쪽 통증 BRT (왼손)

태핑 순서	태핑 방법
1	A1을 강하게 11번 두드린다
2	A2를 약간 강하게 9번 두드린다
3	S2를 부드럽게 7번 두드린다
4	S3을 부드럽고 느리게 13번 두드린다
5	D13을 강하게 11번 두드린다
6	D2를 약간 강하게 9번 두드린다
7	H1을 부드럽게 7번 두드린다

스위치 포인트 : 3번, 7번

1. 헬스포인트 S2와 H1의 위치를 찾는다.
2. 왼손 엄지로 H1 부위를 누르고, 오른손 엄지로는
   S2 부위를 지그시 누른다.
3. 2번 동작을 3초씩 3회 실시한다.

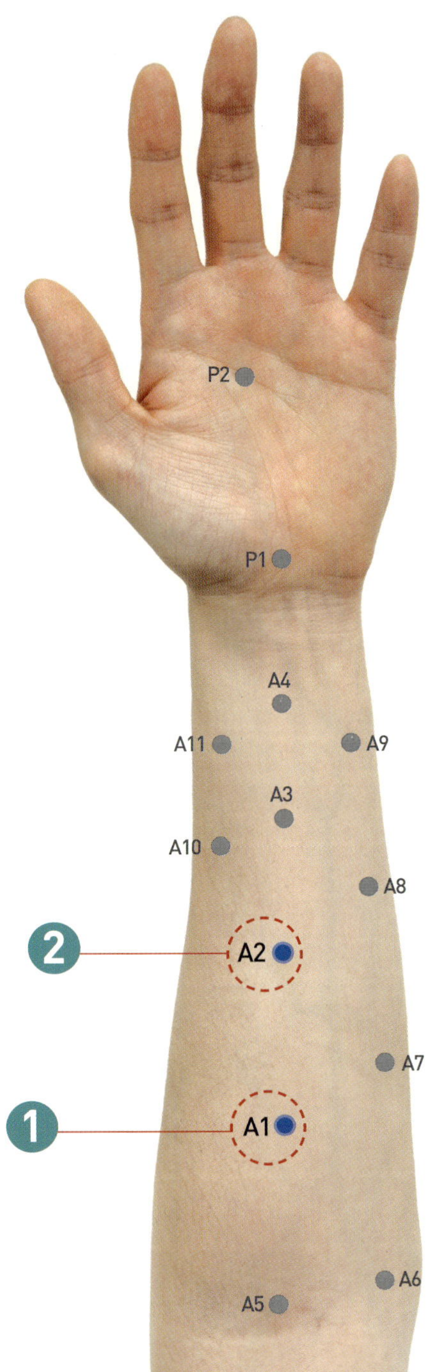

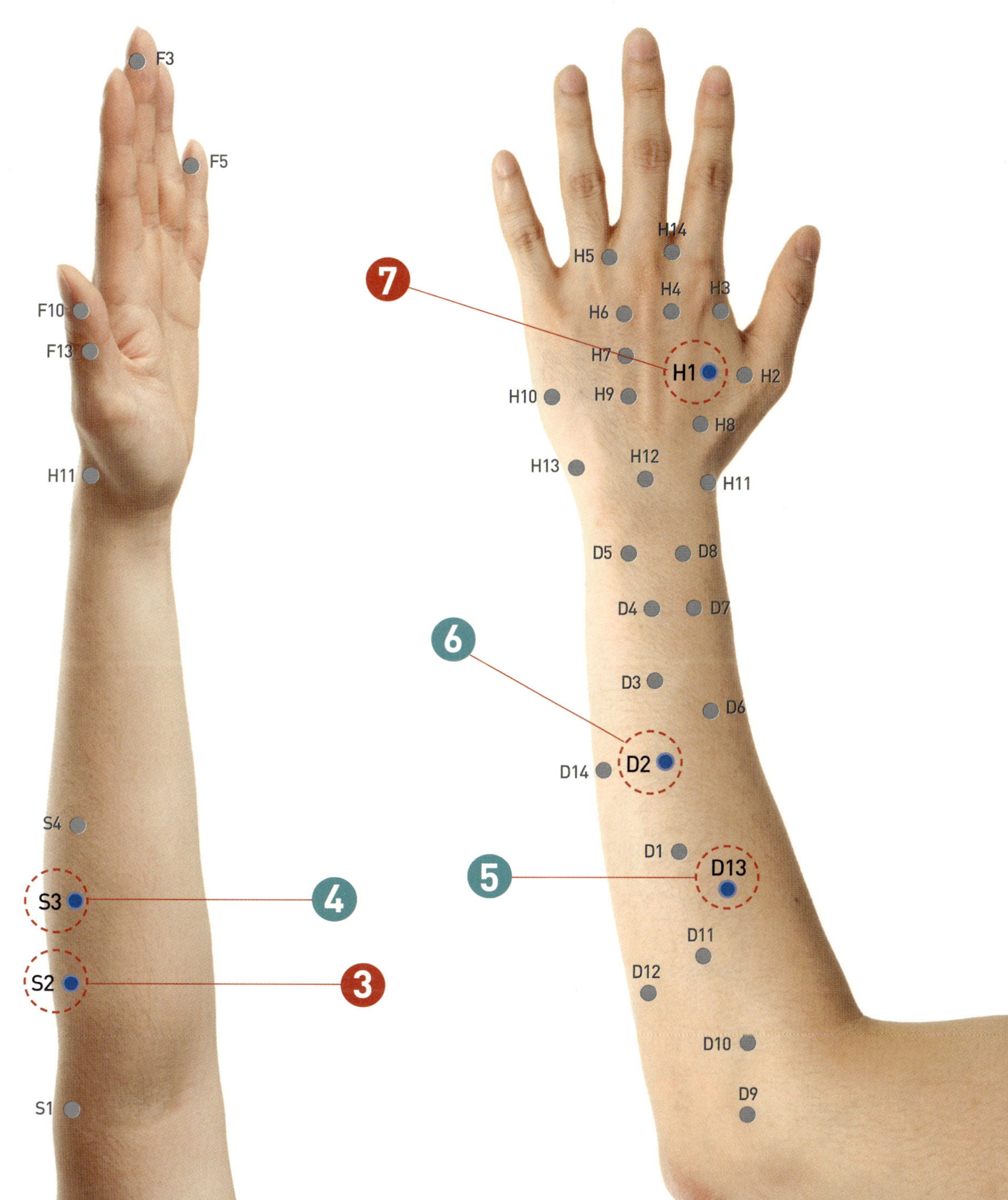

F3
F5
F10
F13
H11
S4
S3
4
S2
3
S1
H14
H5
7
H6
H4
H3
H7
H1
H2
H10
H9
H8
H13
H12
H11
D5
D8
D4
D7
6
D3
D6
D2
D14
D1
D13
5
D11
D12
D10
D9

3 허리 통증을 잡아주는 BRT 초급

1) 허리를 앞으로 숙일 때 통증이 오는 경우 ㅣ 오른손 톡톡

허리를 앞으로 숙일 때 통증 BRT (오른손)

태핑 순서	태핑 방법
1	A1을 강하게 11번 두드린다
2	A2를 약간 강하게 9번 두드린다
3	A3을 부드럽게 7번 두드린다
4	A4를 부드럽고 느리게 13번 두드린다
5	P1을 강하게 11번 두드린다
6	P5를 약간 강하게 9번 두드린다
7	P4를 부드럽게 7번 두드린다
8	P3을 부드럽고 느리게 13번 두드린다
9	D5를 강하게 11번 두드린다
10	H12를 약간 강하게 9번 두드린다

스위치 포인트 : 5번, 8번

1. 헬스포인트 P1과 P3의 위치를 찾는다.
2. 왼손 엄지로 P1 부위를 누르고, 오른손 엄지로는 P3 부위를 지그시 누른다.
3. 2번 동작을 동시에 3초씩 3회 실시한다.

요통이 심할 때는 하지 근육이 약화되고 감각이 저하되는 등 하지 통증을 수반하기도 한다. 디스크인 경우 보통은 허리를 앞으로 숙일 때 증상이 심해지고, 척추관 협착증이나 추간 관절증후군의 경우 허리를 뒤로 젖힐 때 증상이 심해지는 양상을 띤다. 본문에서는 허리를 앞으로 숙일 때와 뒤로 젖힐 때를 포함, 옆으로 비틀 때 통증을 완화하는 톡톡 건강법을 소개하고 있다.

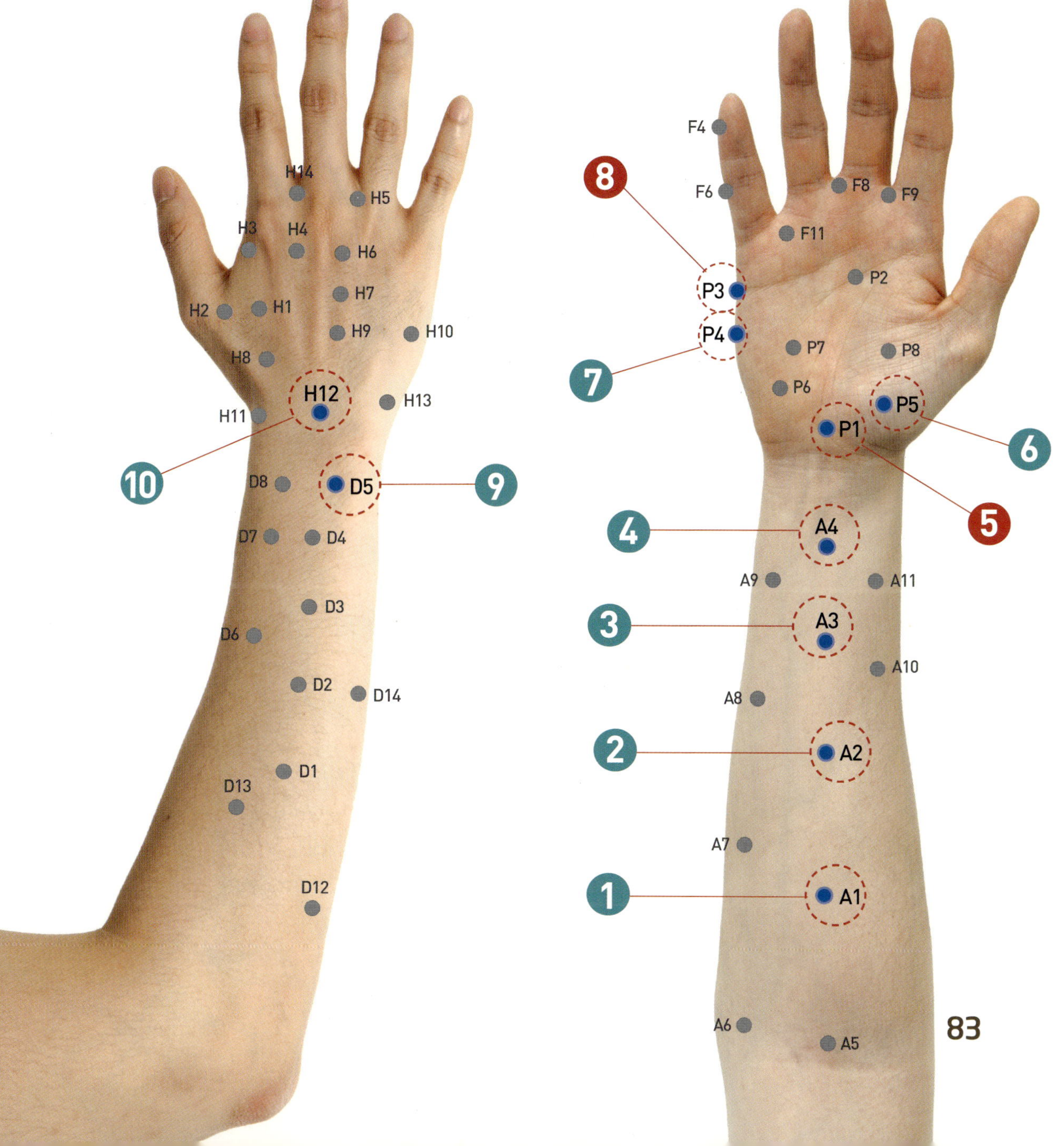

허리를 앞으로 숙일 때 통증 BRT (왼손)

태핑 순서	태핑 방법
1	A1을 강하게 11번 두드린다
2	A2를 약간 강하게 9번 두드린다
3	A3을 부드럽게 7번 두드린다
4	A4를 부드럽고 느리게 13번 두드린다
5	P1을 강하게 11번 두드린다
6	P5를 약간 강하게 9번 두드린다
7	P4를 부드럽게 7번 두드린다
8	P3을 부드럽고 느리게 13번 두드린다
9	D5를 강하게 11번 두드린다
10	H12를 약간 강하게 9번 두드린다

스위치 포인트 : 5번, 8번

1. 헬스포인트 P1과 P3의 위치를 찾는다.
2. 왼손 엄지로 P3 부위를 누르고, 오른손 엄지로는 P1 부위를 지그시 누른다.
3. 2번 동작을 동시에 3초씩 3회 실시한다.

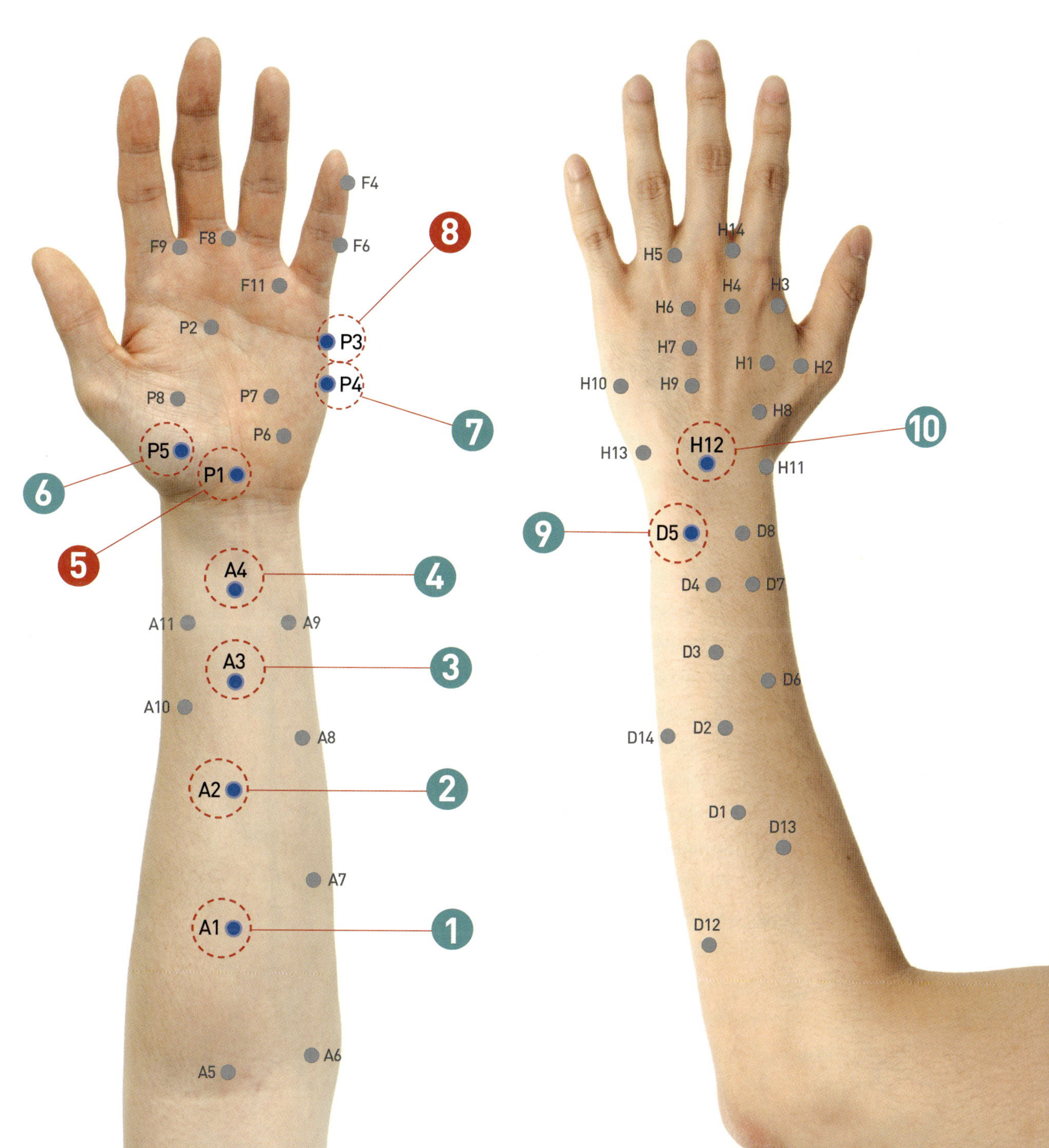

허리를 뒤로 젖힐 때 통증 BRT (오른손)

태핑 순서	태핑 방법
1	A1을 강하게 11번 두드린다
2	A3를 약간 강하게 9번 두드린다
3	P2를 부드럽게 7번 두드린다
4	D5를 부드럽고 느리게 13번 두드린다
5	H12를 강하게 11번 두드린다

스위치 포인트 : 4번, 5번

1. 헬스포인트 D5와 H12의 위치를 찾는다.
2. 왼손 엄지로 D5 부위를 누르고, 오른손 엄지로는 H12 부위를 지그시 누른다.
3. 2번 동작을 3초씩 3회 실시한다.

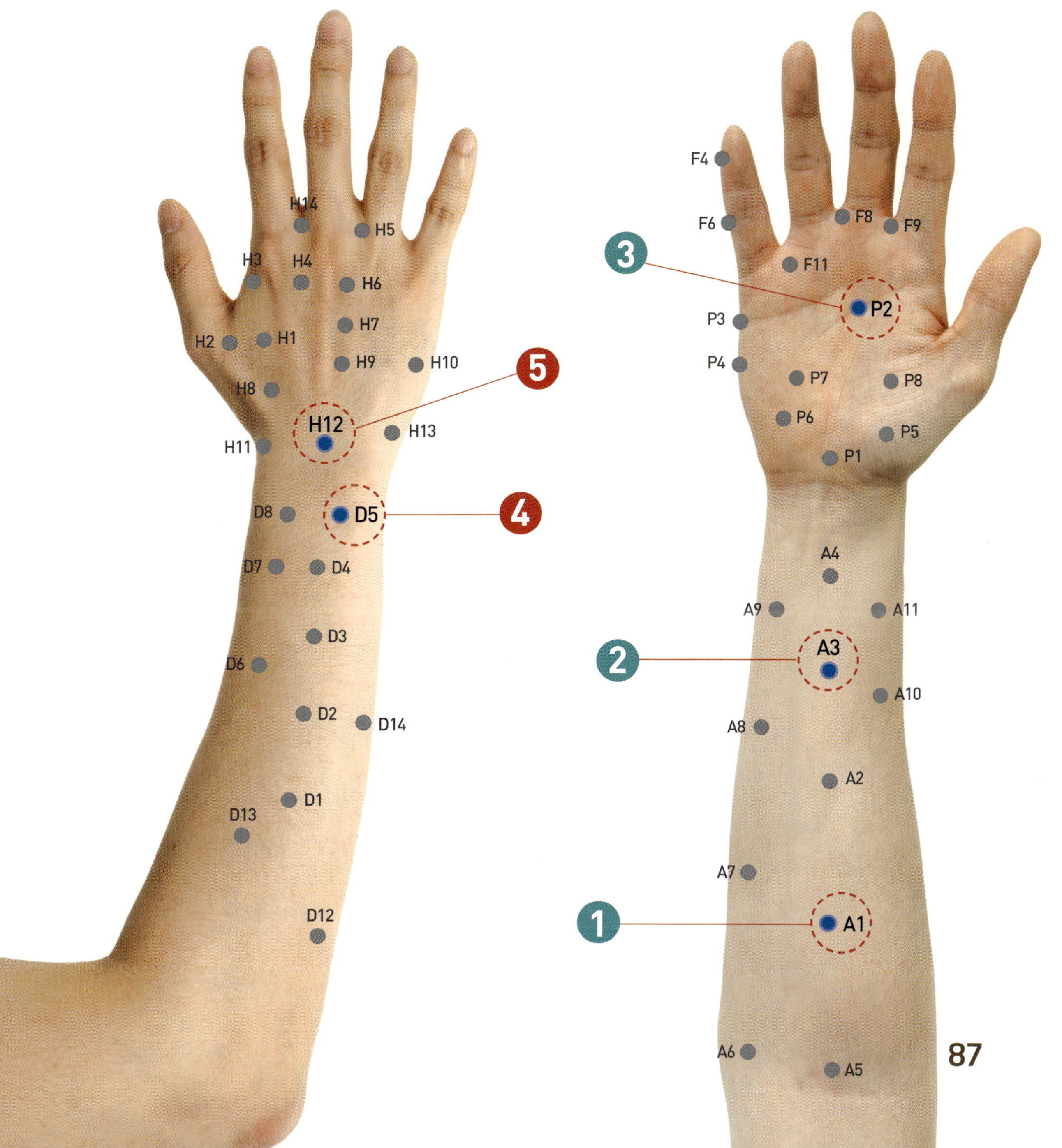
H14
H5
H3
H4
H6
H7
H2
H1
H9
H10
H8
5
H12
H13
H11
D8
D5
4
D7
D4
D3
D6
D2
D14
D1
D13
D12
F4
F6
F8
F9
3
F11
P2
P3
P4
P7
P8
P6
P5
P1
A4
A9
A11
2
A3
A10
A8
A2
A7
1
A1
A6
A5

허리를 뒤로 젖힐 때 통증 BRT (왼손)

태핑 순서	태핑 방법
1	A1을 강하게 11번 두드린다
2	A3를 약간 강하게 9번 두드린다
3	P2를 부드럽게 7번 두드린다
4	D5를 부드럽고 느리게 13번 두드린다
5	H12를 강하게 11번 두드린다

스위치 포인트 : 4번, 5번

1. 헬스포인트 D5과 H12의 위치를 찾는다.
2. 왼손 엄지로 H12 부위를 누르고, 오른손 엄지로는 D5 부위를 지그시 누른다.
3. 2번 동작을 3초씩 3회 실시한다.

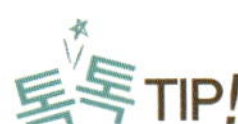

톡톡 TIP!

통증 부위가 복합적이고 통증 정도가 심한 경우 장 기능을 먼저 활성화시키는 것이 효과적이다. 변비 및 장 활성화 BRT를 먼저 실시한 다음 허리 BRT를 하면 증상이 좀 더 빨리 호전될 수 있다.

심한 허리 통증에는 **장 활성화 BRT → 허리 BRT**

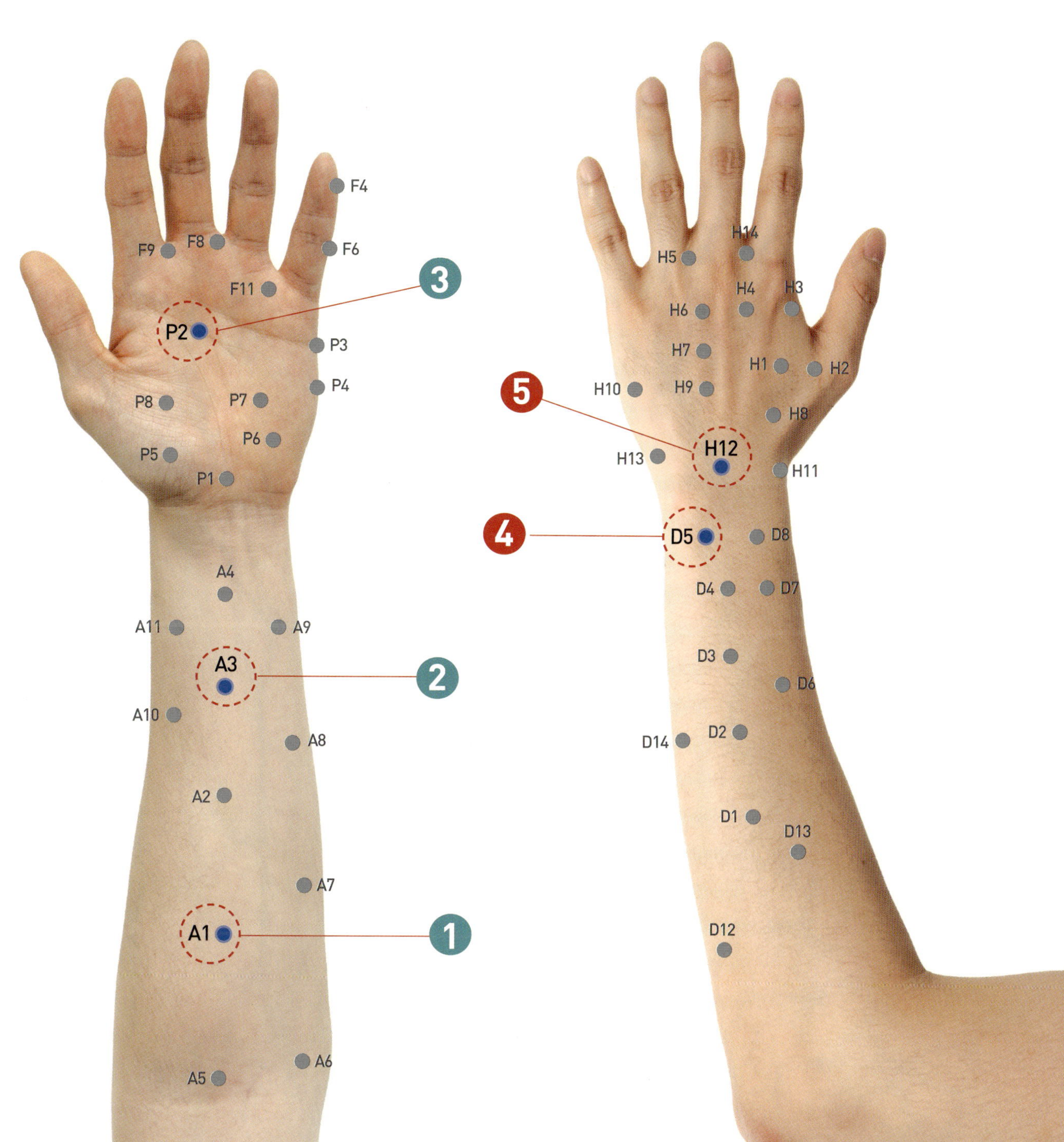

F4
F9
F8
F6
F11
3
P2
P3
P4
P8
P7
P6
P5
P1
A4
A11
A9
A3
2
A10
A8
A2
A7
A1
1
A5
A6
H14
H5
H4
H3
H6
H7
H1
H2
H10
H9
H8
5
H12
H13
H11
4
D5
D8
D4
D7
D3
D6
D2
D14
D1
D13
D12

허리를 비틀 때 통증 BRT (오른손)

태핑 순서	태핑 방법
1	A1을 강하게 11번 두드린다
2	A2를 약간 강하게 9번 두드린다
3	P1을 부드럽게 7번 두드린다
4	P2를 부드럽고 느리게 13번 두드린다
5	P4를 강하게 11번 두드린다

스위치 포인트 : 3번, 5번

1. 헬스포인트 P1과 P4의 위치를 찾는다.
2. 왼손 엄지로 P1 부위를 누르고, 오른손 엄지로는 P4 부위를 지그시 누른다.
3. 2번 동작을 동시에 3초씩 3회 실시한다.

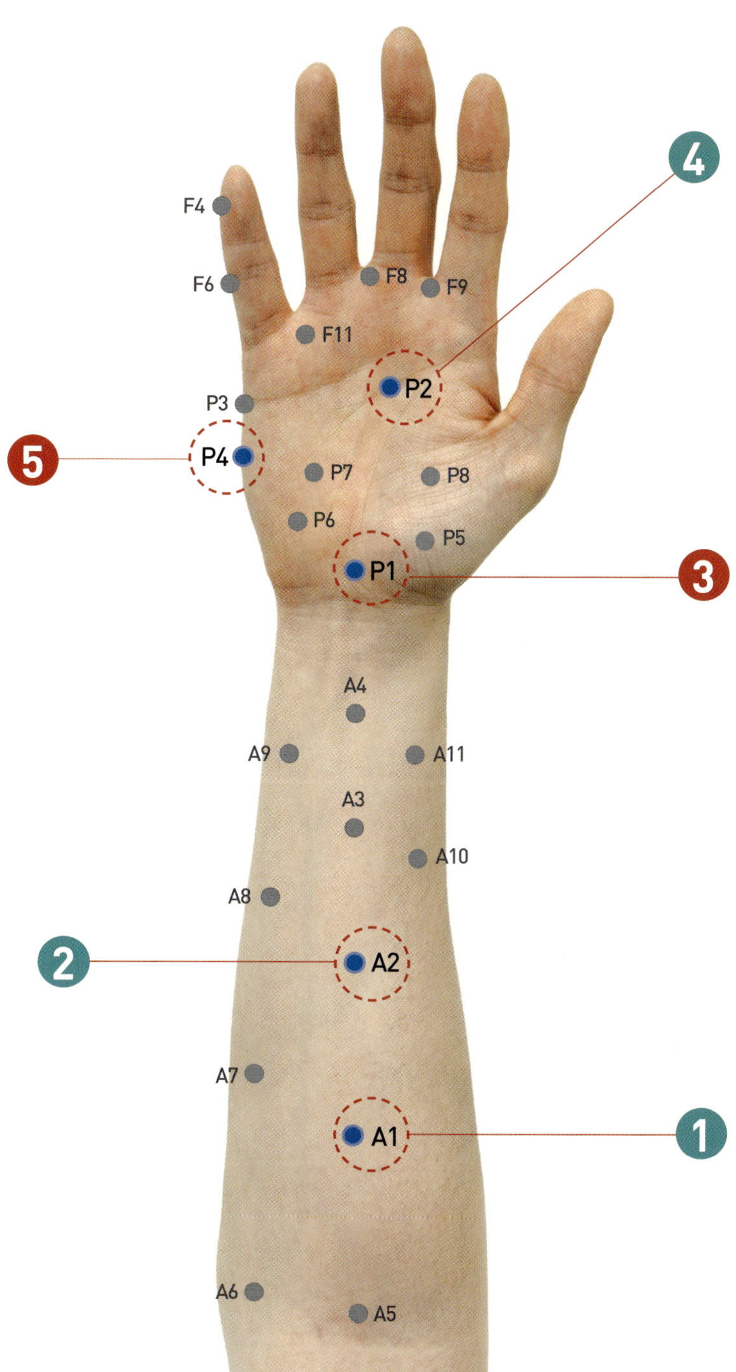

F4
F6
F8
F9
F11
P3
P2
P4
P7
P8
P6
P5
P1
A4
A9
A11
A3
A10
A8
A2
A7
A1
A6
A5
1
2
3
4
5

허리를 비틀 때 통증 BRT (왼손)

태핑 순서	태핑 방법
1	A1을 강하게 11번 두드린다
2	A2를 약간 강하게 9번 두드린다
3	P1을 부드럽게 7번 두드린다
4	P2를 부드럽고 느리게 13번 두드린다
5	P4를 강하게 11번 두드린다

스위치 포인트 : 3번, 5번

1. 헬스포인트 P1과 P4의 위치를 찾는다.
2. 왼손 엄지로 P4 부위를 누르고, 오른손 엄지로는 P1 부위를 지그시 누른다.
3. 2번 동작을 동시에 3초씩 3회 실시한다.

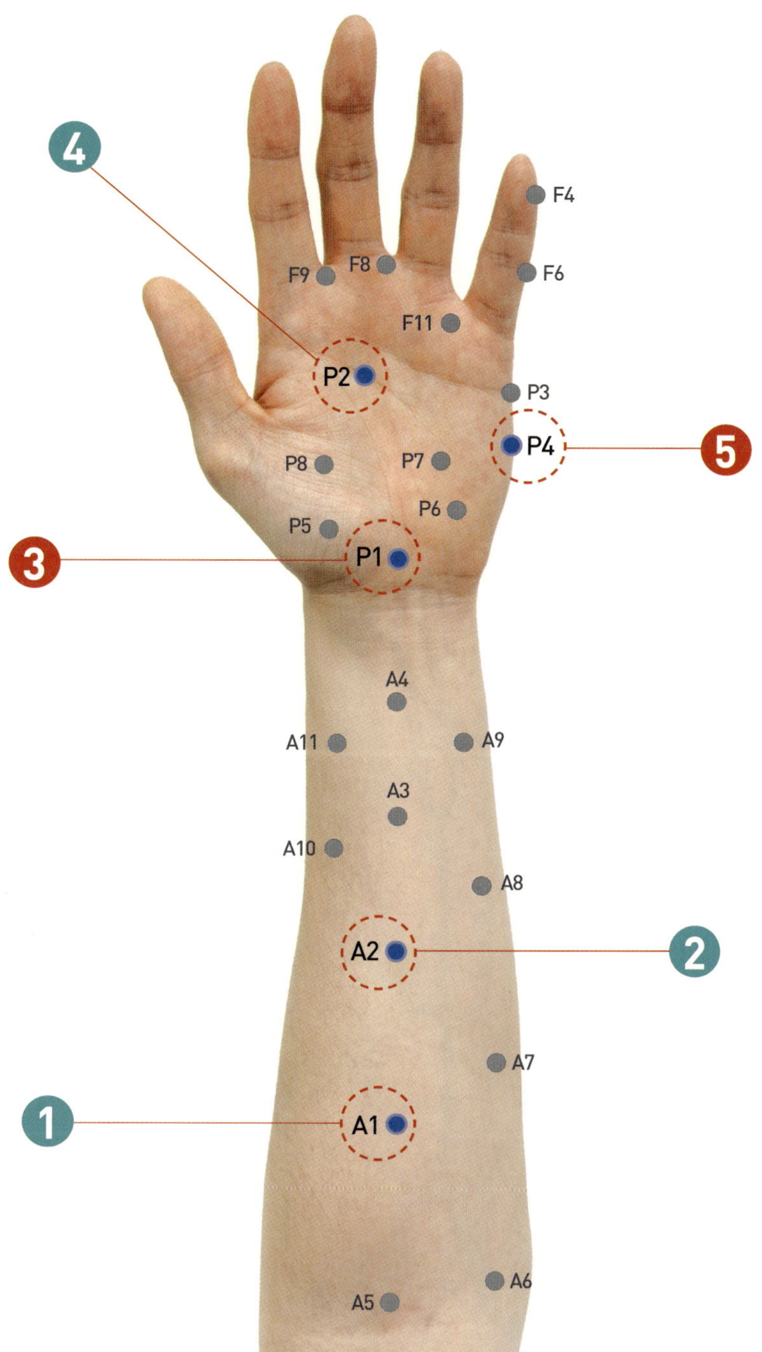
F4
F8
F9
F6
F11
P2
P3
P4
5
4
P8
P7
P5
P6
P1
3
A4
A11
A9
A3
A10
A8
A2
2
A7
1
A1
A6
A5

4. 무릎 통증을 잡아주는 BRT 초급

1) 무릎 바깥쪽 슬개골에 이상이 있을 때 | 오른손 톡톡

무릎 바깥쪽 슬개골 통증 BRT (오른손)

태핑 순서	태핑 방법
1	A1을 강하게 11번 두드린다
2	A2를 약간 강하게 9번 두드린다
3	A3을 부드럽게 7번 두드린다
4	A4를 부드럽고 느리게 13번 두드린다
5	D5를 강하게 11번 두드린다
6	F7을 약간 강하게 9번 두드린다
7	F6을 부드럽게 7번 두드린다

스위치 포인트 : 5번, 6번, 7번

1. 헬스포인트 D5, F7, F6의 위치를 찾는다.
2. 왼손 엄지로 D5 부위를 누르고, 오른손 엄지와 검지를 이용해
   F6과 F7을 지그시 누른다.
3. 2번 동작을 동시에 3초씩 3회 실시한다.

무릎이 시큰거리고 뻐근할 때 슬개골(무릎뼈의 안쪽에 위치한 연골)이 연화된 경우가 많다. 뼈를 단단히 받쳐주어야 할 근육이 약해진 것이다. 슬개골 연골 연화는 대체로 무리한 운동이나 다이어트가 원인이 된다. 간혹 고관절 이상이 무릎 통증으로 나타나는 경우도 있다. 본문에서는 무릎 바깥쪽 슬개골 통증과 안쪽 슬개골 통증을 나누어 살펴보고 있다. 통증 부위에 따라 적절히 적용하기 바란다.

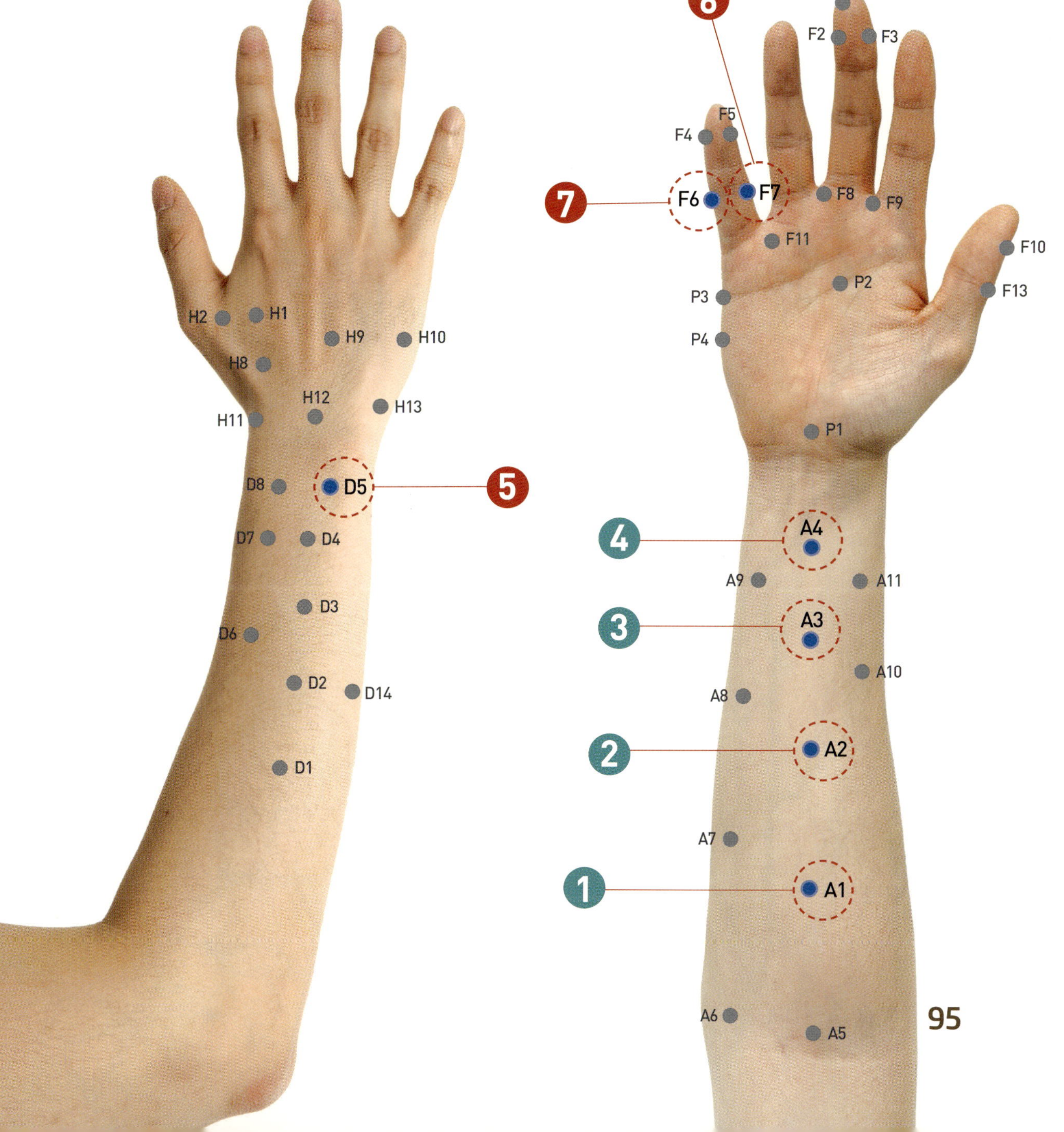

무릎 바깥쪽 슬개골 통증 BRT (왼손)

태핑 순서	태핑 방법
1	A1을 강하게 11번 두드린다
2	A2를 약간 강하게 9번 두드린다
3	A3을 부드럽게 7번 두드린다
4	A4를 부드럽고 느리게 13번 두드린다
5	D5를 강하게 11번 두드린다
6	F7을 약간 강하게 9번 두드린다
7	F6을 부드럽게 7번 두드린다

스위치 포인트 : 5번, 6번, 7번

1. 헬스포인트 D5, F7, F6의 위치를 찾는다.
2. 왼손 엄지와 검지를 이용해 F6과 F7을, 오른손 엄지로 D5 부위를 지그시 누른다.
3. 2번 동작을 동시에 3초씩 3회 실시한다.

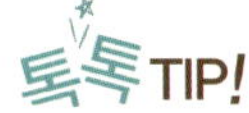

장 기능 활성화 BRT와 허리 BRT를 실시한 후 무릎 BRT를 실시하면 고관절 교정에 효과가 있다.

변비 및 장 기능 활성화 BRT + 허리 BRT + 무릎 BRT ⇒ 고관절 교정 효과

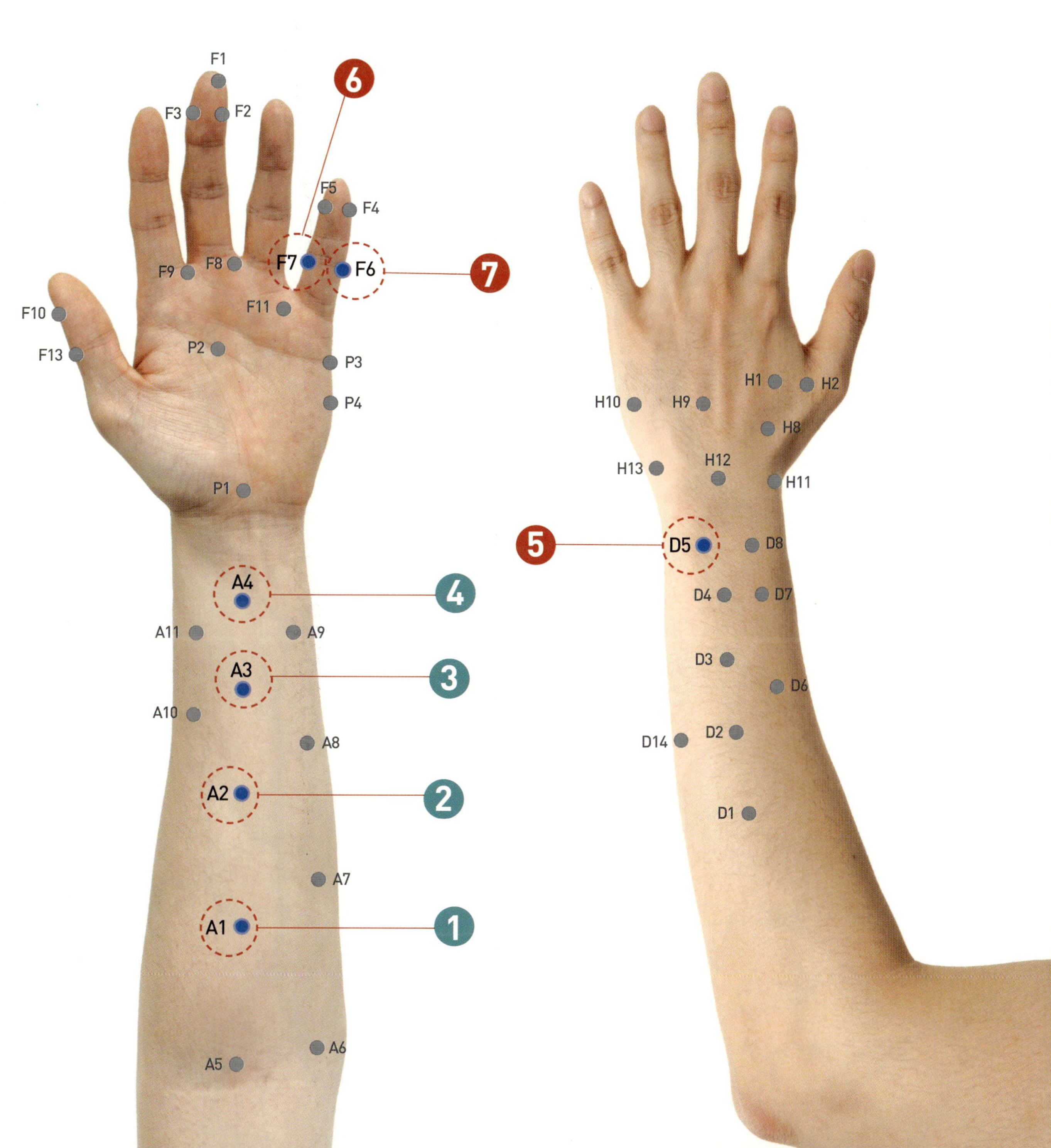

F1
F3
F2
F5
F4
F9
F8
F7
F6
F10
F13
P2
F11
P3
P4
P1
A4
A11
A9
A3
A10
A8
A2
A7
A1
A6
A5
H1
H2
H10
H9
H8
H13
H12
H11
D5
D8
D4
D7
D3
D6
D14
D2
D1
6
7
5
4
3
2
1

무릎 안쪽 슬개골 통증 BRT (오른손)

태핑 순서	태핑 방법
1	A1을 강하게 11번 두드린다
2	A2를 약간 강하게 9번 두드린다
3	A3을 부드럽게 7번 두드린다
4	A4를 부드럽고 느리게 13번 두드린다
5	P1을 강하게 11번 두드린다
6	P3을 약간 강하게 9번 두드린다
S	D5, F12, F13

스위치 포인트 : D5, F12, F13

1. D5, F12, F13의 위치를 사진에서 찾는다. 세 부위 모두 태핑 포인트가 아니다.
2. 왼손 엄지로 D5 부위를 누르고, 오른손 엄지와 검지를 이용해 F12와 F13을 지그시 누른다.
3. 2번 동작을 동시에 3초씩 3회 실시한다.

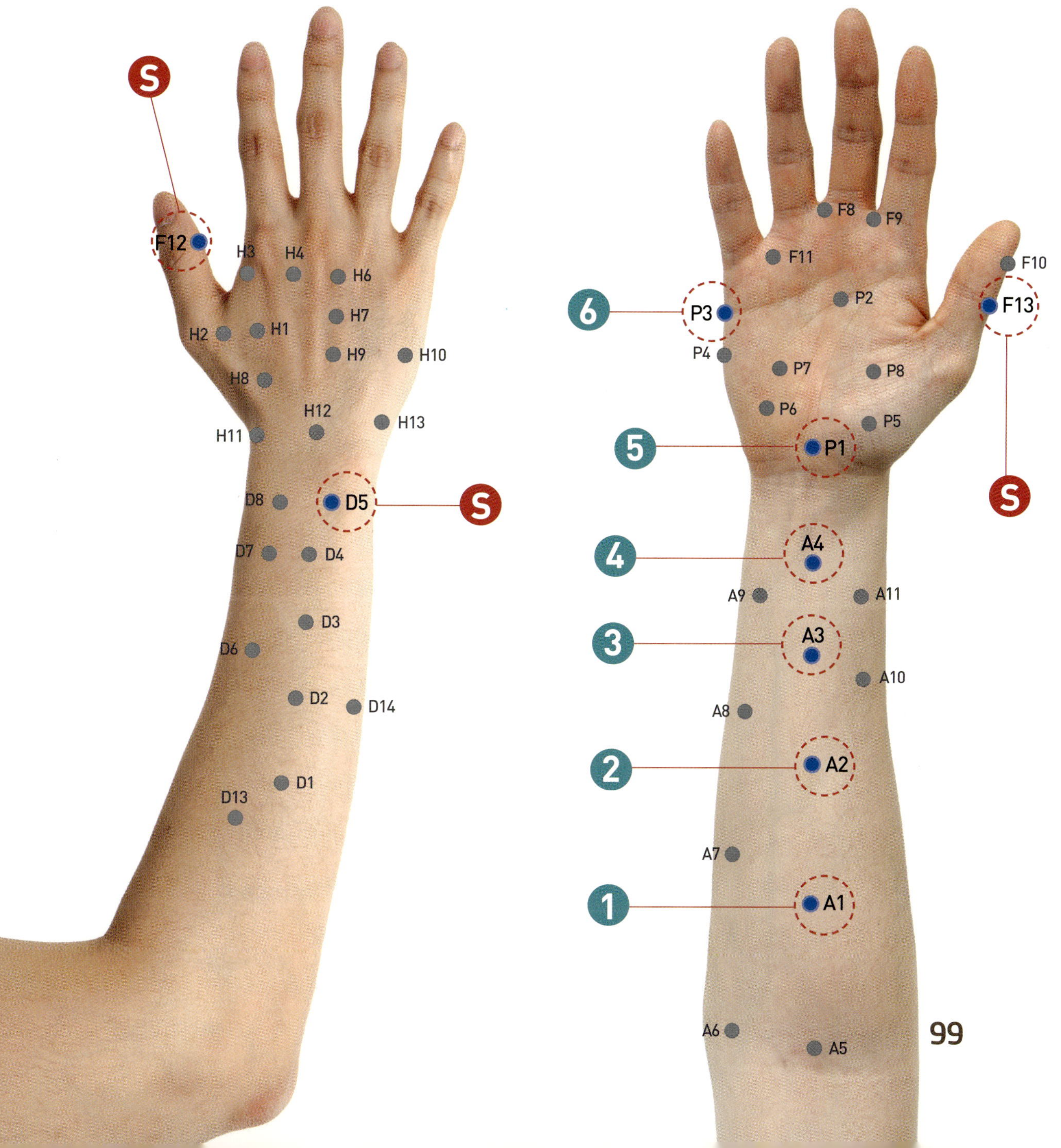

S
F12
H3
H4
H6
H7
H2
H1
H9
H10
H8
H12
H11
H13
D8
D5
S
D7
D4
D3
D6
D2
D14
D1
D13
F8
F9
F11
F10
P2
P3
6
F13
P4
P7
P8
P1
5
P6
P5
A4
4
A9
A11
A3
3
A10
A8
2
A2
A7
1
A1
A6
A5

무릎 안쪽 슬개골 통증 BRT (왼손)

태핑 순서	태핑 방법
1	A1을 강하게 11번 두드린다
2	A2를 약간 강하게 9번 두드린다
3	A3을 부드럽게 7번 두드린다
4	A4를 부드럽고 느리게 13번 두드린다
5	P1을 강하게 11번 두드린다
6	P3을 약간 강하게 9번 두드린다
S	D5, F12, F13

스위치 포인트 : D5, F12, F13

1. D5, F12, F13의 위치를 사진에서 찾는다. 세 부위 모두 태핑 포인트가 아니다.
2. 왼손 엄지와 검지를 이용해 F12와 F13을, 오른손 엄지로 D5 부위를 지그시 누른다.
3. 2번 동작을 동시에 3초씩 3회 실시한다.

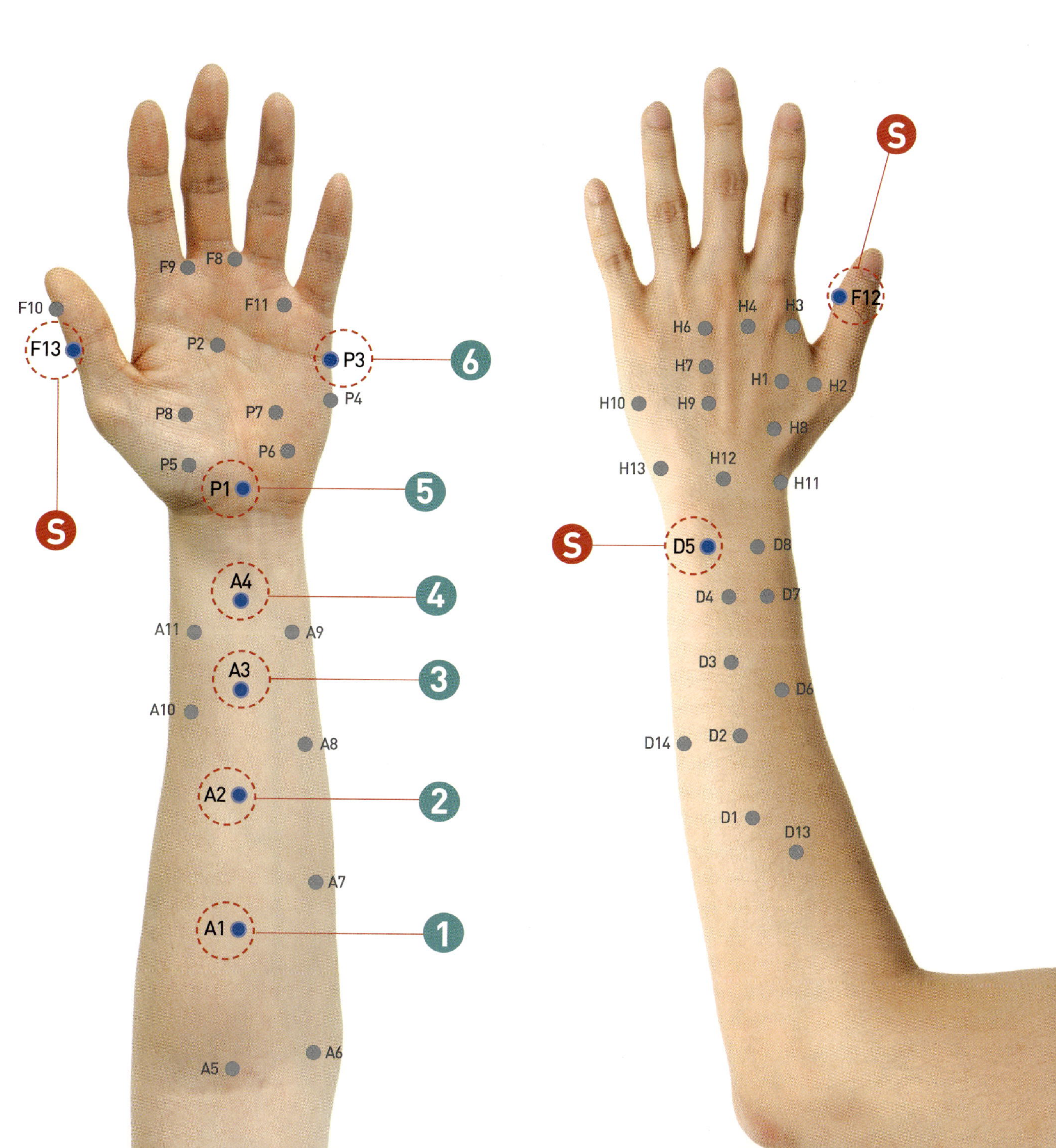

F9
F8
F10
F11
F13
P2
P3
6
P4
P8
P7
P5
P6
P1
5
A4
4
A11
A9
A3
3
A10
A8
A2
2
A7
A1
1
A5
A6
S
S
H4
H3
H6
F12
H7
H1
H2
H10
H9
H8
H5
H12
H13
H11
D5
S
D8
D4
D7
D3
D6
D14
D2
D1
D13

5 잇몸을 튼튼하게 하는 BRT 고급

잇몸 튼튼 BRT | 오른손 톡톡

잇몸 튼튼 BRT (오른손)

태핑 순서	태핑 방법
1	A1을 강하게 11번 두드린다
2	A2를 약간 강하게 9번 두드린다
3	S1을 부드럽게 7번 두드린다
4	S2를 부드럽고 느리게 13번 두드린다
5	H8을 강하게 11번 두드린다
6	H2를 약간 강하게 9번 두드린다
7	D1을 부드럽게 7번 두드린다

스위치 포인트 : 1번, 5번

1. 헬스 포인트 A1과 H8의 위치를 찾는다.
2. A1 부위는 왼손 엄지 혹은 검지로 누르고, H8 은 오른손
   엄지로 지그시 누른다.
3. 2번 동작을 동시에 3초씩 3회 실시한다.

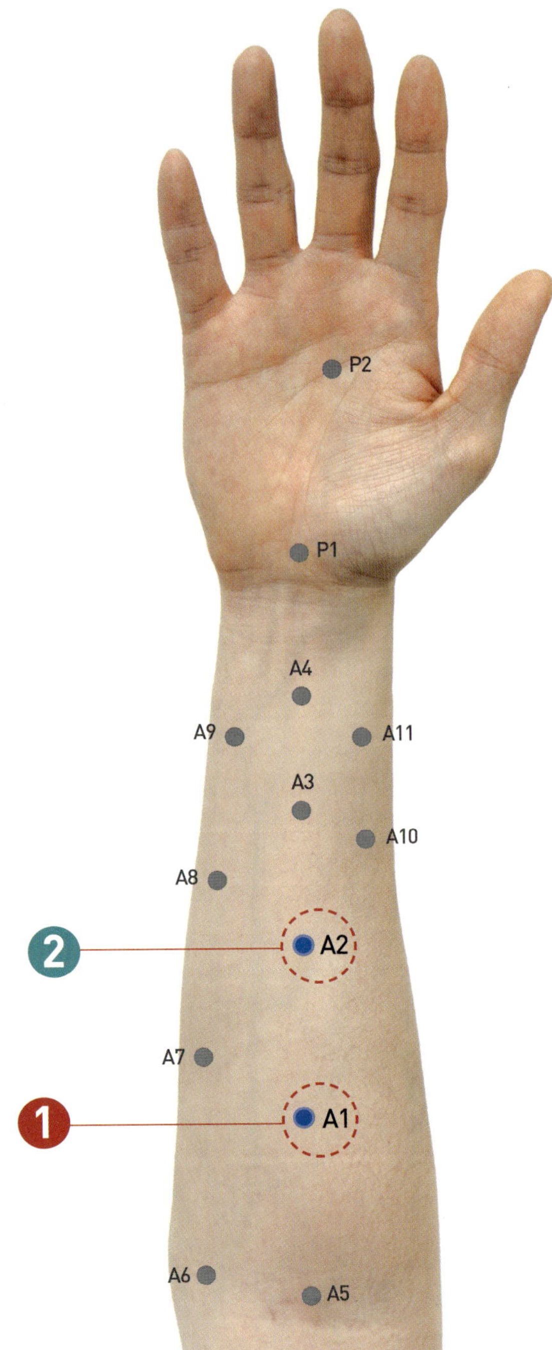

치아 통증의 원인은 치아 자체의 문제뿐 아니라 치아를 지탱하고 있는 치주조직의 이상이 원인이 될 수도 있다. 이 밖에도 치아가 신경 속까지 썩은 풍치, 또 치아 내 고름이 차는 치수염, 치아 조직이 깨지는 치아파절의 경우 극심한 통증을 유발한다. 잇몸 튼튼 BRT는 치아를 지탱하고 있는 치주 조직을 강화하여 치주 질환을 예방하는 것은 물론, 치통이 있는 경우 통증을 완화하는 역할을 한다.

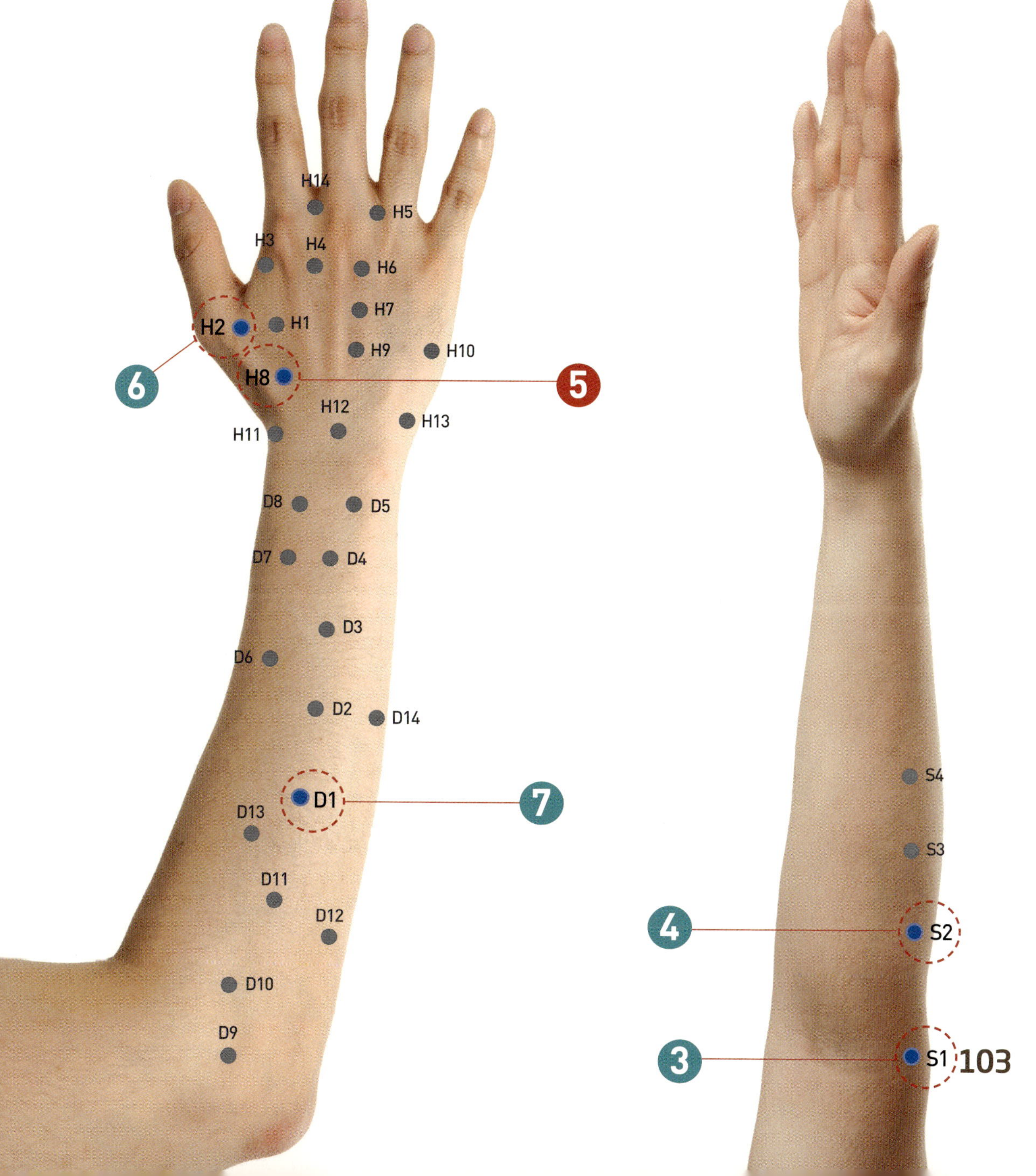

103

잇몸 튼튼 BRT (왼손)

태핑 순서	태핑 방법
1	A1을 강하게 11번 두드린다
2	A2를 약간 강하게 9번 두드린다
3	S1을 부드럽게 7번 두드린다
4	S2를 부드럽고 느리게 13번 두드린다
5	H8을 강하게 11번 두드린다
6	H2를 약간 강하게 9번 두드린다
7	D1을 부드럽게 7번 두드린다

스위치 포인트 : 1번, 5번

1. 헬스 포인트 A1과 H8의 위치를 찾는다.
2. H8 부위는 왼손 엄지로 누르고, H8 부위는 오른손 엄지 혹은 검지로 지그시 누른다.
3. 2번 동작을 동시에 3초씩 3회 실시한다.

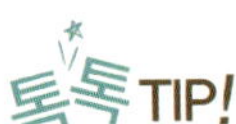

톡톡 TIP!

잇몸 튼튼 BRT는 고급 단계에 속한다. BRT에 숙련된 사람이 해주어야 하며, 톡톡 체조를 꾸준히 함께 해주어야 더 좋은 효과를 볼 수 있다.

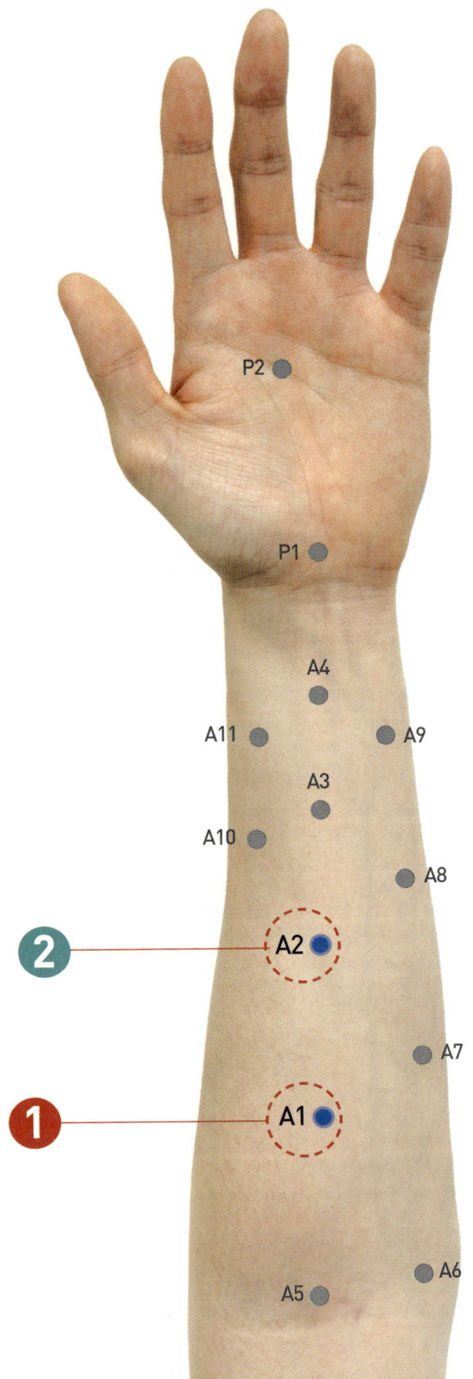

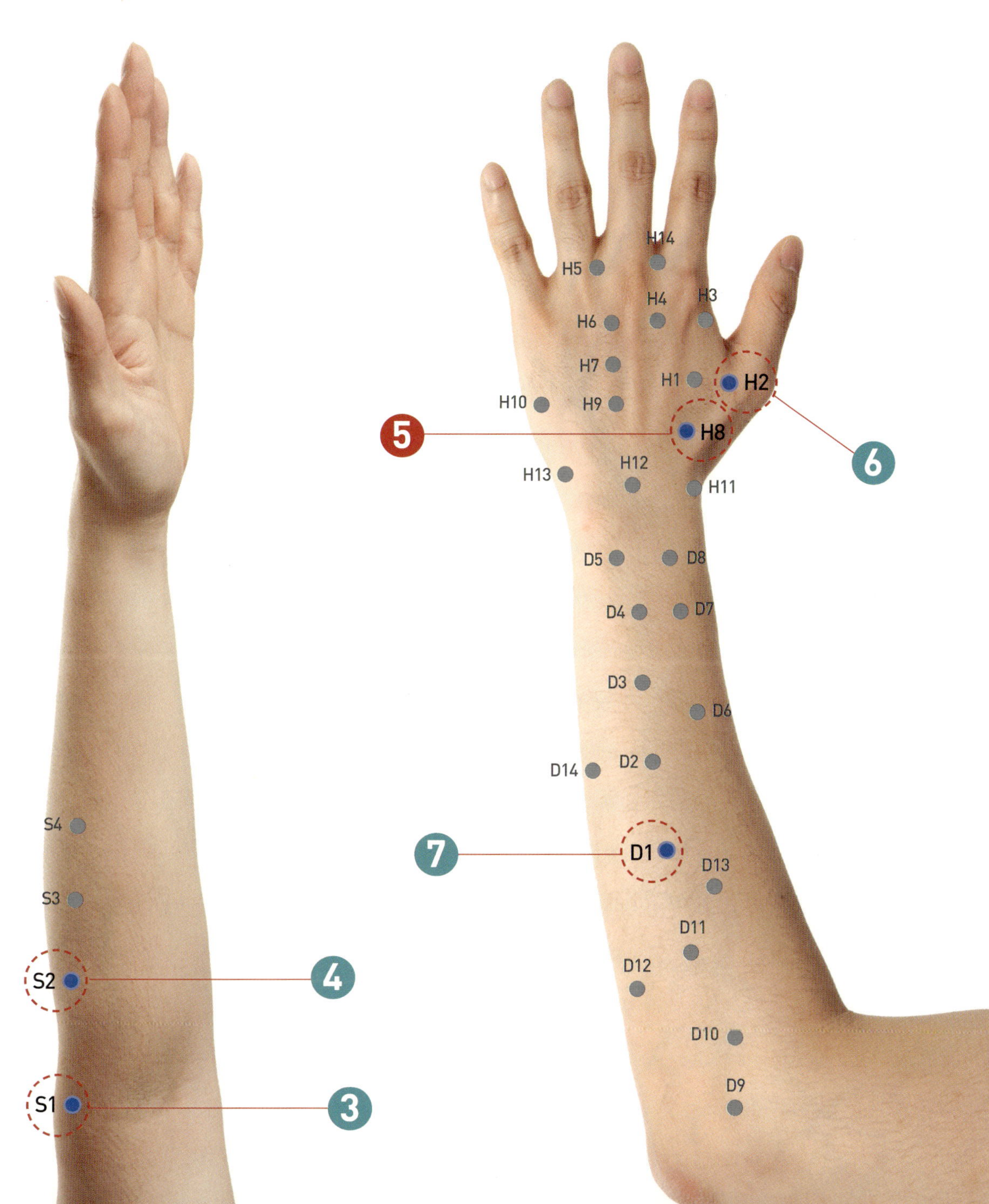

S4
S3
S2
S1
4
3
H14
H5
H4
H3
H6
H7
H1
H2
H10
H9
H8
5
6
H13
H12
H11
D5
D8
D4
D7
D3
D6
D14
D2
D1
7
D13
D11
D12
D10
D9

톡톡 체조법 1
호흡운동 1~2 (Holding 1~2)

몸에 이상이 있다면 그것은 아픈 부위만의 문제가 아니다. 이상이 생겼어도 건강한 몸이라면 상처가 아물 듯 천천히 좋아져야 정상이다. 우리 몸 전체의 에너지 순환에 밸런스가 깨졌고, 문제가 생겼기 때문에 시간이 지나도 치유되지 않는 것이다. 호흡운동1은 우리 몸의 전체적인 에너지 흐름을 원상복구시켜 자연치유 능력을 애초의 정상적인 수준으로 끌어올려 준다. 호흡운동2는 자연의 유익한 에너지를 받아들여 우리 몸에 활력을 준다. 이런 효과가 있기 때문에 톡톡 체조가 BRT의 효과를 극대화시켜준다고 강조하는 것이다. 평소처럼 호흡을 할 뿐인데도 이 운동을 꾸준히 하면 혈액순환이 원활해지고, 몸의 컨디션이 좋아지는 것을 느낄 수 있다. 이 호흡운동은 새로운 호흡 방법을 제시하지 않는다. 평소에 하던 대로 편안하고 자연스운 호흡을 하라고 권한다. 건강한 몸이란 원래 우리 몸의 자연스러운 상태였고, 힘들고 고통스러운 과정을 통해서가 아니라 편안하고 자연스러운 상태를 복구함으로써 얻어질 수 있다. BRT가 놀라운 효과에도 불구하고 아프지도 않고, 힘들지도 않은 까닭도 여기에 있다. 진실은 단순한 것이다.

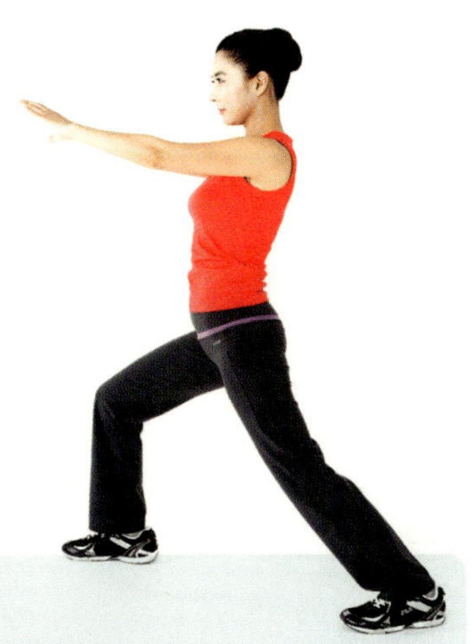

※ 호흡운동 효과 테스트

이렇게 간단한 호흡운동이 무슨 효과가 있겠느냐고 의구심이 든다면 다음과 같은 실험을 해보자.

1. 팔을 적당히 뻗은 상태에서 주먹을 쥔 두 손을 붙이고 힘을 준다. 상대에게 두 손으로 힘을 주어 맞붙은 주먹을 벌리라고 시킨다. 이때 주먹을 쥔 사람은 주먹이 떨어지지 않도록 힘을 주어야 한다. 주먹이 쉽게 벌어지지 않을 것이다. 그 힘의 세기를 기억하자.
2. 주먹 쥔 손을 풀고 양손을 한 번씩 번갈아 가며 머리 위로 높이 치켜들어보자. 혹은 다리를 들어올리는 제자리걸음을 한두 번 해도 좋다.
3. 다시 주먹을 붙여 양손에 힘을 주고 상대방에게 벌려보라고 시킨다.
4. 단지 손을 위로 한 번씩 들었을 뿐인데 주먹이 힘없이 벌어질 것이다. 에너지 소모가 전혀 없을 것 같지만, 손을 드는 동작에 에너지가 소모되어 일시적으로 우리 몸의 출력이 약해진 것이다.
5. 호흡운동1 또는 호흡운동2를 하고 나서 10초 정도 복싱 동작이나 양손을 번쩍 들어 올리는 동작을 연달아 하여 손을 치켜드는 동작보다 훨씬 많은 에너지를 소모한다.
6. 다시 주먹을 붙여 힘을 주고 벌리는 실험을 해본다. 손을 치켜드는 운동보다 훨씬 격렬한 운동을 했음에도 팔에 들어가는 힘이 무척 강해졌음을 느낄 수 있을 것이다. 호흡운동을 통해 우리 몸의 에너지 순환이 좋아지고 기력이 강해졌음을 확인할 수 있다.

1. 호흡운동1 (Holding 1)

자연스러운 호흡과 간단한 손동작으로 이루어져 있으므로 다양하게 응용하여 생활에
적용할 수 있다. 의자에 앉아서도 할 수 있고, 잠자리에 누워서도 할 수 있다.

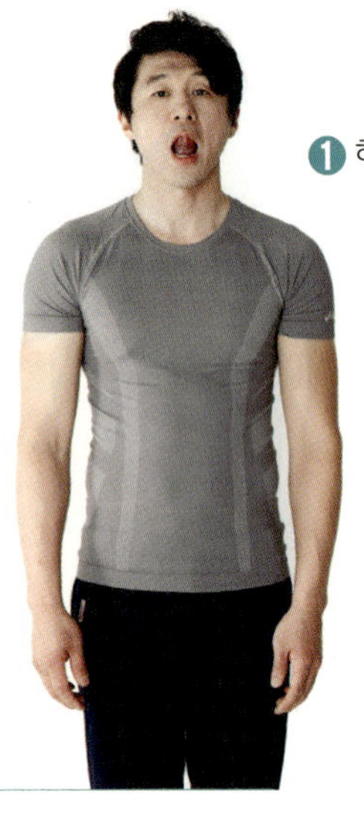

❶ 혀를 입천장에 댄다.

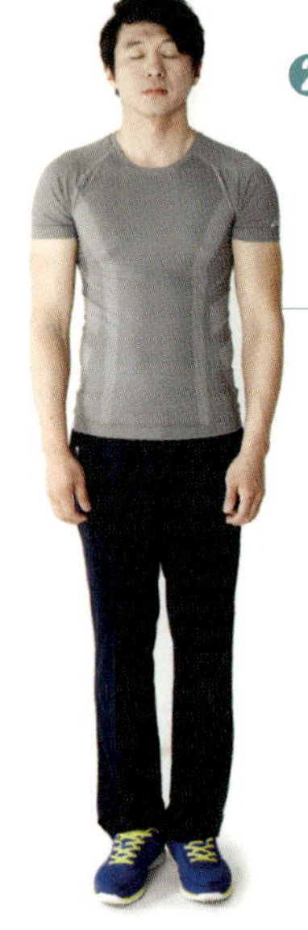

❷ 눈을 감고 양손을 자연스럽게 늘어뜨린 채 10초 정도 편안하게 호흡을 한다. 손끝에 저릿한 느낌이 오면서 온몸에 기의 흐름이 느껴질 수 있다.

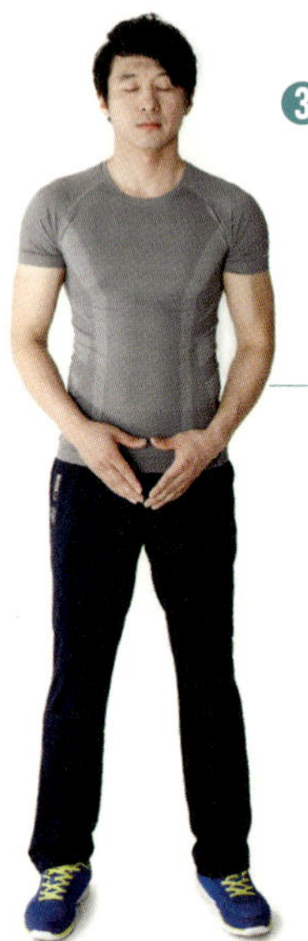

❸ 눈을 감은 상태에서 좌측 발을 어깨너비만큼 벌리고, 숨을 들이쉬며 양손을 역삼각형 모양으로 모아 아랫배 부근에 갖다 댄다. 들숨과 날숨을 1회로 간주하여 총 11회 호흡한다.

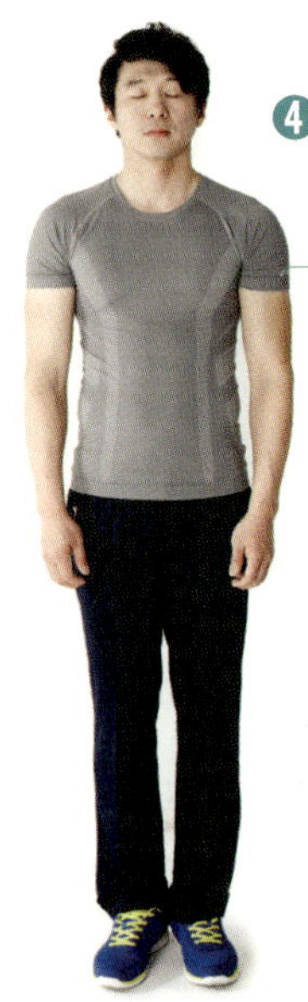

❹ 11회째 날숨을 쉬면서 양손을 내릴 때 좌측 발을 우측 발 옆에 붙인다.

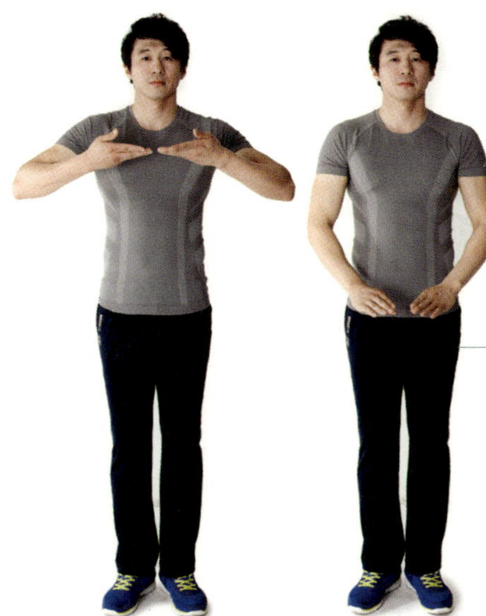

❺ 양 손바닥을 위로 올렸다가 내리기를 3회 반복하면서 호흡을 한다. 손을 올리면서 들숨, 내리면서 날숨이다. 사진처럼 눈을 뜨고 해도 되지만, 눈을 감고 하면 호흡하는 과정에서 더 많은 몸의 변화를 느낄 수 있다.

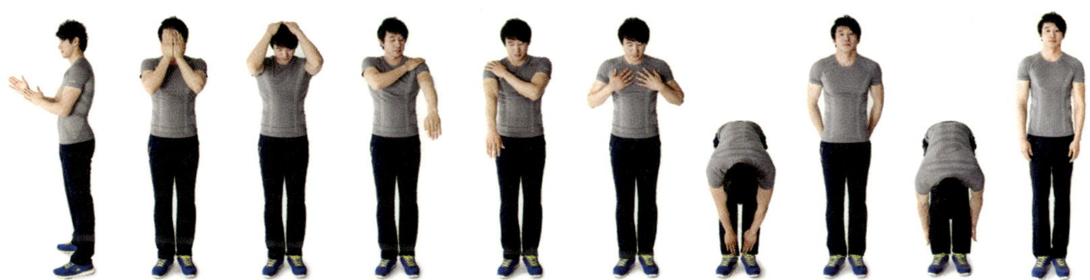

❻ 눈을 뜨고 양생 동작으로 마무리한다.

※ 양생(養生)

호흡운동은 양생이라는 동작으로 마무리를 한다.

· 양손을 강하게 비벼 충분히 열이 나게 해준다.

· 그 손으로 전신을 쓸어내려준다. 가급적 다음 순서를 따른다.

· 얼굴, 머리, 목덜미, 좌측 팔 안팎, 우측 팔 안팎, 가슴, 등, 뒷다리, 앞다리 순.

2. 호흡운동2 (Holding 2)

몸을 좌우로 돌려가며 호흡하는 호흡운동2의 모습이 전파를 잡으려 움직이는 안테나를 연상시키지 않는가. 이 운동은 자연의 유익한 에너지를 받아들여 우리 몸에 활력을 준다. 호흡운동1이 숙달되면 호흡운동1에 이어서 함께 해주어도 좋다. 이때, 손을 가슴에 올려 호흡을 3회 하고 양생 동작은 마무리 동작이므로 마지막에 한 번만 해준다.

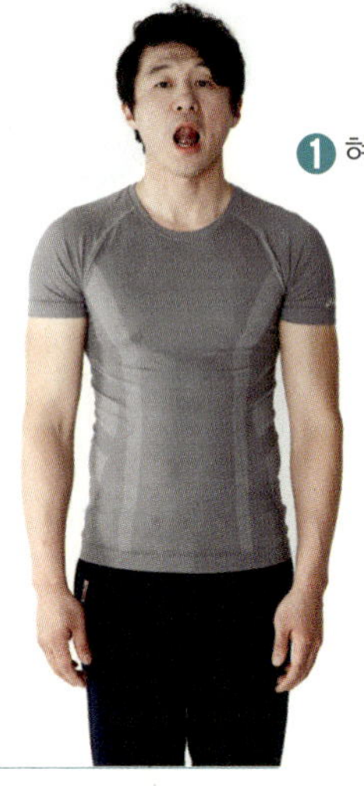

❶ 혀를 입천장에 댄다.

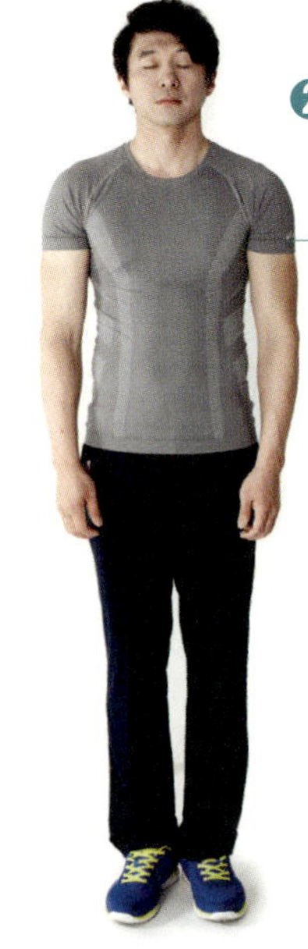

❷ 눈을 감고 양손을 자연스럽게 늘어뜨린 채 10초 정도 편안하게 호흡을 한다.

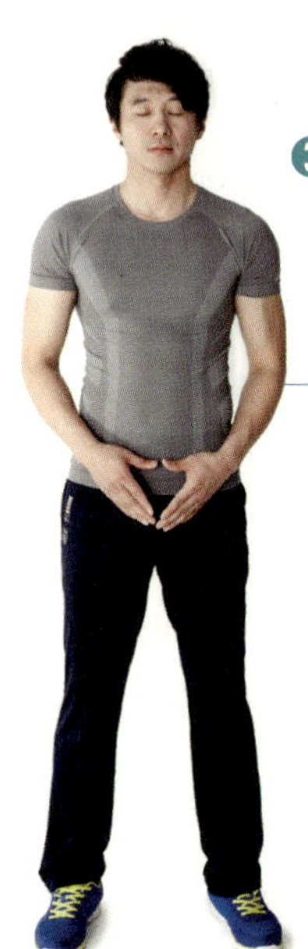

❸ 눈을 감은 상태에서 좌측 발을 어깨너비만큼 벌리고, 숨을 들이쉬며 양손을 역삼각형 모양으로 모아 아랫배 부근에 갖다 댄다.

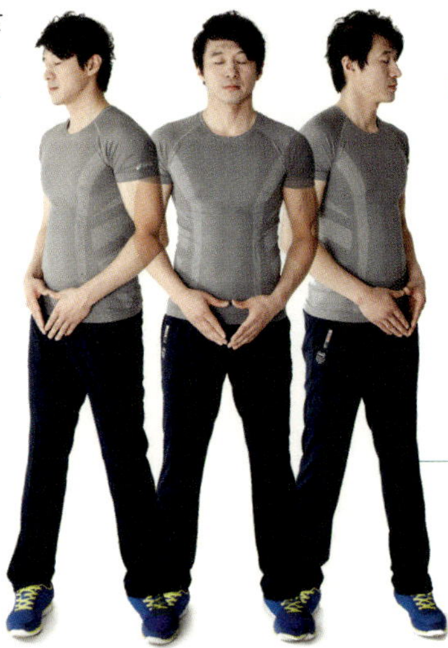

❹ 몸을 좌측, 중앙, 우측으로 움직이면서 편안하게 호흡을 한다. 이때 좌측으로 몸을 자연스럽게 틀면서 내쉬고, 중앙으로 돌아오면서 들이쉰다. 또, 우측으로 틀면서 내쉬고, 중앙으로 돌아오면서 들이쉬고 손을 내리면서 내쉰다. 이렇게 한 싸이클을 1회로 쳐서 총 11회 반복한다.

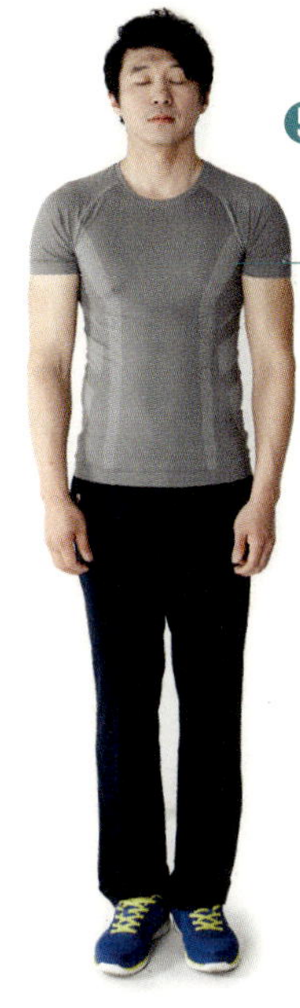

5 마지막 11회 째 날숨을 쉬면서 손을 내릴 때 좌측 발을 우측 발 옆에 붙인다.

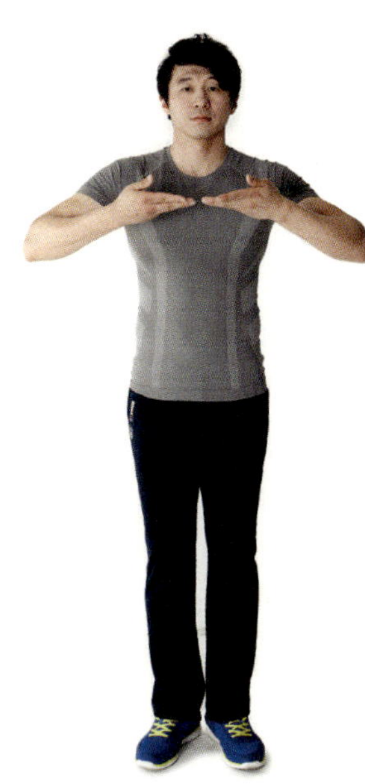

6 양 손바닥을 위로 올렸다가 내리기를 3회 반복하면서 호흡을 한다. 손을 올리면서 들숨, 내리면서 날숨이다.

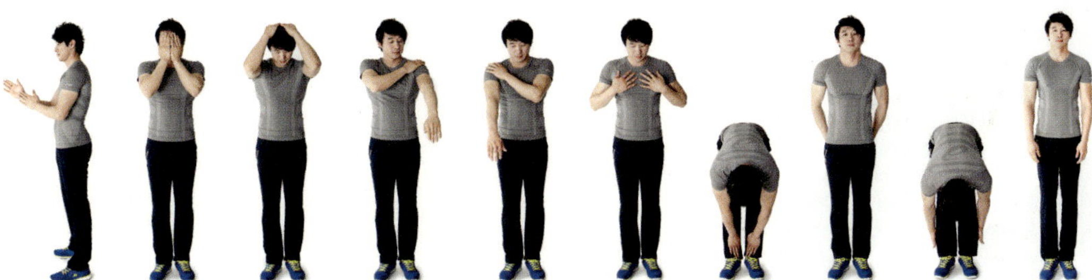

7 눈을 뜨고 '양생' 동작으로 마무리한다. 물론 모든 과정을 눈을 뜨고 해도 상관없다.

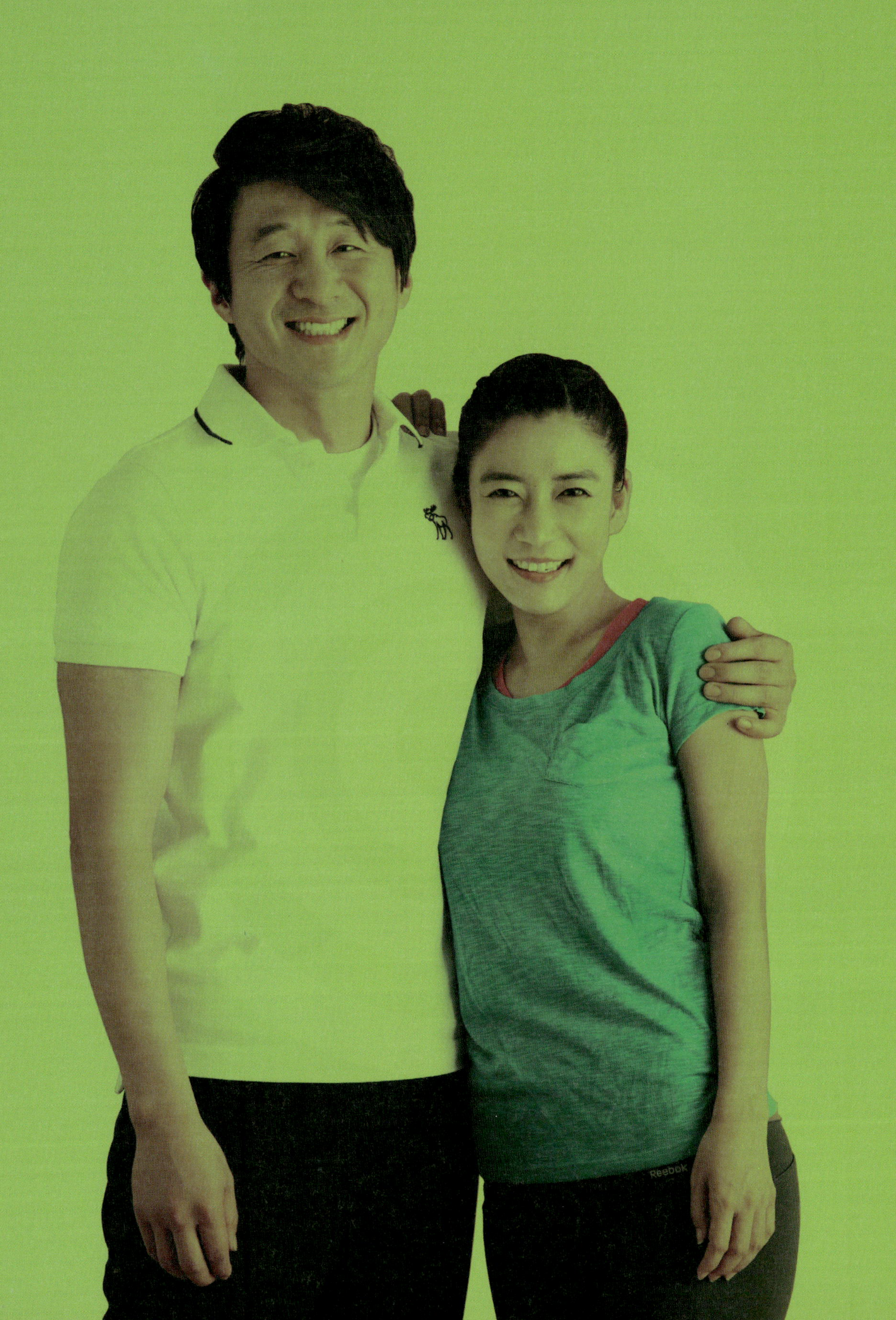

PART 02

중병 불안증을 날려버리는

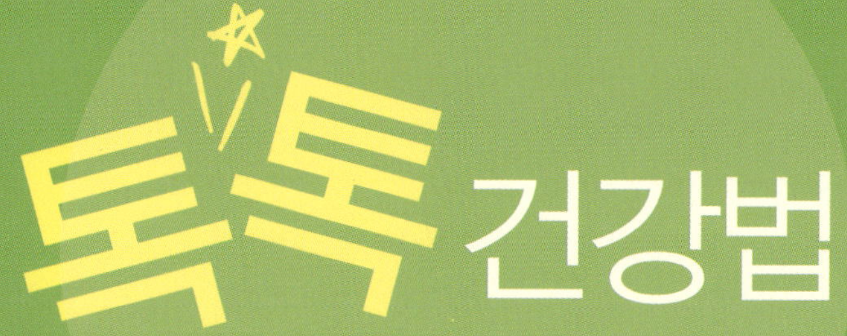

톡톡 건강법

Part 2에서는 인체의 내장을 강화하는 톡톡 건강법을 소개하고 있다. 음주에 지친 간을 달래고 숙취 해소에 도움을 주는 간 건강법, 위산과 다와 위궤양 완화에 좋은 위장 건강법, 심장을 튼튼하게 해주는 심장 건강법, 폐와 가슴 부위를 각각 리셋(reset)하는 폐 건강법과 가슴 건강법, 배뇨기능과 관련 있는 신장 건강법과 방광 건강법, 남녀 전립선 기능 강화에 도움이 되는 전립선 건강법 등이 있다.

Part 1에서와 같이 모든 톡톡 건강법에는 BRT 태핑과 스위치 자극을 연이어 실시하고 있다. 또한 알아두면 유익한 건강상식과 함께 기본 BRT를 활용한 응용 BRT들도 곳곳에 있으니 놓치지 말자.

1 음주에 지친 간을 위한 BRT 고급

간 BRT | 오른손 톡톡

간 BRT (오른손)

태핑 순서	태핑 방법
1	A1을 강하게 11번 두드린다
2	A5를 약간 강하게 9번 두드린다
3	A11을 부드럽게 7번 두드린다
4	F8을 부드럽고 느리게 13번 두드린다
5	F5를 강하게 11번 두드린다
6	F4를 약간 강하게 9번 두드린다
7	H7을 부드럽게 7번 두드린다

스위치 포인트 : 1번, 5번, 6번

1. 헬스 포인트 A1, F5, F4의 위치를 찾는다.
2. A1 부위는 왼손 엄지로 누르고, F4와 F5는 오른손 엄지와 검지로 지그시 누른다.
3. 2번 동작을 동시에 3초씩 3회 실시한다.

간은 탄수화물, 단백질, 지방의 대사뿐 아니라 각종 비타민과 무기질 및 호르몬 대사 등을 담당한다. 뚜렷한 이유 없이 피곤한 증상이 계속되거나 오른쪽 윗배에 둔통이 느껴진다면 간 질환을 의심해볼 수 있다. 황달이 나타나거나 손바닥이 자주 붉어지고, 몸에 붉은 반점이 생길 때도 간 질환을 의심해볼 수 있다. 또한 간은 호르몬 대사를 담당하기 때문에 간이 손상되면 남녀 성징에 이상이 올 수도 있다.

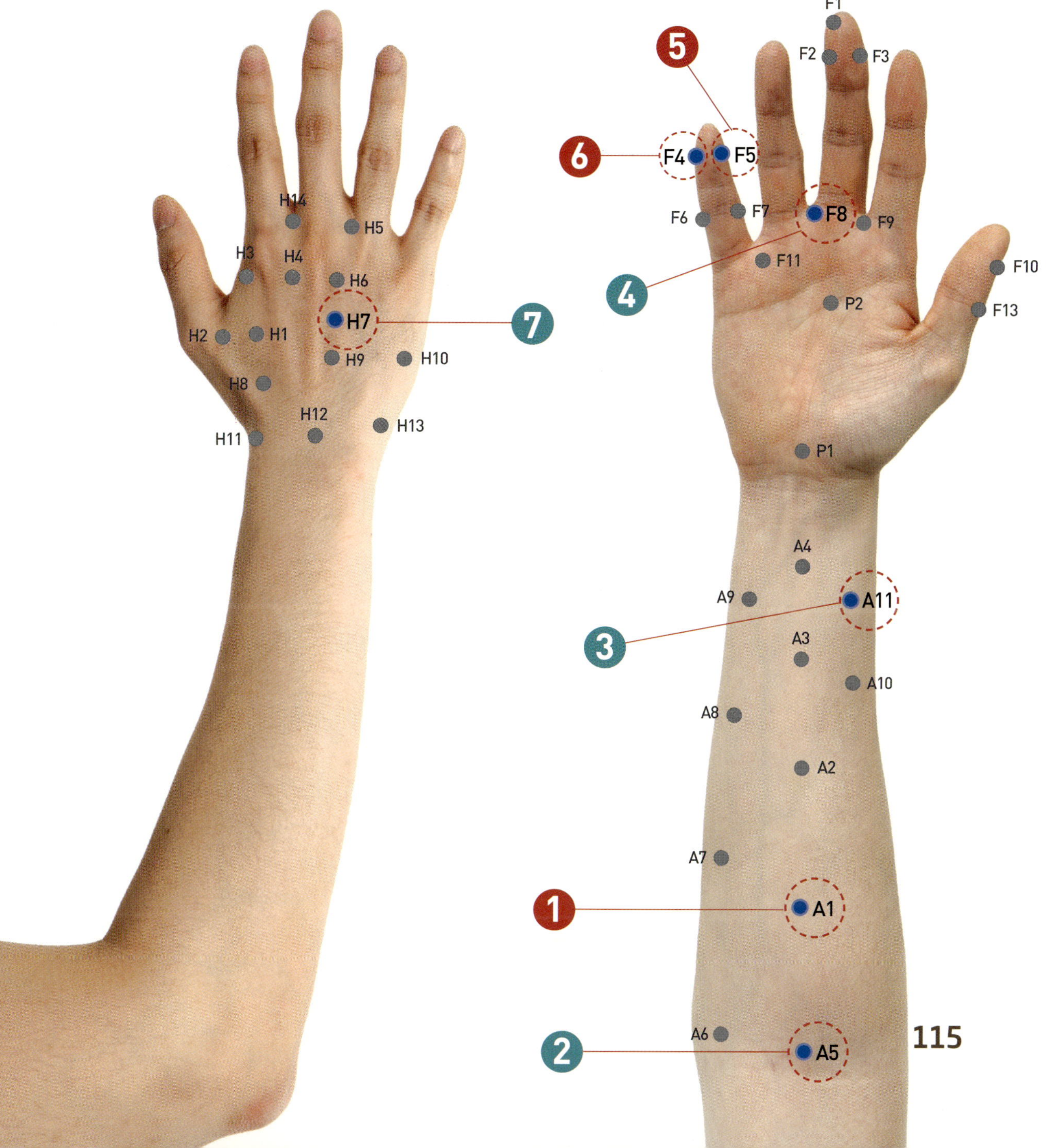

간 BRT (왼손)

태핑 순서	태핑 방법
1	A1을 강하게 11번 두드린다
2	A5를 약간 강하게 9번 두드린다
3	A11을 부드럽게 7번 두드린다
4	F8을 부드럽고 느리게 13번 두드린다
5	F5를 강하게 11번 두드린다
6	F4를 약간 강하게 9번 두드린다
7	H7을 부드럽게 7번 두드린다

스위치 포인트 : 1번, 5번, 6번

1. 헬스 포인트 A1, F5, F4의 위치를 찾는다.
2. A1 부위는 오른손 엄지로 누르고, F4와 F5는 왼손 엄지와 검지를 이용해 지그시 누른다.
3. 2번 동작을 동시에 3초씩 3회 실시한다.

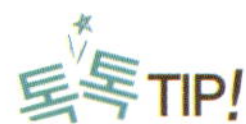

톡톡 TIP!

· 간 BRT는 간을 튼튼하게 하여 간 질환을 예방할 뿐 아니라, 빠른 숙취 해소에도 도움이 된다. 숙취가 무척 심한 경우, 간 BRT 이후 소화 BRT 와 장 기능 활성화 BRT를 해주면 도움이 된다.

심한 숙취에는 간 BRT + 소화 BRT + 변비 및 장 활성화 BRT

· 간 BRT는 고급 단계에 속한다. BRT에 숙련된 사람이 해주어야 하며, 톡톡 체조를 꾸준히 함께 해주어야 더 좋은 효과를 볼 수 있다.

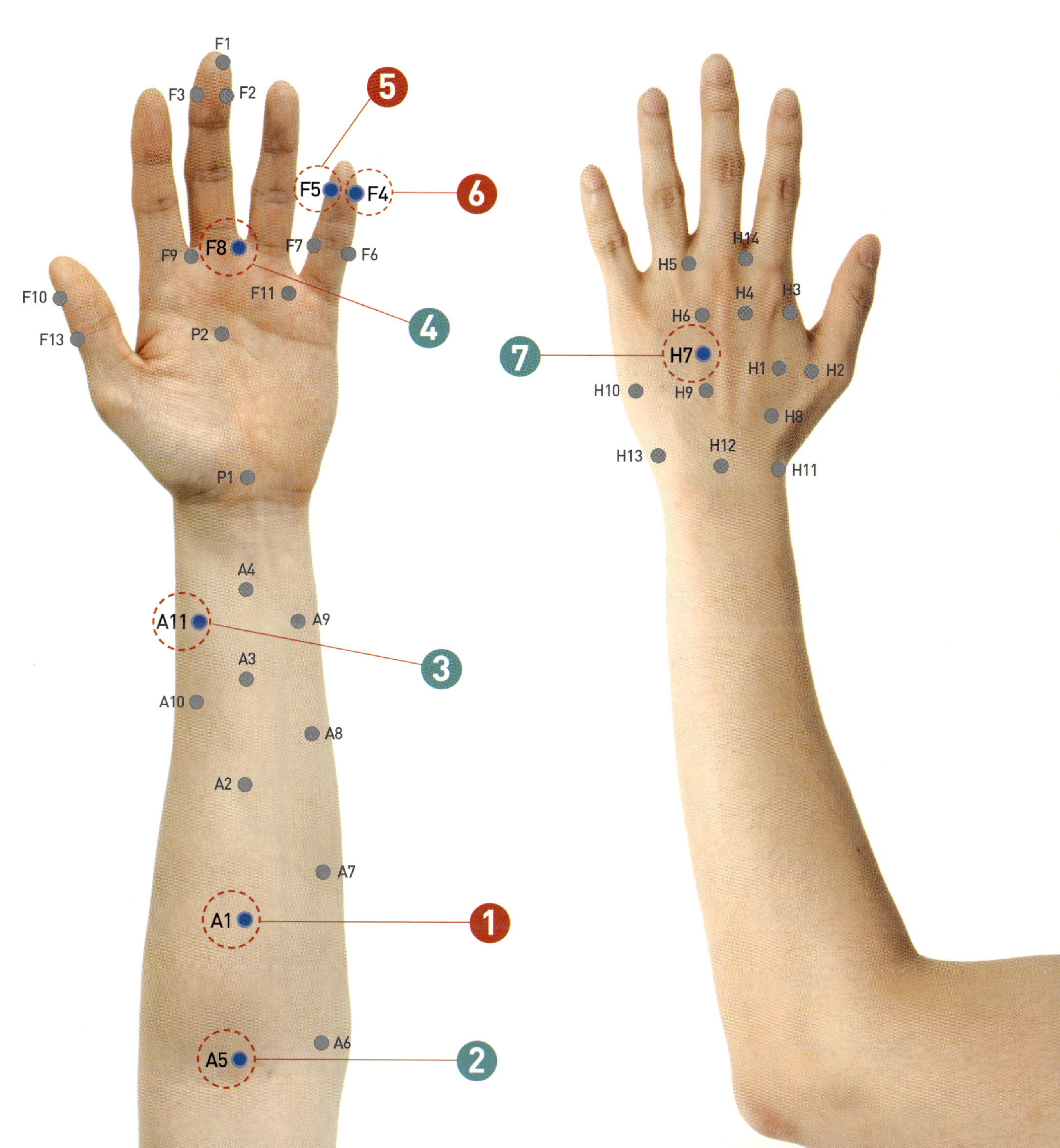

F1
F3
F2
5
F5
F4
6
F9
F8
F7
F6
F10
F11
P2
4
F13
P1
A4
A11
A9
3
A3
A10
A8
A2
A7
A1
1
A6
A5
2
H5
H14
H4
H3
H6
H7
7
H10
H9
H1
H2
H8
H13
H12
H11

2 위장을 튼튼하게 해주는 BRT 초급

위장 튼튼 BRT | 오른손 톡톡

위장 튼튼 BRT (오른손)

태핑 순서	태핑 방법
1	A1을 강하게 11번 두드린다
2	A2를 약간 강하게 9번 두드린다
3	P2를 부드럽게 7번 두드린다
4	H1을 부드럽고 느리게 13번 두드린다
5	D4를 강하게 11번 두드린다

스위치 포인트 : 4번

1. 헬스 포인트 4번, 즉 H1을 찾는다.
2. 오른손 엄지로 H1을 지그시 누른다.
3. 2번 동작을 3초씩 3회 실시한다.

속 쓰림, 심한 구취, 자주 체하고 트림 증상이 빈번한 경우 위장 질환을 의심해볼 수 있다. 입 냄새가 심한 경우, 헬리코박터균에 의한 현상일 수 있으며, 이 또한 위장 질환에 속한다. 자주 체하는 경우 소화불량으로 오인하여 소화제를 먹는 경우가 많은데 이는 기능성 위장장애에 가깝다. 소화 기능 개선을 위한 BRT는 Part3에서 소개하고 있으니 참고하기 바란다. 위장 BRT는 체한 것이나 소화불량에 좋다기보다 위산과다나 위궤양 같은 위장 질환의 예방 및 완화에 초점을 맞추고 있다.

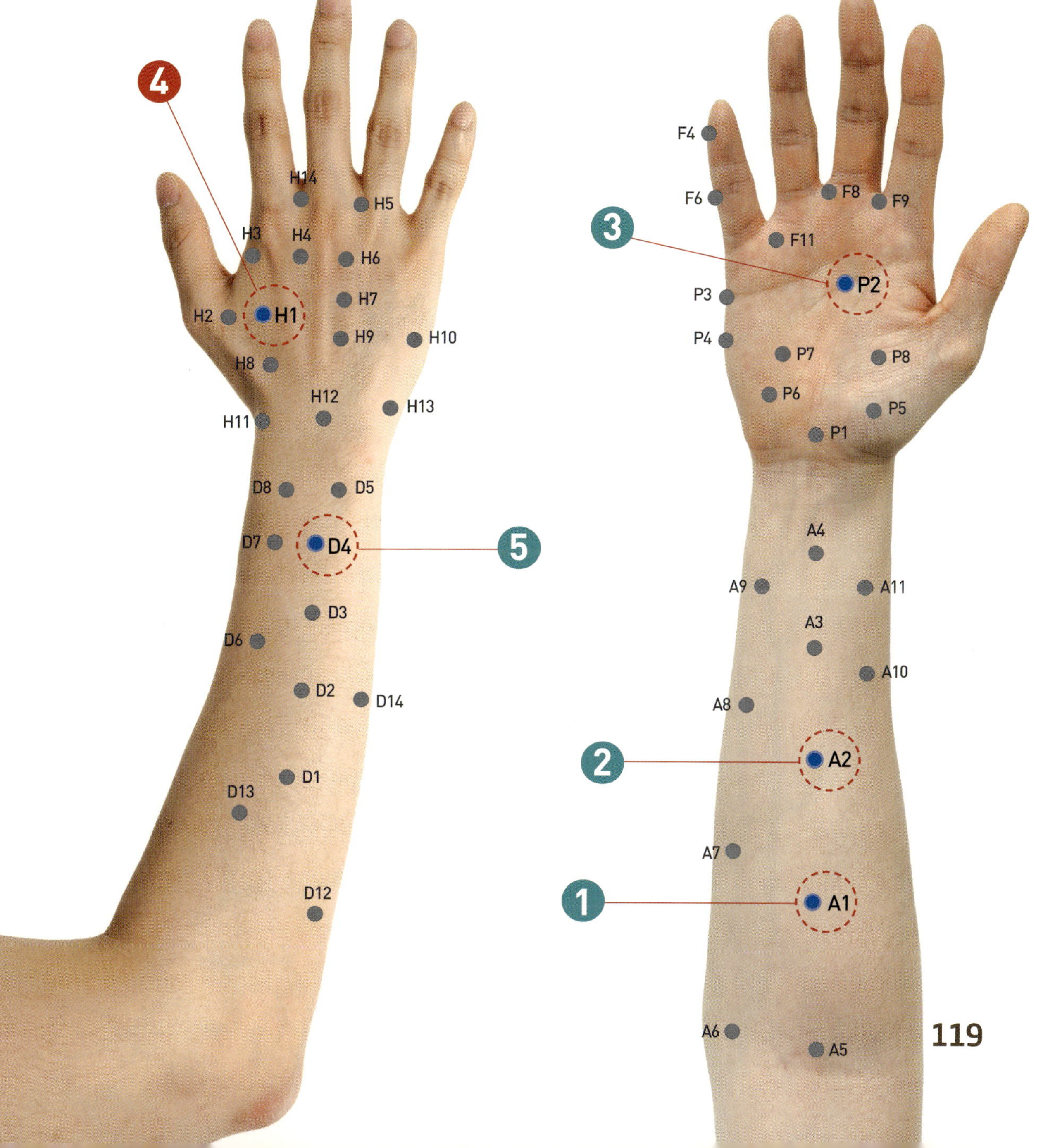

위장 튼튼 BRT (왼손)

태핑 순서	태핑 방법
1	A1을 강하게 11번 두드린다
2	A2를 약간 강하게 9번 두드린다
3	P2를 부드럽게 7번 두드린다
4	H1을 부드럽고 느리게 13번 두드린다
5	D4를 강하게 11번 두드린다

스위치 포인트 : 4번

1. 헬스 포인트 4번, 즉 H1을 찾는다.
2. 오른손 엄지로 H1을 지그시 누른다.
3. 2번 동작을 3초씩 3회 실시한다.

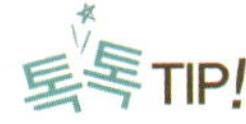
톡톡 TIP!

· 위장 BRT는 위장을 튼튼하게 하고, 위산과다나 위궤양 같은 위장
  질환의 예방과 증상 완화에 도움을 준다.
· 소화가 안 되거나 체했을 때 하는 BRT는 Part 3에 소개되어 있다.

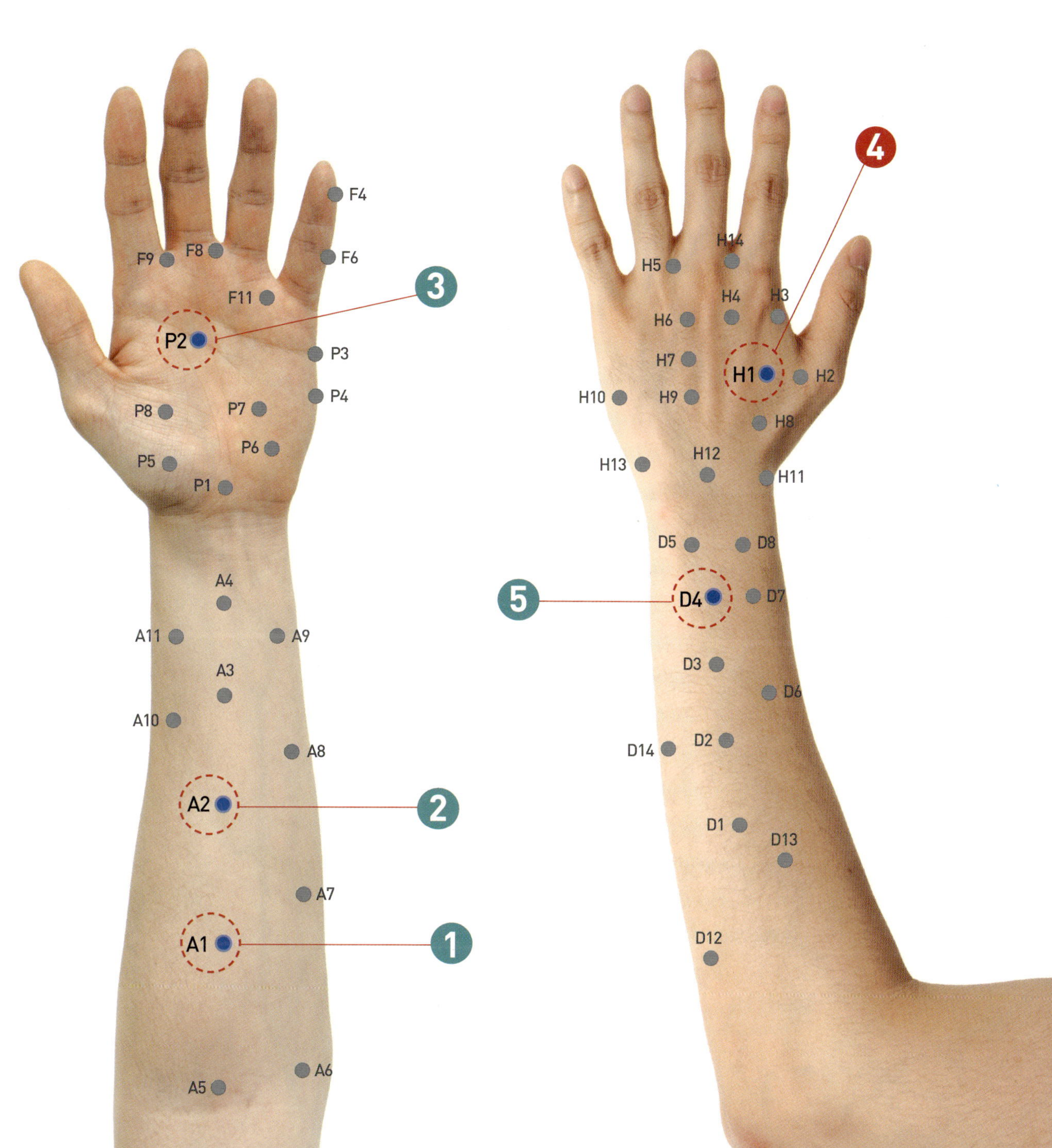

3 심장을 튼튼하게 해주는 BRT 중급
심장 튼튼 BRT | 오른손 톡톡

심장 튼튼 BRT (오른손)

태핑 순서	태핑 방법
1	A1을 강하게 11번 두드린다
2	A5를 약간 강하게 9번 두드린다
3	A6을 부드럽게 7번 두드린다
4	A4를 부드럽고 느리게 13번 두드린다
5	F9를 강하게 11번 두드린다
6	F8을 약간 강하게 9번 두드린다

스위치 포인트 : 6번
1. 오른손을 펴고 F8의 위치를 찾는다.
2. 오른손 엄지로 F8을 지그시 누른다.
3. 2번 동작을 3초씩 3회 실시한다.

심장 질환이란 고혈압, 동맥경화 등 심장에서 발생하는 질환과 주요 동맥에서 발생하는 혈관 질환을 말한다. 최근 40대 돌연사가 급증하고 있으므로 반드시 대비와 예방이 필요하다. 심장 질환의 발병 원인은 선천적인 것도 있지만 후천적인 것도 있기 때문에 충분히 예방이 가능하다. 주요 원인으로는 나쁜 식습관과 생활습관, 운동 부족, 스트레스를 들 수 있지만 바이러스 및 세균 때문일 수도 있다. 심장 질환을 예방하기 위해서는 여기서 소개되는 심장 BRT와 더불어 반드시 적당한 운동을 해야 한다.

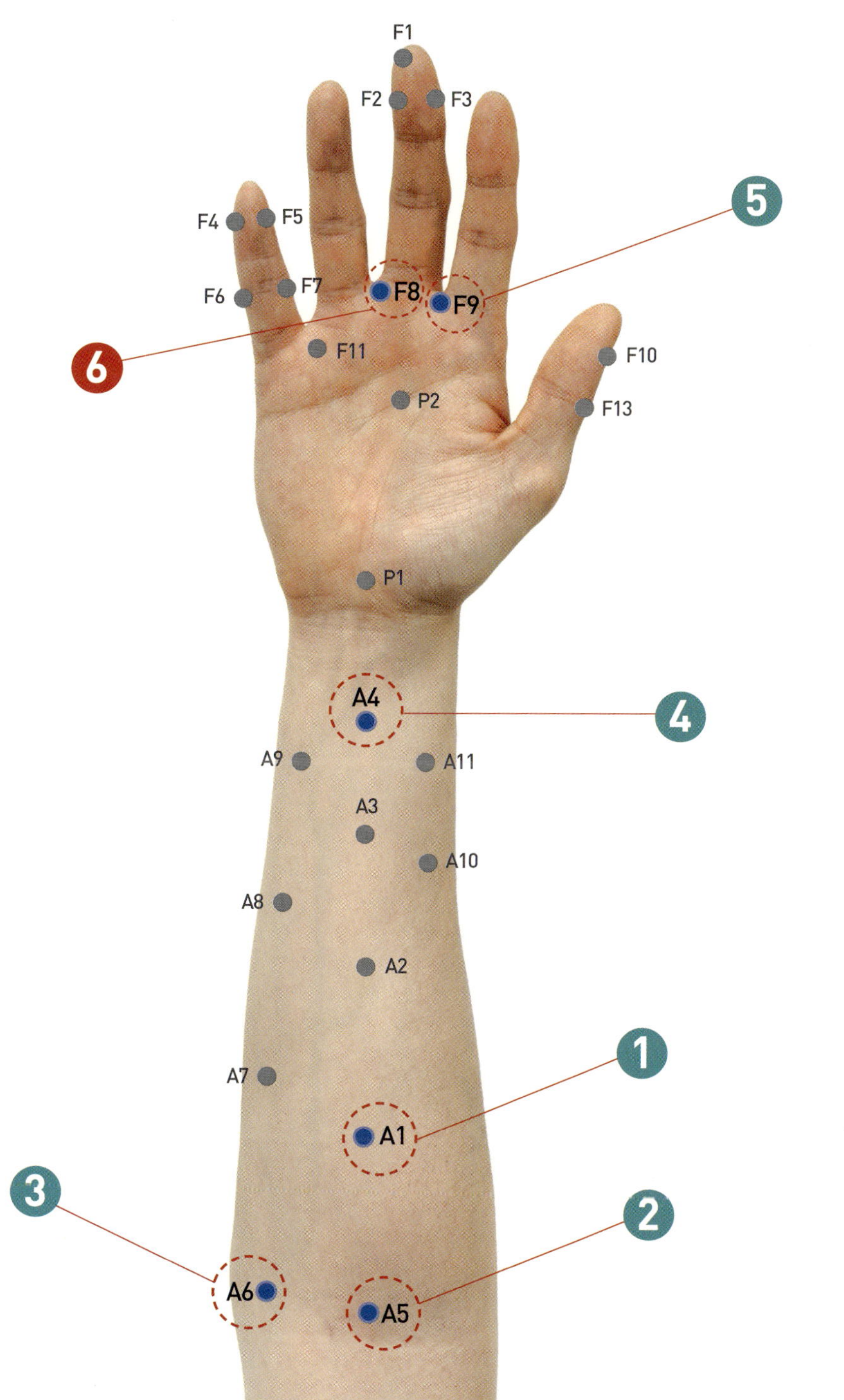

심장 튼튼 BRT (왼손)

태핑 순서	태핑 방법
1	A1을 강하게 11번 두드린다
2	A5를 약간 강하게 9번 두드린다
3	A6을 부드럽게 7번 두드린다
4	A4를 부드럽고 느리게 13번 두드린다
5	F9를 강하게 11번 두드린다
6	F8을 약간 강하게 9번 두드린다

스위치 포인트 : 6번

1. 왼손을 펴고 F8의 위치를 찾는다.
2. 오른손 엄지로 F8을 지그시 누른다.
3. 2번 동작을 3초씩 3회 실시한다.

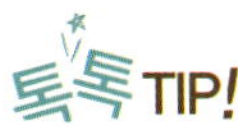

톡톡 TIP!

심장 BRT는 심장을 튼튼하게 함으로써 심장 질환을 예방할 수 있고, 증상을 호전시키는 데 도움이 될 수 있다. 적절한 운동은 필수다!

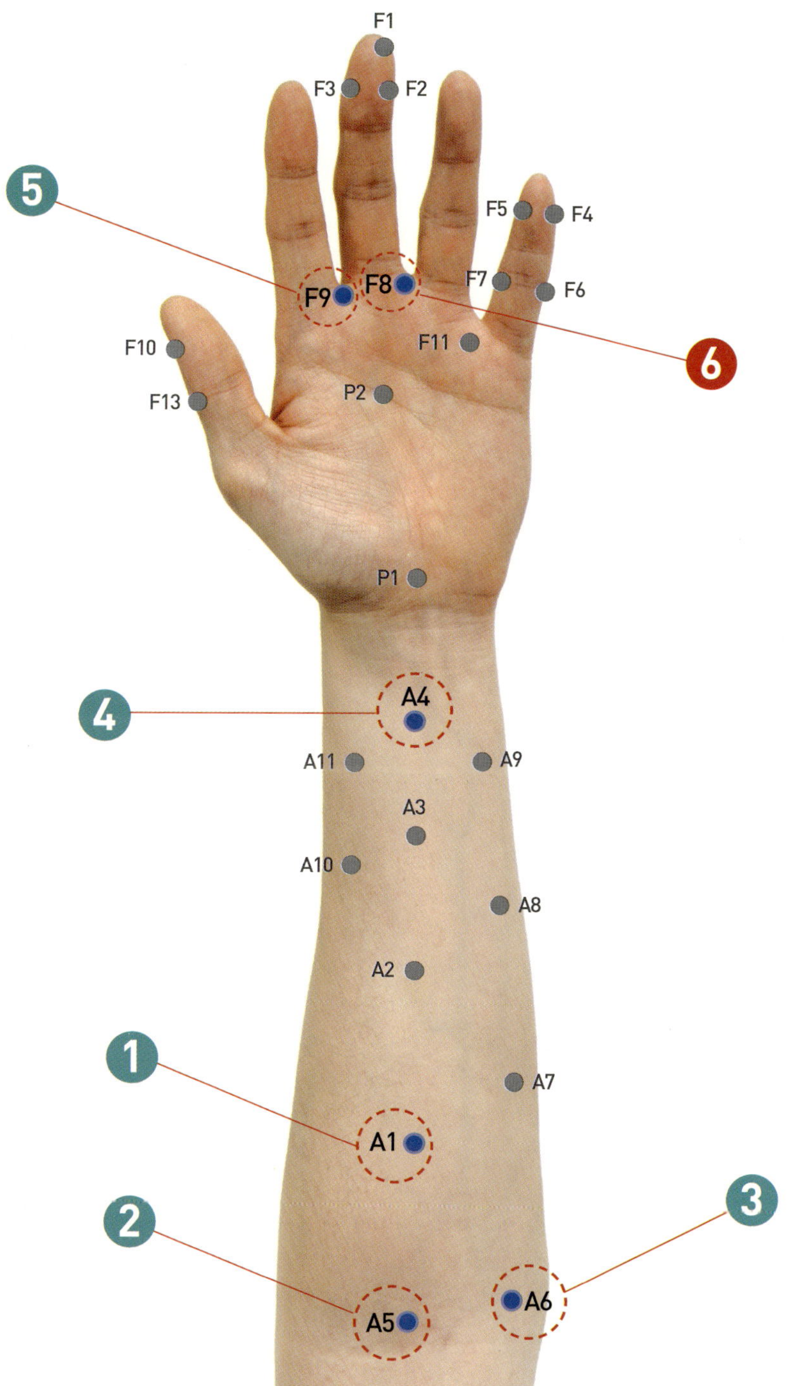

F1
F3
F2
F5
F4
F9
F8
F7
F6
F10
F11
F13
P2
P1
A4
A11
A9
A3
A10
A8
A2
A7
A1
A5
A6
5
6
4
1
2
3

4 폐를 튼튼하게 해주는 BRT 고급

폐 튼튼 BRT | 오른손 톡톡

폐 튼튼 BRT (오른손)

태핑 순서	태핑 방법
1	A1을 강하게 11번 두드린다
2	A3을 약간 강하게 9번 두드린다
3	A4를 부드럽게 7번 두드린다
4	F11을 부드럽고 느리게 13번 두드린다
5	S3을 강하게 11번 두드린다
6	D3을 약간 강하게 9번 두드린다
7	H4를 부드럽게 7번 두드린다
8	H6을 부드럽고 느리게 13번 두드린다

스위치 포인트 : 4번, 1번

1. 헬스 포인트 F11과 A1의 위치를 찾는다.
2. 왼손 엄지로는 팔에 있는 A1을 누르고, 오른손 엄지로는
   손바닥에 있는 F11을 지그시 누른다.
3. 2번 동작을 동시에 3초씩 3회 실시한다.

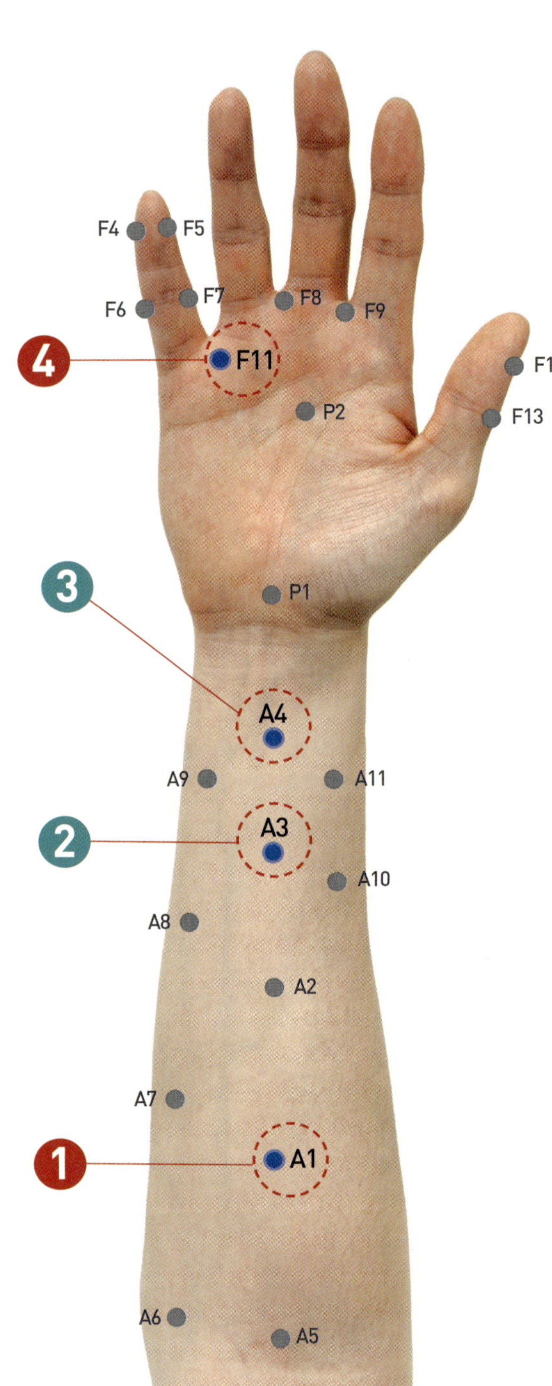

만성폐쇄성 폐질환이 있으면 폐기종, 만성기관지염, 천식과 같은 증상이 수반되며, 가슴이 답답하고 호흡도 느려진다. 특히 40대 이후 기침, 가래, 호흡곤란 증상이 장기화되면 만성폐쇄성 폐질환을 의심해볼 수 있다. 폐질환 증상의 주된 원인은 흡연이다. 석탄 분진 같은 유해물질이나 화학약품에 장기간 노출되는 경우도 폐질환에 걸릴 위험이 있다. 폐질환을 예방 또는 완화하기 위해서는 금연이 최선책이지만, 여기서 소개하는 폐 튼튼 BRT와 더불어 운동량을 꾸준히 늘려나가는 것이 좋다.

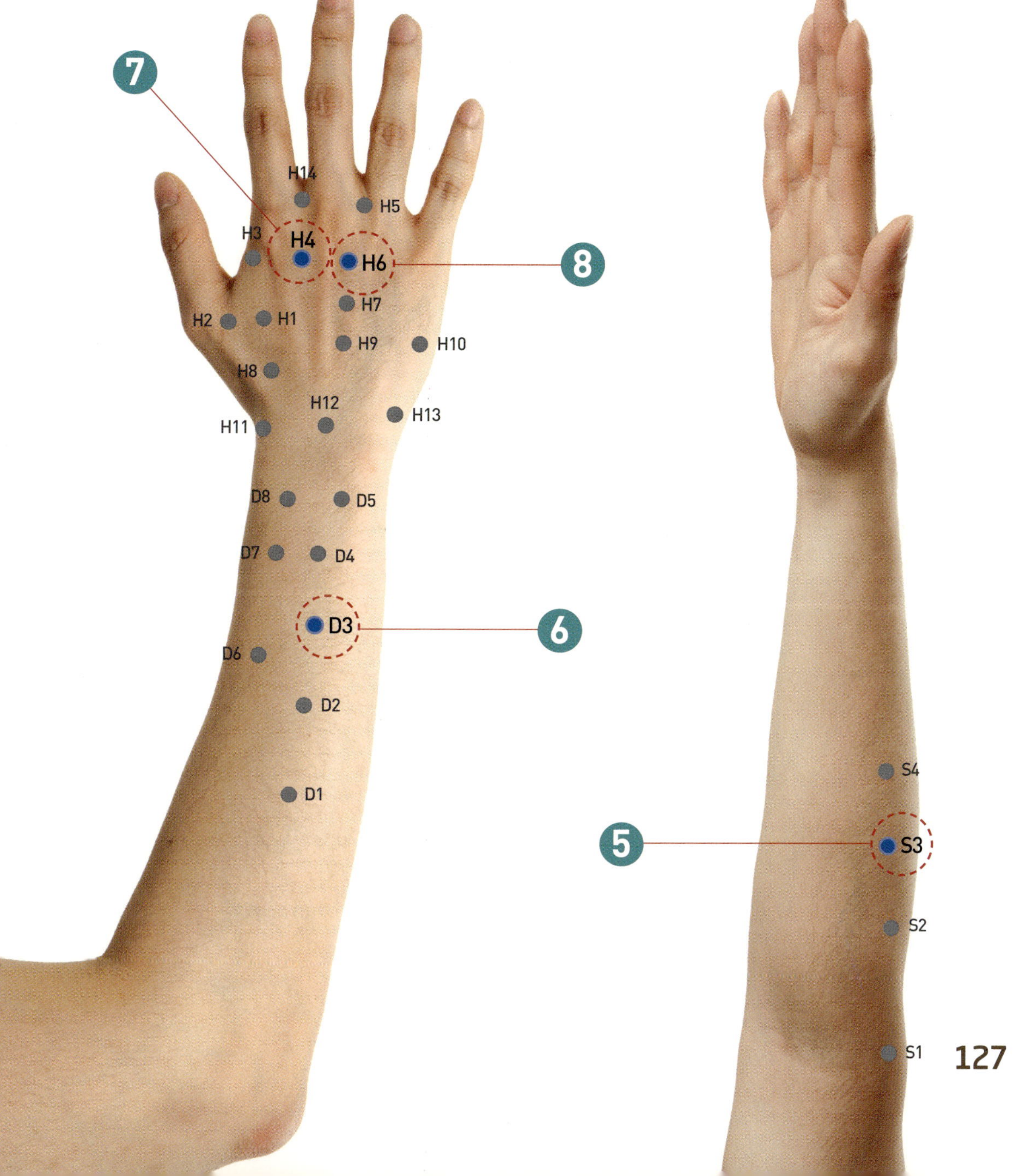

폐 튼튼 BRT (왼손)

태핑 순서	태핑 방법
1	A1을 강하게 11번 두드린다
2	A3을 약간 강하게 9번 두드린다
3	A4를 부드럽게 7번 두드린다
4	F11을 부드럽고 느리게 13번 두드린다
5	S3을 강하게 11번 두드린다
6	D3을 약간 강하게 9번 두드린다
7	H4를 부드럽게 7번 두드린다
8	H6을 부드럽고 느리게 13번 두드린다

스위치 포인트 : 4번, 1번

1. 헬스 포인트 F11과 A1의 위치를 찾는다.
2. 왼손 엄지로는 팔에 있는 A1을 누르고, 오른손 엄지로는
   손바닥에 있는 F11을 지그시 누른다.
3. 2번 동작을 동시에 3초씩 3회 실시한다.

톡톡 TIP!

· 폐 튼튼 BRT는 폐질환의 예방 및 증상 호전에 도움이 될 수 있다.
  심장 질환과 마찬가지로 적절한 운동을 병행하면 더욱 좋다.
· 폐 튼튼 BRT는 고급 단계에 속한다. BRT에 숙련된 사람이 해주
  어야 하며, 톡톡 체조를 꾸준히 함께 해주어야 더 좋은 효과를 볼
  수 있다.

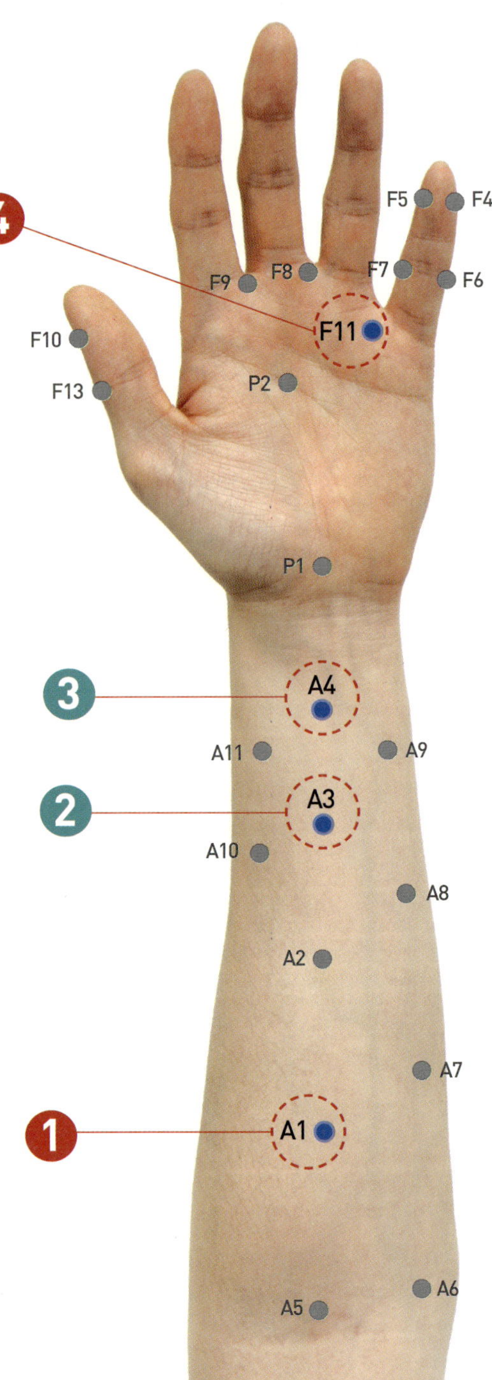

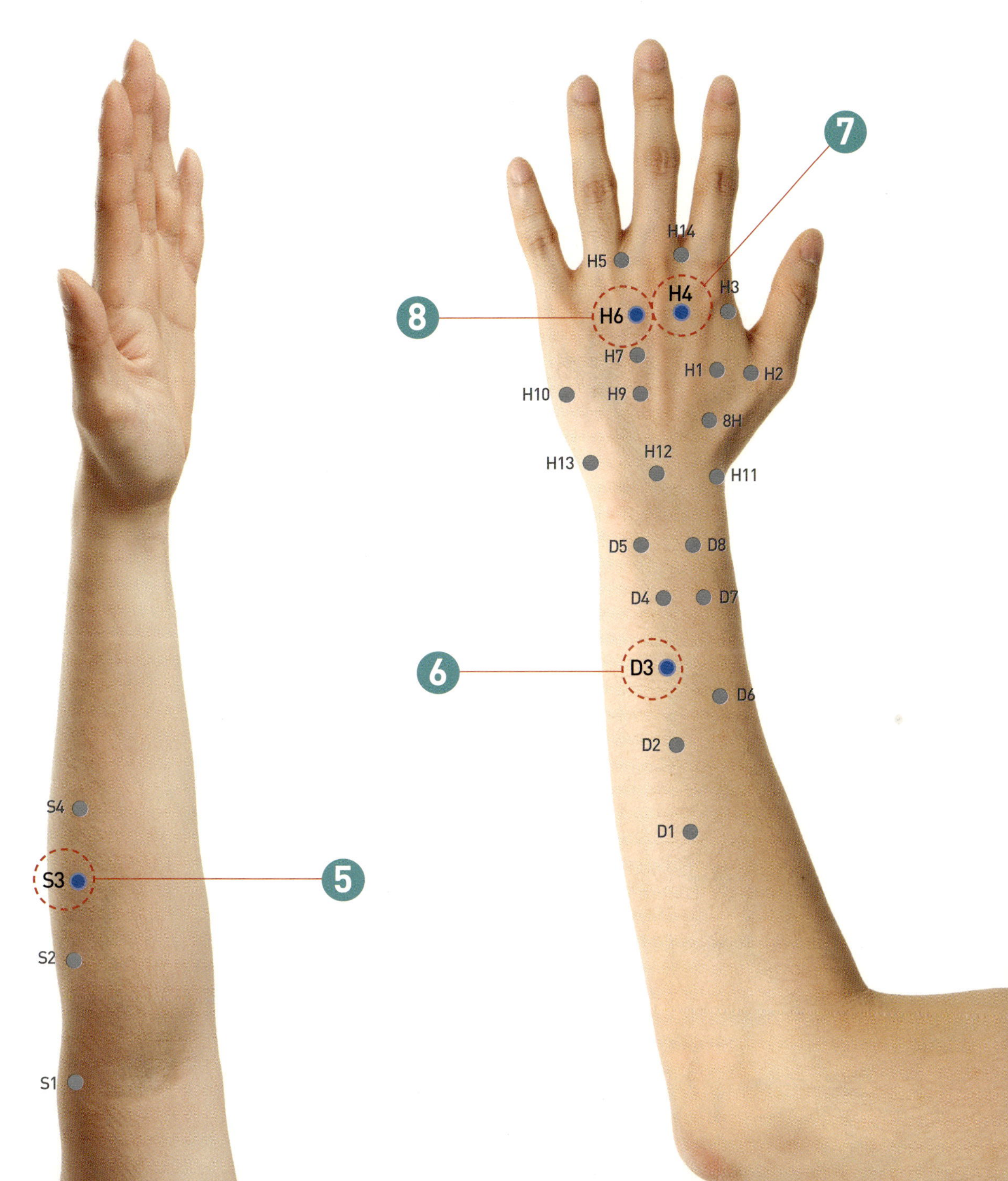

S4
S3
S2
S1
5
6
7
8
H14
H5
H4
H3
H6
H7
H1
H2
H10
H9
8H
H13
H12
H11
D5
D8
D4
D7
D3
D6
D2
D1

5 가슴이 답답할 때 하는 BRT 고급

가슴 튼튼 BRT | 오른손 톡톡

가슴 튼튼 BRT (오른손)

태핑 순서	태핑 방법
1	A1을 강하게 11번 두드린다
2	S4를 약간 강하게 9번 두드린다
3	A3를 부드럽게 7번 두드린다
4	F9를 부드럽고 느리게 13번 두드린다
5	D1을 강하게 11번 두드린다
6	H4를 약간 강하게 9번 두드린다
7	H6을 부드럽게 7번 두드린다

스위치 포인트 : 6번, 7번

1. 헬스 포인트 H4와 H6의 위치를 찾는다.
2. 왼손 엄지로는 H6을 누르고, 오른손 엄지로는 H4를 지그시 누른다.
3. 2번 동작을 동시에 3초씩 3회 실시한다.

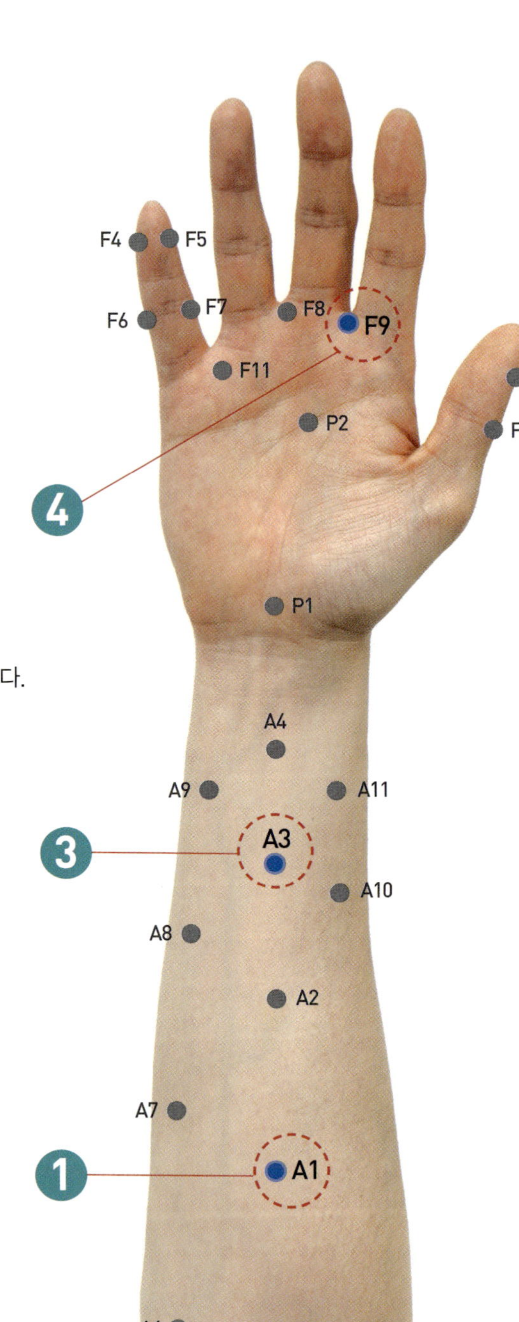

가슴에 생기는 병을 통칭하여 흉부질환이라 하며 늑막염, 폐기종, 폐농양, 폐결핵, 폐암 등이 있다. 늑막염이나 폐기종에 걸리면 기침, 가래, 호흡곤란 등이 수반된다. 증상은 감기와 비슷하지만, 심한 경우, 객혈, 흉통, 전신 피로, 체중 감소 등이 나타날 수 있다. 가슴 튼튼 BRT는 심장에 몰린 과부화를 줄여줌으로써 흉부질환을 예방하는 데 도움이 된다. 특히 숨이 짧아 기벼운 운동에도 헉헉대는 경우, 호흡을 길게 해주는 효과가 있다. 또한 등의 경직을 풀어주는 데도 효과가 좋다.

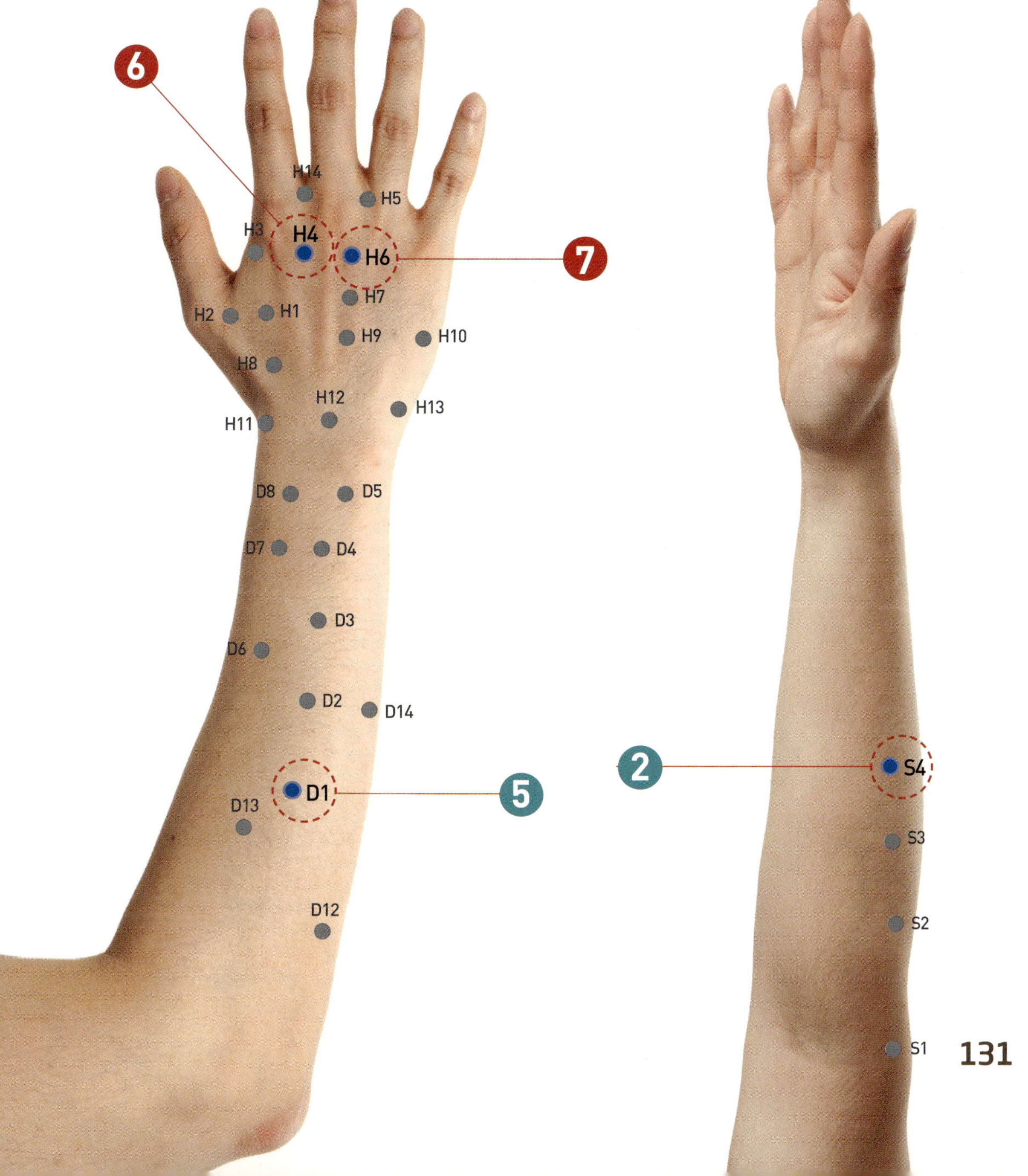

가슴 튼튼 BRT (왼손)

태핑 순서	태핑 방법
1	A1을 강하게 11번 두드린다
2	S4를 약간 강하게 9번 두드린다
3	A3를 부드럽게 7번 두드린다
4	F9를 부드럽고 느리게 13번 두드린다
5	D1을 강하게 11번 두드린다
6	H4를 약간 강하게 9번 두드린다
7	H6을 부드럽게 7번 두드린다

스위치 포인트 : 6번, 7번

1. 헬스 포인트 H4와 H6의 위치를 찾는다.
2. 왼손 엄지로는 H4를 누르고, 오른손 엄지로는 H6을 지그시 누른다.
3. 2번 동작을 동시에 3초씩 3회 실시한다.

톡톡 TIP!

· 가슴 튼튼 BRT는 가쁜 호흡을 길게 늘여주는 데 도움이 되고, 등의 경직을 풀어주는 효과가 있다.
· 가슴 튼튼 BRT를 한 뒤 머리 BRT와 눈 BRT를 해주면 고혈압에 효과가 있다.

가슴 튼튼 BRT + 머리 BRT + 눈 BRT ⇒ 고혈압 완화

· 가슴 튼튼 BRT는 고급 단계에 속한다. BRT에 숙련된 사람이 해주어야 하며, 톡톡 체조를 꾸준히 함께 해주어야 더 좋은 효과를 볼 수 있다.

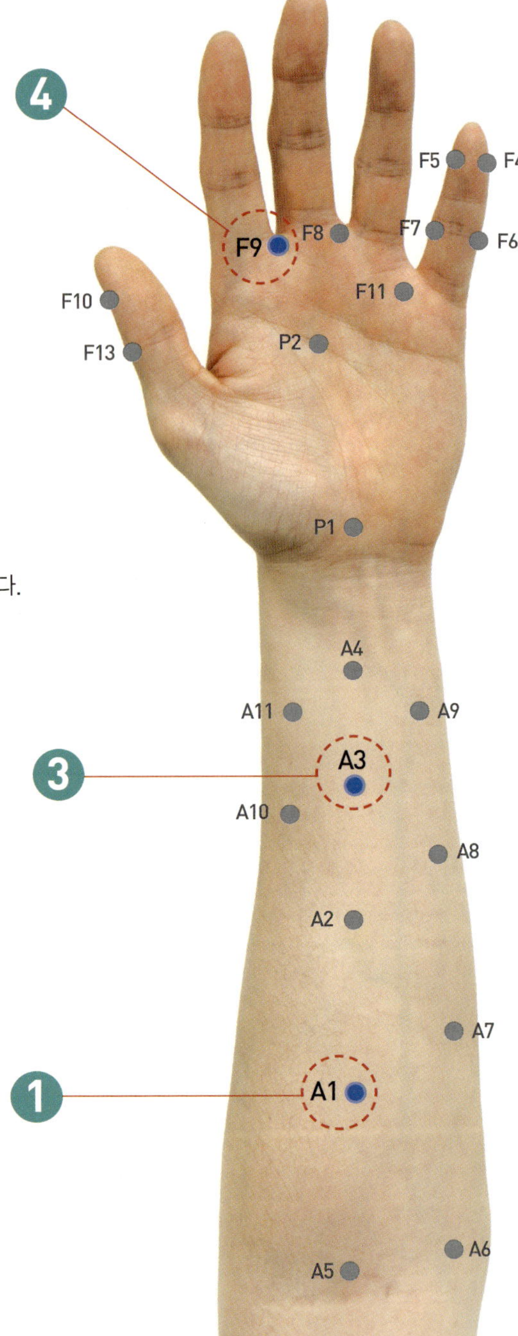

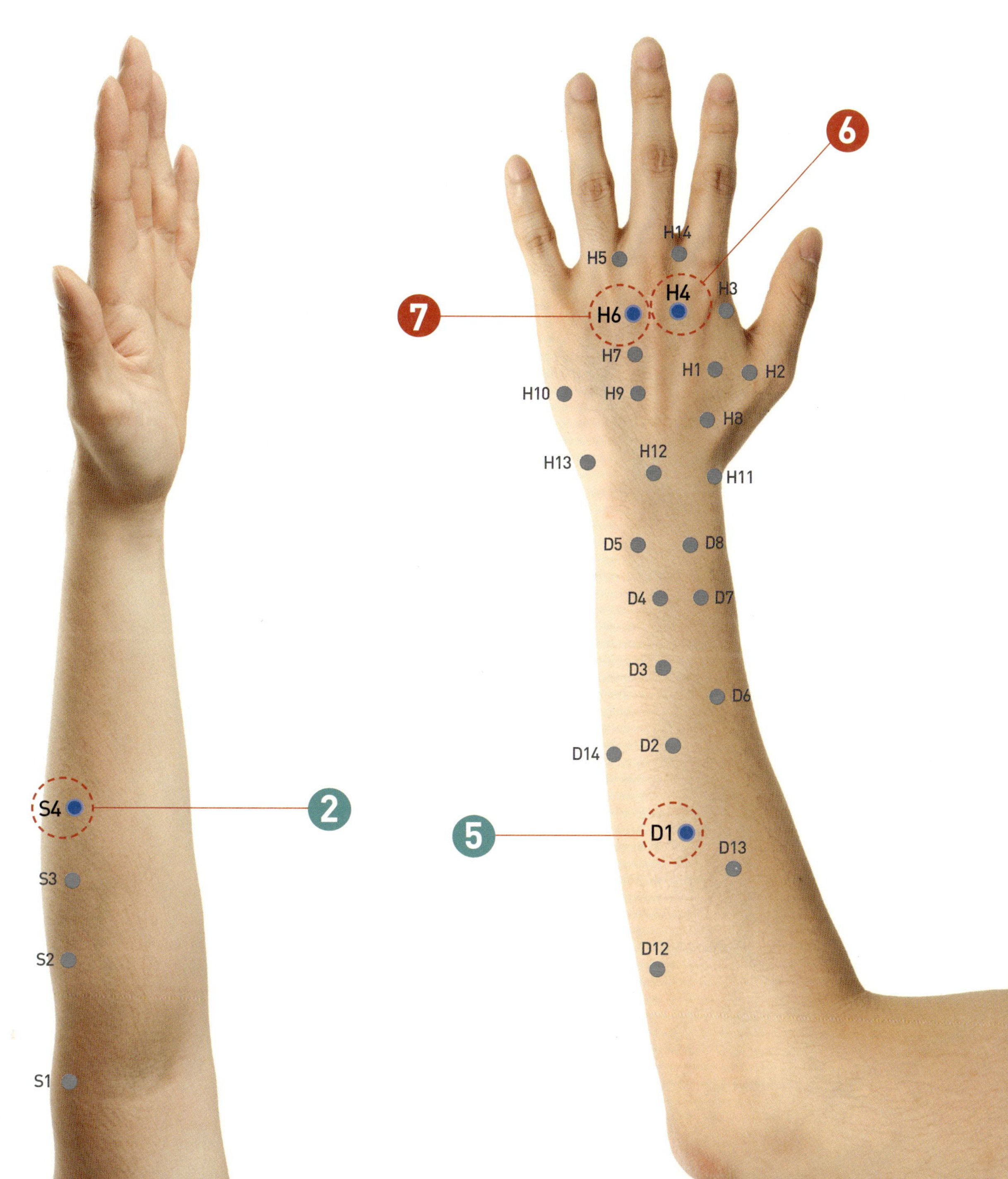

S4
S3
S2
S1
H5
H14
H6
H4
H3
H7
H1
H2
H10
H9
H8
H12
H13
H11
D5
D8
D4
D7
D3
D6
D14
D2
D1
D13
D12
2
5
6
7

1) 신장 튼튼 BRT | 오른손 톡톡

신장 튼튼 BRT (오른손)

태핑 순서	태핑 방법
1	A1을 강하게 11번 두드린다
2	A2를 약간 강하게 9번 두드린다
3	P1을 부드럽게 7번 두드린다
4	D5를 부드럽고 느리게 13번 두드린다
5	H10을 강하게 11번 두드린다
S	P4

스위치 포인트 : P4

1. 오른손을 펴고 P4의 위치를 찾는다. 태핑 포인트가 아니니
   유의하기 바란다.
2. 오른손 엄지로 P4 부위를 지그시 누른다.
3. 2번 동작을 3초씩 3회 실시한다.

신장과 방광은 배뇨작용과 관련이 있다. 신장, 방광 기능이 저하되었을 때 증상은 신체적으로는 탈모, 이명 현상, 빈뇨, 만성피로 등이 나타나고, 심리적으로는 건망증이나 근심 걱정이 많아질 수 있다. 평소 일찍 자는 습관을 들이고, 짠 음식을 피하며 과로하지 않아야 한다. 또한 이 장에서 소개되는 BRT도 신장, 방광 질환의 예방과 증상 완화에 큰 도움이 된다.

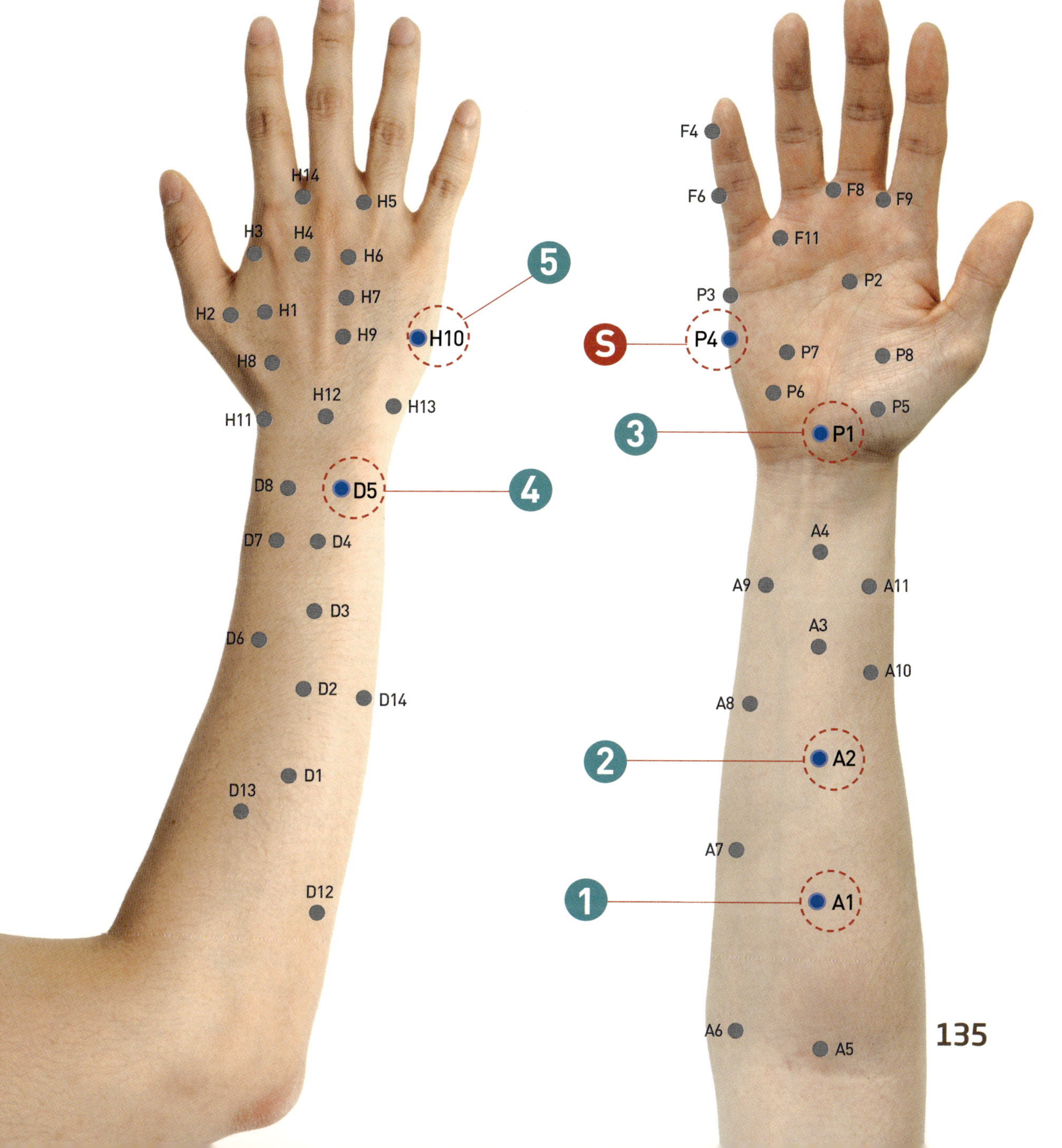

신장 튼튼 BRT (왼손)

태핑 순서	태핑 방법
1	A1을 강하게 11번 두드린다
2	A2를 약간 강하게 9번 두드린다
3	P1을 부드럽게 7번 두드린다
4	D5를 부드럽고 느리게 13번 두드린다
5	H10을 강하게 11번 두드린다
S	P4

스위치 포인트 : P4

1. 왼손을 펴고 P4의 위치를 찾는다. 태핑 포인트가 아니니 유의하기 바란다.
2. 오른손 엄지로 P4 부위를 지그시 누른다.
3. 2번 동작을 3초씩 3회 실시한다.

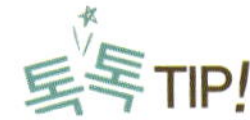

신장 BRT 혹은 방광 BRT를 한 뒤 허리 BRT를 하면 잘 낫지 않는 심한 허리 통증 완화에 도움이 되는 경우가 있다. 심한 허리 통증에는 허리 BRT를 하기 전에 장기능 활성화 BRT나 신장 · 방광 BRT를 하면 도움이 될 것이다.

신장 BRT 또는 방광 BRT + 허리 BRT ⇒ 심한 허리 통증 완화

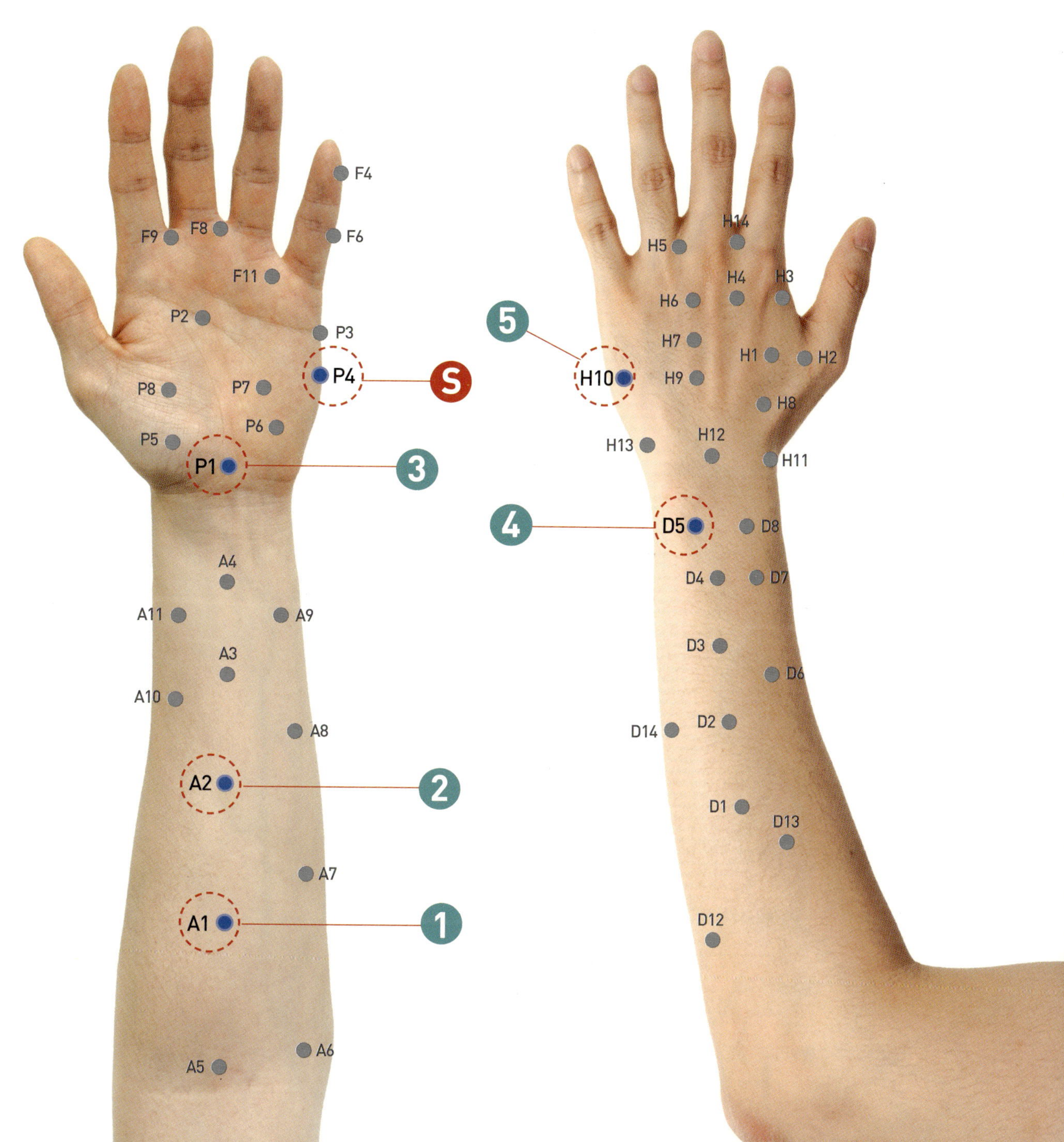

방광 튼튼 BRT (오른손)

태핑 순서	태핑 방법
1	A1을 강하게 11번 두드린다
2	A3을 약간 강하게 9번 두드린다
3	P1을 부드럽게 7번 두드린다
4	P6을 부드럽고 느리게 13번 두드린다
5	P3을 강하게 11번 두드린다

스위치 포인트 : 5번

1. 오른손을 펴고 P3의 위치를 찾는다.
2. 오른손 엄지로 P3 부위를 지그시 누른다.
3. 2번 동작을 3초씩 3회 실시한다.

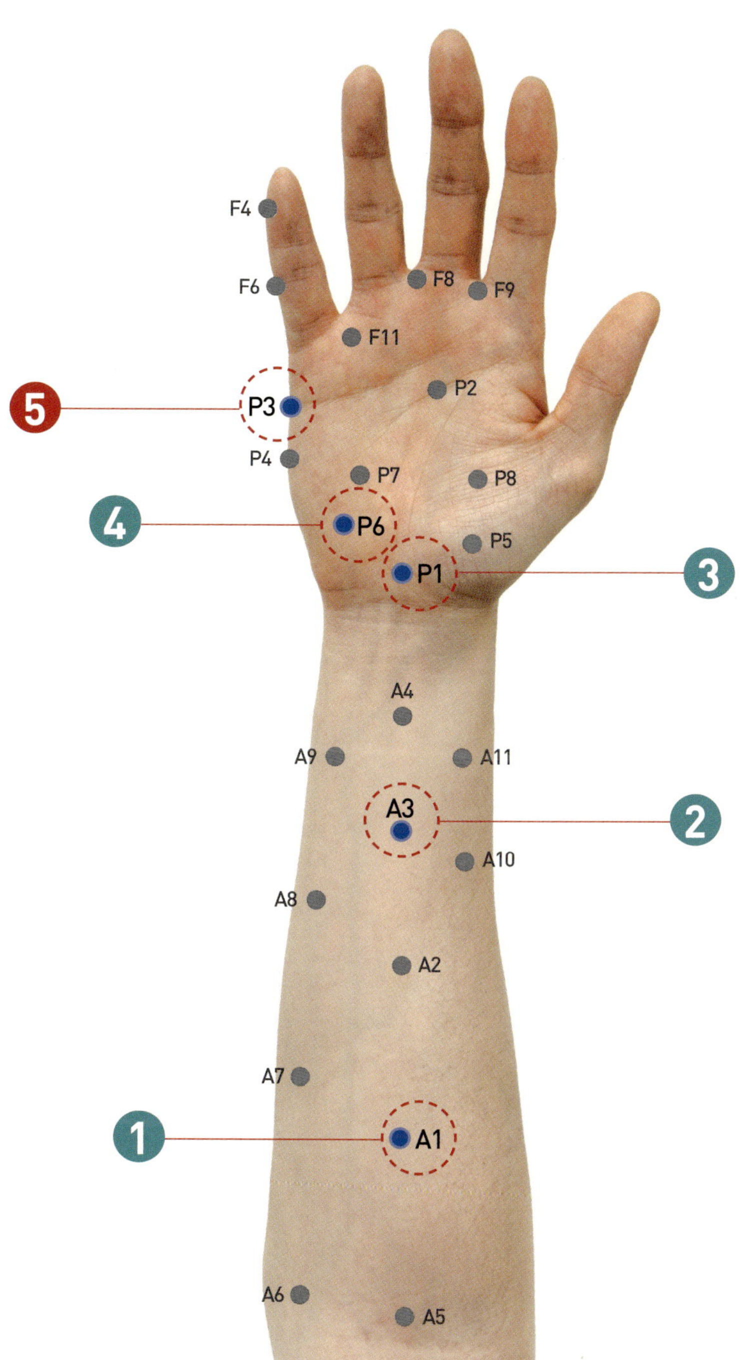

F4
F6
F8
F9
F11
P2
P3
P4
P7
P8
P6
P5
P1
A4
A9
A11
A3
A10
A8
A2
A7
A1
A6
A5
5
4
3
2
1

방광 튼튼 BRT (왼손)

태핑 순서	태핑 방법
1	A1을 강하게 11번 두드린다
2	A3을 약간 강하게 9번 두드린다
3	P1을 부드럽게 7번 두드린다
4	P6을 부드럽고 느리게 13번 두드린다
5	P3을 강하게 11번 두드린다

스위치 포인트 : 5번

1. 왼손을 펴고 P3의 위치를 찾는다.
2. 오른손 엄지로 P3 부위를 지그시 누른다.
3. 2번 동작을 3초씩 3회 실시한다.

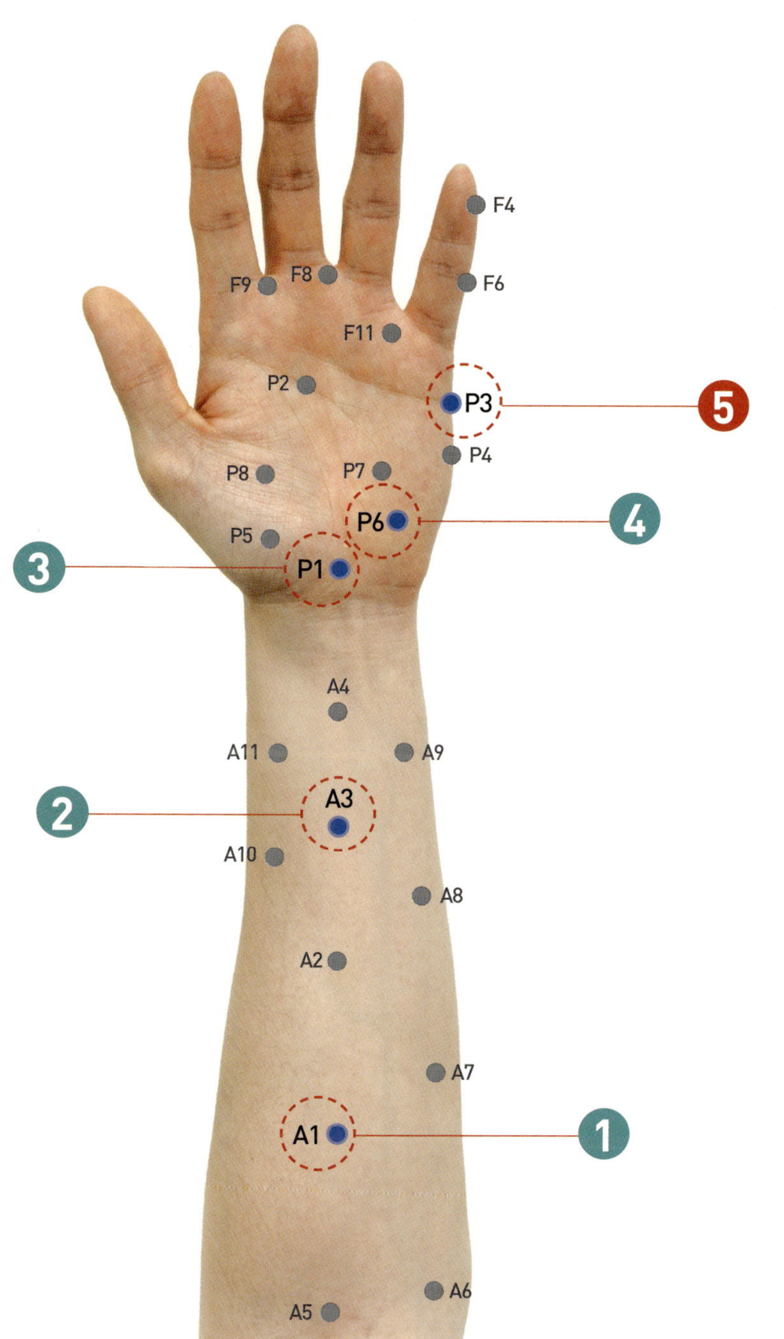

F4
F8
F9
F6
F11
P2
P3
5
P4
P8
P7
P5
P6
4
P1
3
A4
A11
A9
A3
2
A10
A8
A2
A7
A1
1
A6
A5

7 전립선을 튼튼하게 해주는 BRT 초급

전립선 튼튼 BRT | 오른손 톡톡

전립선 튼튼 BRT (오른손)

태핑 순서	태핑 방법
1	A1을 강하게 11번 두드린다
2	A7을 약간 강하게 9번 두드린다
3	A8을 부드럽게 7번 두드린다
4	A9를 부드럽고 느리게 13번 두드린다
5	P1을 강하게 11번 두드린다
6	P3을 약간 강하게 9번 두드린다
7	D5를 부드럽게 7번 두드린다
8	H12를 부드럽고 느리게 13번 두드린다

스위치 포인트 : 5번, 1번

1. 헬스 포인트 P1과 A1의 위치를 찾는다.
2. 왼손 엄지로는 팔에 있는 A1을 누르고, 오른손 엄지로는 손바닥에 있는 P1을 지그시 누른다.
3. 2번 동작을 동시에 3초씩 3회 실시한다.

전립선이 커져 배뇨장애가 발생하는 증상을 전립선비대증이라 한다. 전립선질환의 주요 증상은 배뇨장애이다. 빈뇨와 야간뇨를 포함, 소변 보는 시간이 길어질 수도 있다. 전립선 BRT를 실시하면 남성의 경우 전립선비대증이나 전립선염 등의 질환을 예방 및 호전시킨다. 또한 여자에게 실시하면 배뇨 작용에 도움이 되고 생식기 강화에도 도움을 준다.

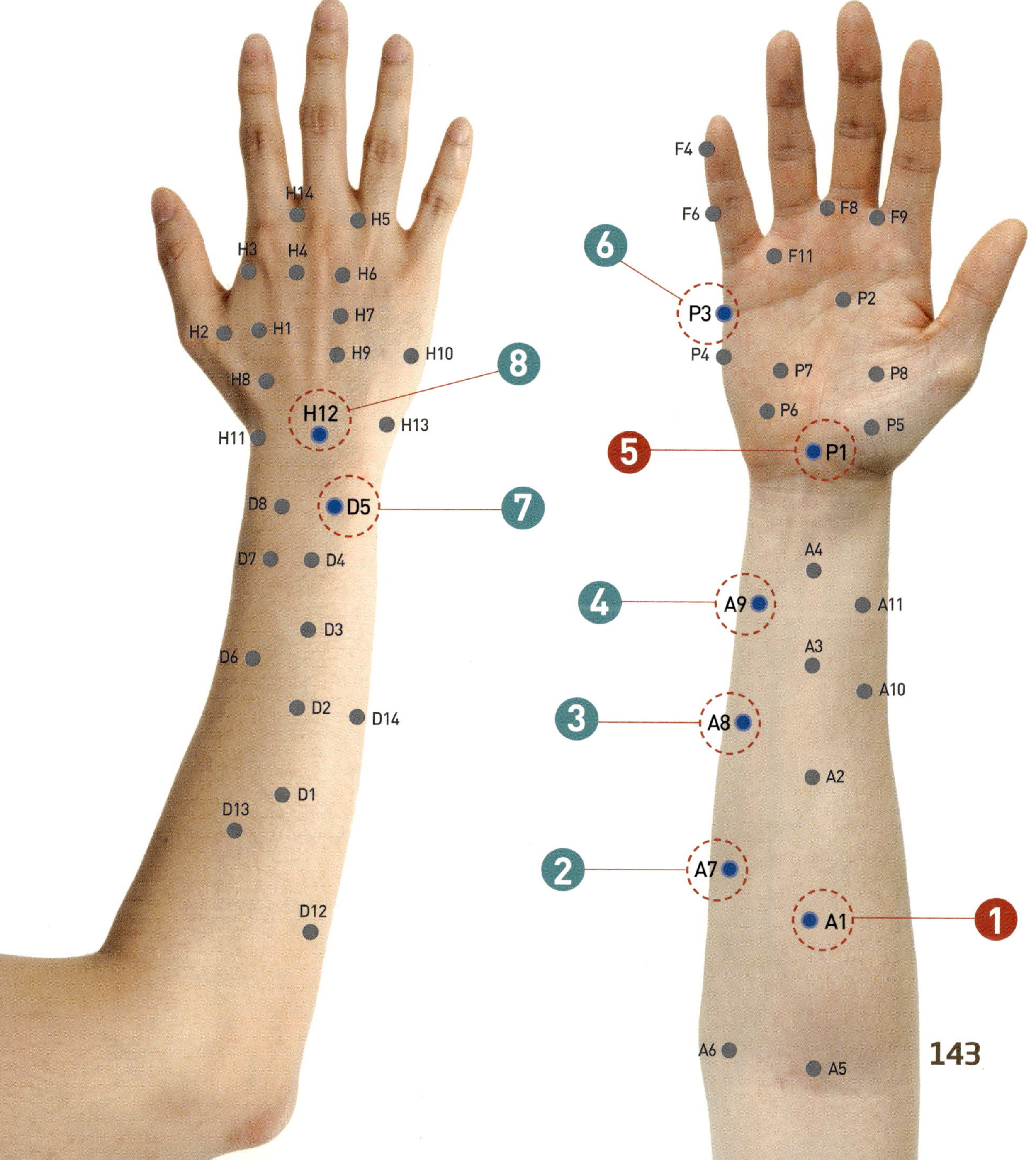

전립선 튼튼 BRT (왼손)

태핑 순서	태핑 방법
1	A1을 강하게 11번 두드린다
2	A7을 약간 강하게 9번 두드린다
3	A8을 부드럽게 7번 두드린다
4	A9를 부드럽고 느리게 13번 두드린다
5	P1을 강하게 11번 두드린다
6	P3을 약간 강하게 9번 두드린다
7	D5를 부드럽게 7번 두드린다
8	H12를 부드럽고 느리게 13번 두드린다

스위치 포인트 : 5번, 1번

1. 헬스 포인트 P1과 A1의 위치를 찾는다.
2. 왼손엄지로는 손바닥에 있는 P1을 누르고, 오른손 엄지로는 팔에 있는 A1을 지그시 누른다.
3. 2번 동작을 동시에 3초씩 3회 실시한다.

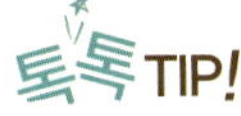

톡톡 TIP!

전립선 BRT를 한 뒤 신장 혹은 방광 BRT를 해주면 배뇨 문제를 해결하는 데 도움이 된다.

전립선 BRT + 신장 BRT 또는 방광 BRT ⇒ 배뇨 문제 해결에 도움

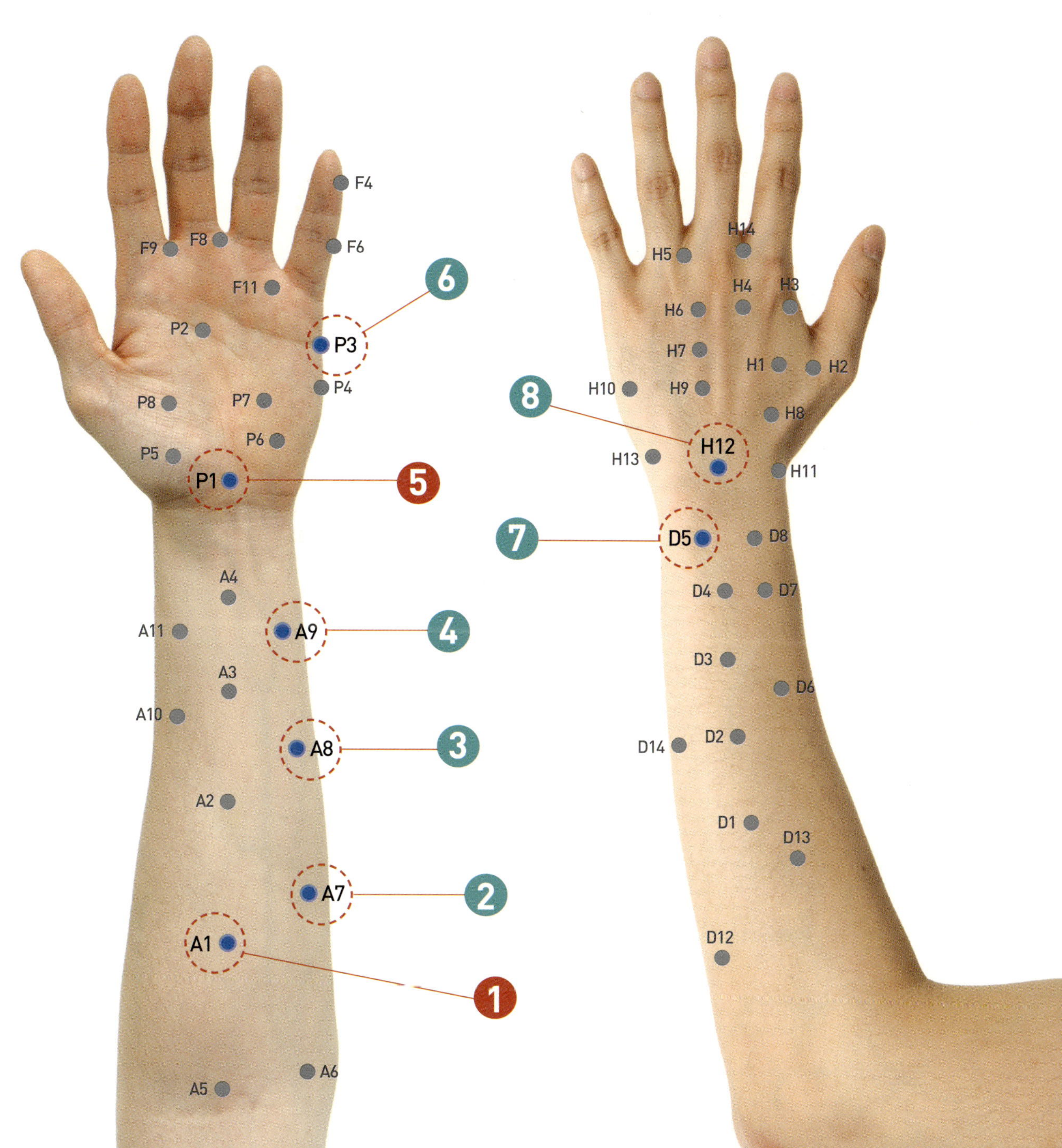

F4
F8
F9
F6
F11
P2
P3
6
P4
P8
P7
P6
P5
P1
5
A4
A11
A9
4
A3
A10
A8
3
A2
A7
2
A1
1
A6
A5
H14
H5
H4
H3
H6
H7
H1
H2
H10
H9
H8
H12
8
H13
H11
D5
7
D8
D4
D7
D3
D6
D14
D2
D1
D13
D12

8 혈액순환 개선에 도움을 주는 BRT 초급

혈액순환 BRT | 오른손 톡톡

혈액순환 BRT (오른손)

태핑 순서	태핑 방법
1	A1을 강하게 11번 두드린다
2	P1을 약간 강하게 9번 두드린다
3	F8을 부드럽게 7번 두드린다
4	H9를 부드럽고 느리게 13번 두드린다
5	D12를 강하게 11번 두드린다
6	D9를 약간 강하게 9번 두드린다

스위치 포인트 : 4번

1. 오른손 손등에서 헬스포인트 H9를 찾는다.
2. 오른손 엄지로 지그시 누른다.
3. 2번 동작을 3초씩 3회 실시한다.

흔히 피가 잘 통하지 않아 생기는 증상을 혈액순환장애라 한다. 혈액 속에 남아 있는 콜레스테롤 찌꺼기가 혈관을 막거나 혈액을 끈적하게 만들어 생기는 결과이다. 혈액순환장애로 인해 피가 잘 돌지 않으면 손발이 저리거나 차갑고, 두통이나 현기증이 생길 수 있으며, 피부나 머리카락이 푸석해지기도 한다. 심하면 동맥경화나 뇌졸중에 이르는 등 무서운 결과에 이를 수 있다. 여기서 소개하는 BRT를 꾸준히 해주면 막힌 혈을 잘 돌게 할 수 있다. 또한 스트레스, 흡연, 콜레스테롤 등을 멀리하는 생활습관이 중요하다.

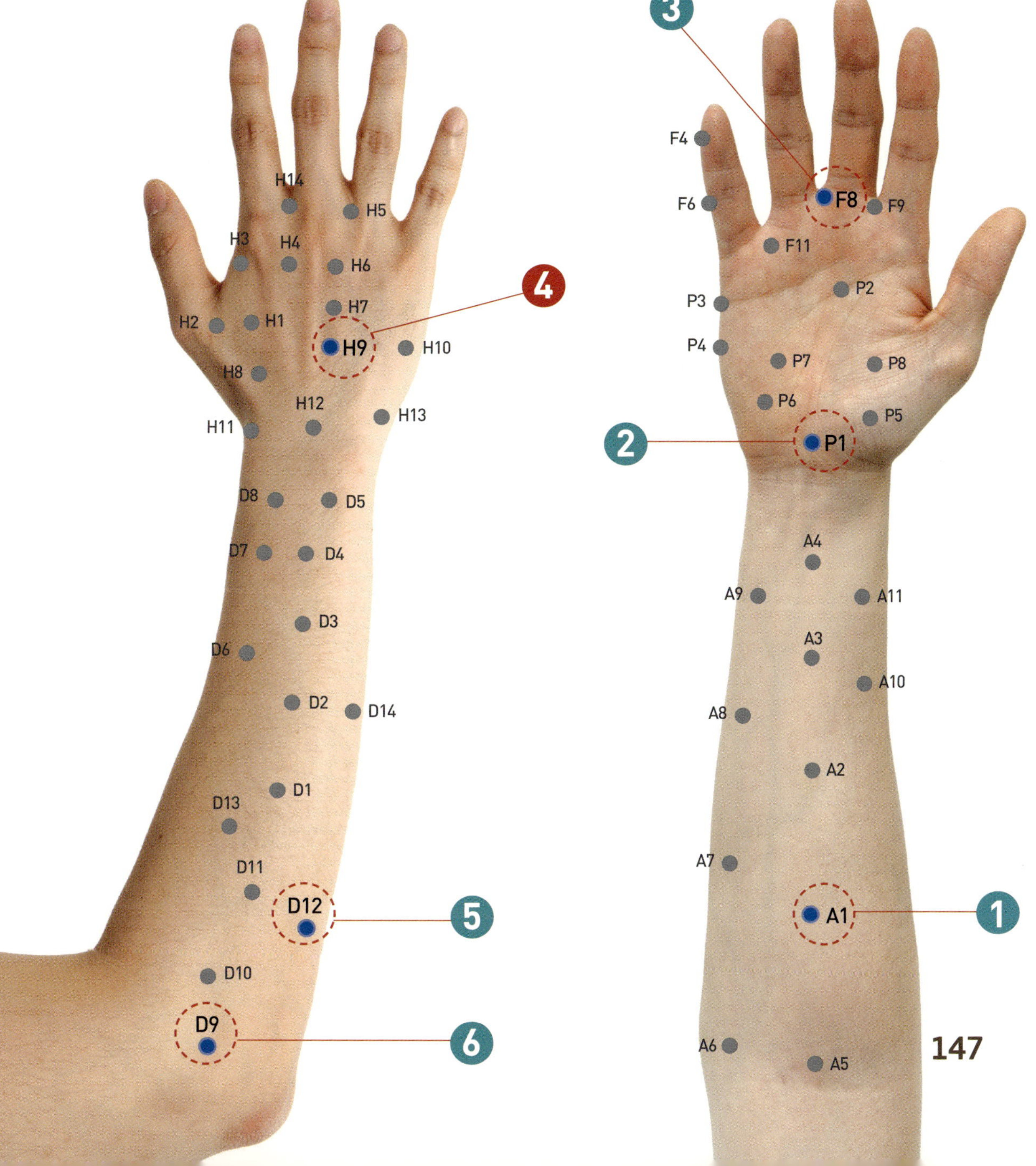

혈액순환 BRT (왼손)

태핑 순서	태핑 방법
1	A1을 강하게 11번 두드린다
2	P1을 약간 강하게 9번 두드린다
3	F8을 부드럽게 7번 두드린다
4	H9를 부드럽고 느리게 13번 두드린다
5	D12를 강하게 11번 두드린다
6	D9를 약간 강하게 9번 두드린다

스위치 포인트 : 4번

1. 왼손 손등에서 헬스포인트 H9를 찾는다.
2. 오른손 엄지로 지그시 누른다.
3. 2번 동작을 3초씩 3회 실시한다.

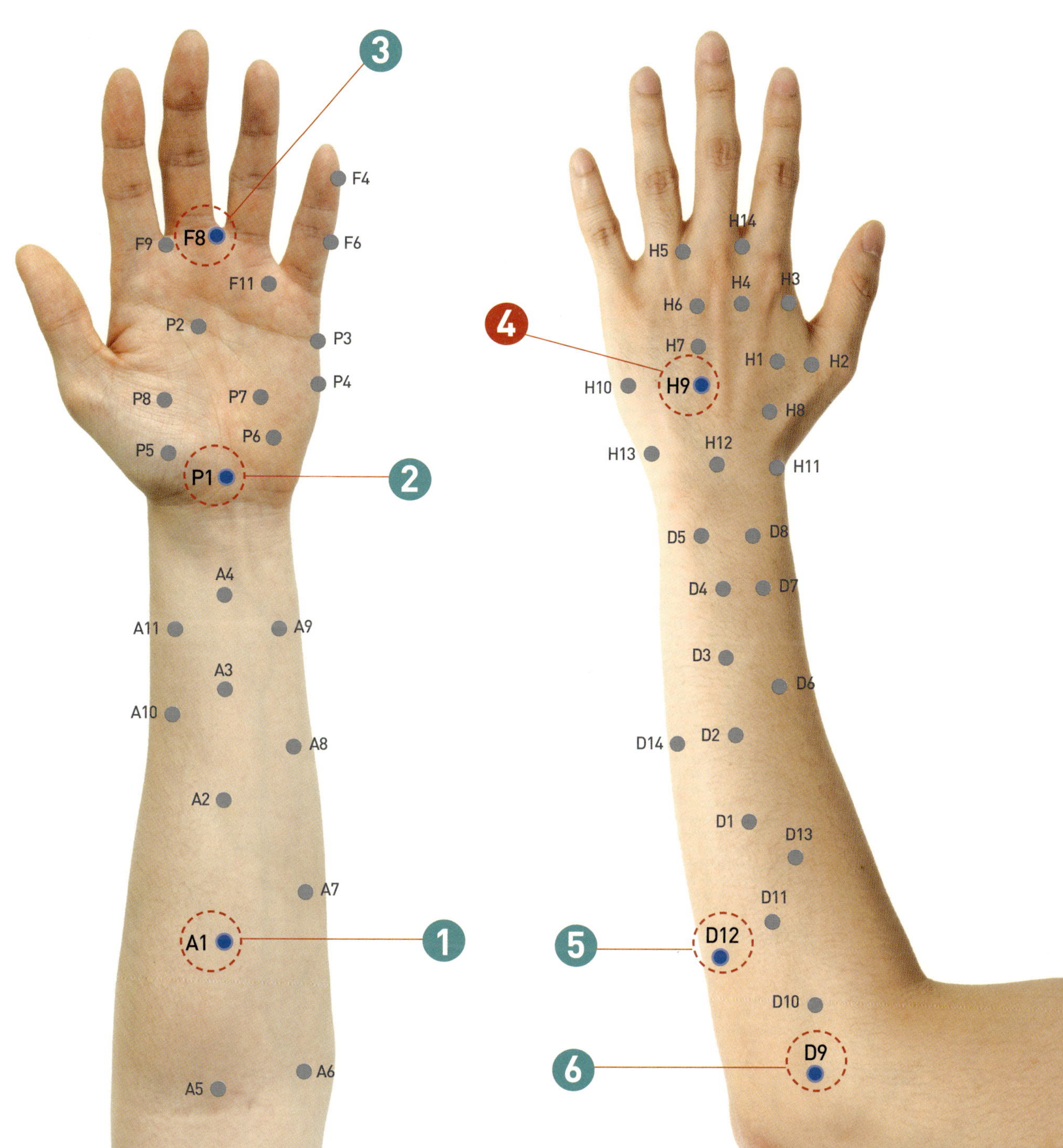

F4
F8
F9
F6
F11
P2
P3
P4
P8
P7
P5
P6
P1
A4
A11
A9
A3
A10
A8
A2
A7
A1
A5
A6
H14
H5
H3
H4
H6
H7
H1
H2
H10
H9
H8
H13
H12
H11
D5
D8
D4
D7
D3
D6
D14
D2
D1
D13
D11
D12
D10
D9
3
2
1
4
5
6

톡톡 체조법 2
학걸음(ERPW)

평소 걷는 동작을 응용한 톡톡 체조법. 에너지를 생성하는 워킹법(ERPW: Energy Regenerate Power Walking)이라는 뜻으로 걸음걸이만 조금 바꾸어도 우리 몸에 놀라운 변화가 일어나는 것을 느낄 수 있다. 운동은 하면 할수록 에너지를 소모하게 되지만, 이 운동은 하면 할수록 몸에서 에너지가 생성된다. 하루에 20~30분 정도 꾸준히 해주면 몸의 변화를 머지 않아 느낄 수 있다. 산책할 때, 피트니스 센터의 러닝머신 위에서, 평소에 걸어 다닐 때도 수시로 학걸음을 해보자. 스태미나를 강하게 해주는 BRT와 병행하면 더욱 좋다.

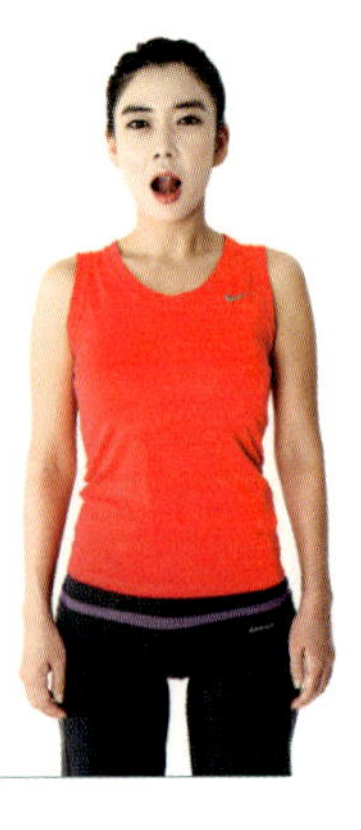
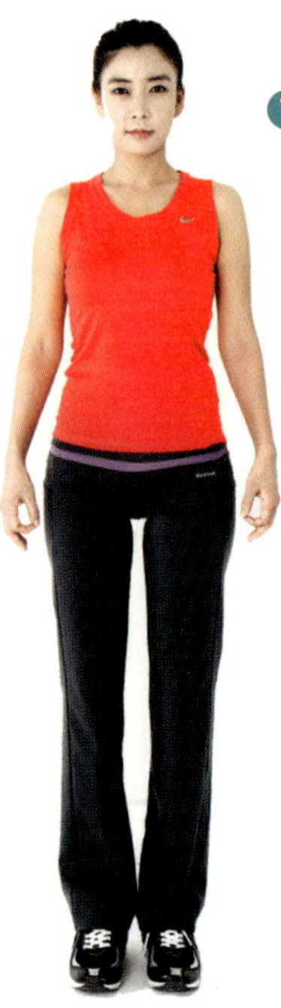

❶ 혀를 입천장에 대고, 엄지와 검지를 붙인 상태에서 팔을 자연스럽게 늘어뜨린다. 두 발도 자연스럽게 모은다.

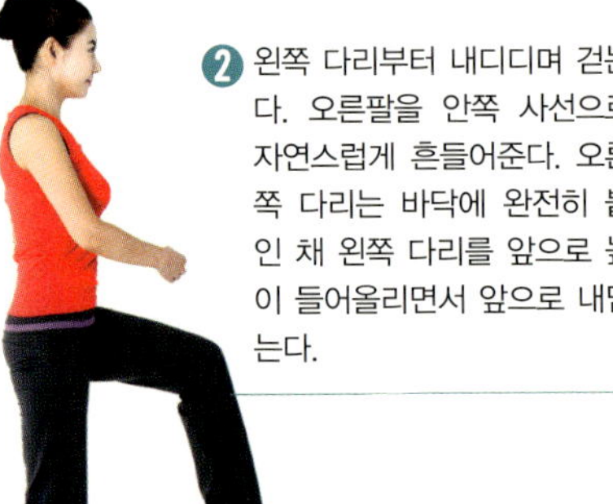

❷ 왼쪽 다리부터 내디디며 걷는다. 오른팔을 안쪽 사선으로 자연스럽게 흔들어준다. 오른쪽 다리는 바닥에 완전히 붙인 채 왼쪽 다리를 앞으로 높이 들어올리면서 앞으로 내딛는다.

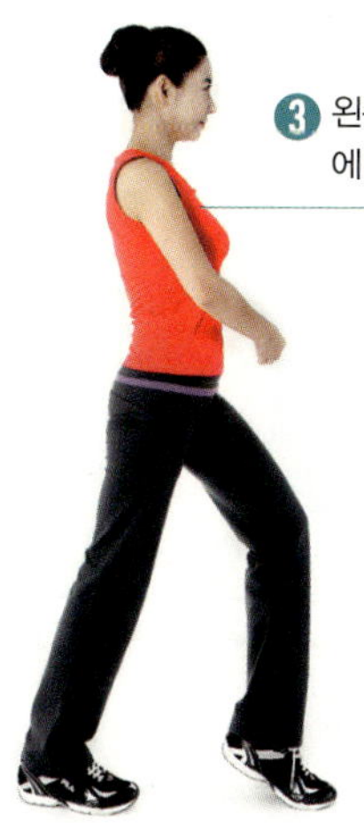

❸ 왼쪽 발을 앞꿈치부터 바닥
에 댄다.

❹ 왼발을 바닥에 완전히 붙이고,
오른쪽 다리를 높이 들어 내딛
는다. 양팔을 자연스럽고 부드
럽게 흔들면서도 엄지와 검지
를 계속 붙이고 있어야 한다.

❺ 오른쪽 발을 앞꿈치부터 바닥
에 댄다.

이 동작을 반복하며 자연스럽
게 걷는다. 사진은 이해를 돕
기 위해 다소 과장된 동작을
취한 것이니 처음에는 정확한
동작을 취하되 숙달되면 자연
스러운 걸음에 가깝도록 걷도
록 노력한다.

학걸음에서 가장 중요한 포인트는 앞꿈치가 땅에 먼저 닿도록 걷는 것이다. 걷는 내내 혀를 입천장에 대고,
엄지와 검지를 붙인 상태에서 자연스럽고 부드럽게 팔을 저으며 걷는다.

※ 학걸음 효과 테스트

1. 팔을 적당히 뻗어 두 주먹을 붙여 떨어지지 않도록 힘을 준 뒤 상대에게 벌리도록 한다.
   주먹에 들어가는 힘의 세기를 기억해둔다.
2. 제자리 걸음을 한두 번 한 후, 상대에게 주먹을 벌리도록 한다. 매우 적은 움직임이었지만,
   주먹은 쉽게 벌어질 것이다.
3. 학걸음을 30보 정도 한 뒤 다시 주먹을 벌리는 실험을 한다.
4. 제자리걸음 한두 번보다 더 많은 운동을 한 셈인데도 학걸음을 통해 에너지가 생성되어 주먹에
   들어가는 힘이 훨씬 강해졌음을 느낄 수 있다.

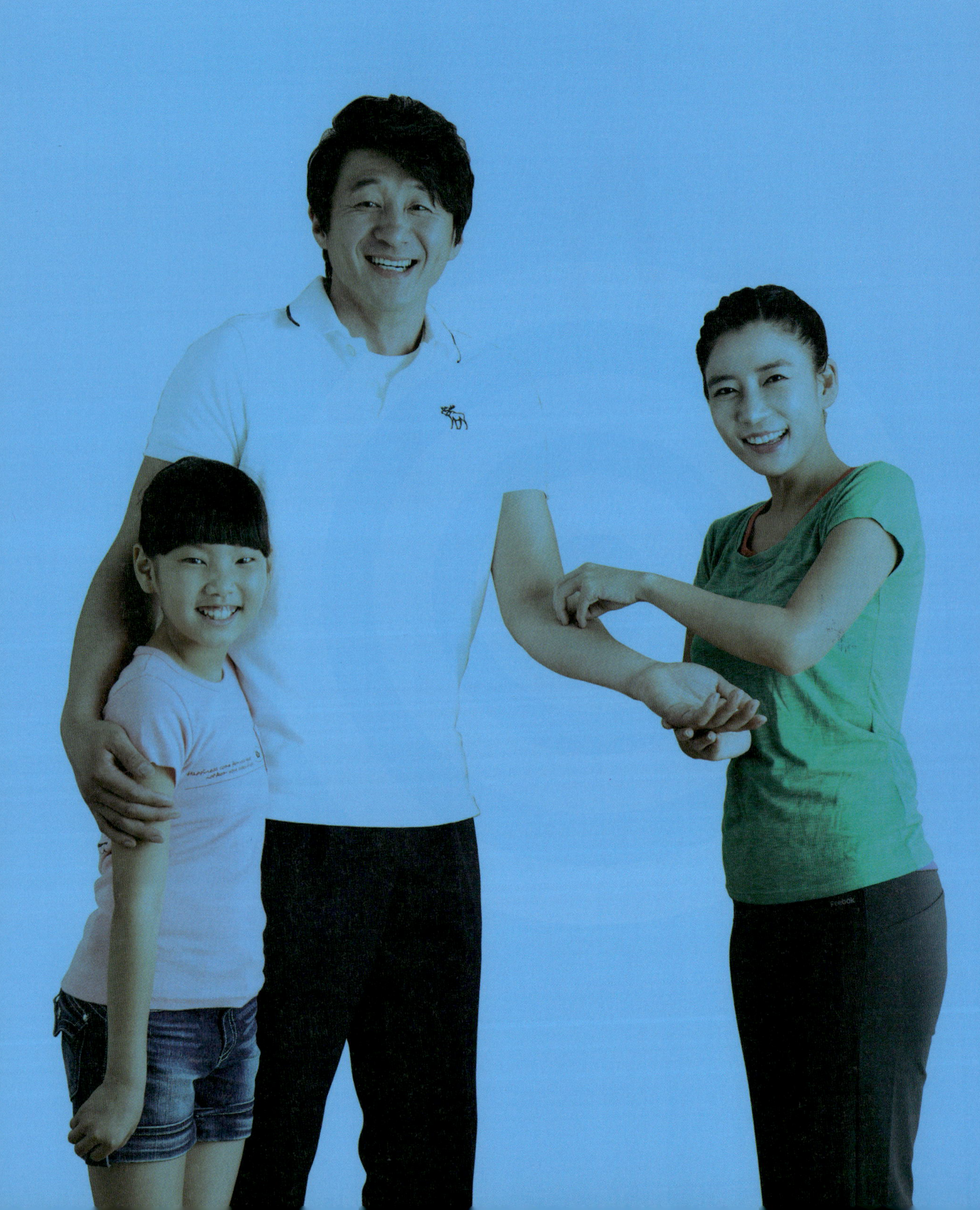

PART 03

인생을 즐겁고 아름답게 만들어주는

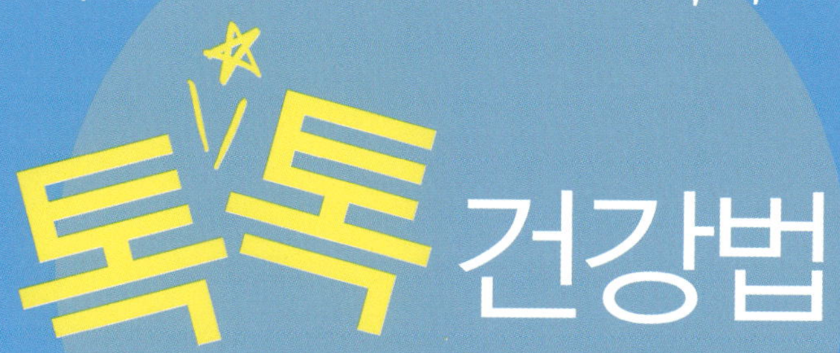

톡톡 건강법

Part 3은 우리의 삶의 질을 높여주는 톡톡 건강법을 배우는 장이다. 다이어트, 스태미나 강화, 변비 해소와 장 활성화, 생리통 완화, 눈의 피로 완화, 시력 개선, 얼굴 트러블 완화를 돕는 BRT와 갑상선 호르몬 이상, 두통, 소화에 좋은 BRT들이 소개되어 있다.

여기에 소개되는 증상들은 일상생활에 큰 지장을 주지는 않지만 생활을 불편하게 하고 삶의 질을 떨어뜨리는 요인이 될 수 있다. 따라서 Part 3은 근본적인 예방의 차원에 좀 더 가깝다. 생활에 불편한 요소들을 제거함으로써 좀 더 만족스러운 삶을 영위하고자 한다. BRT의 좋은 점은 아무리 많이, 혹은 잘못 시행한다 해도 부작용이 전혀 없기 때문에 염려하지 않아도 된다는 것이다.

1 폭식 욕구를 다스리고 다이어트에 도움이 되는 BRT 중급

다이어트 BRT | 오른손 톡톡

다이어트 BRT (오른손)

태핑 순서	태핑 방법
1	A1을 강하게 11번 두드린다
2	A3을 약간 강하게 9번 두드린다
3	P2를 부드럽게 7번 두드린다
4	H1을 부드럽고 느리게 13번 두드린다
5	H3을 강하게 11번 두드린다
6	P3을 약간 강하게 9번 두드린다

스위치 포인트 : 1번

1. 오른팔을 쭉 펴고 A1의 위치를 찾는다.
2. 오른손 엄지로 A1 부위를 지그시 누른다.
3. 2번 동작을 3초씩 3회 실시한다.

폭식은 과체중이나 비만으로 연결될 여지가 높다. 한편, 유전적으로 과체중 또는 비만이 되도록 프로그램되어 있는 사람이 다이어트를 하면 자연스럽게 폭식이 뒤따르게 된다. **비만 → 다이어트 → 폭식 → 비만**이 계속 악순환되는 것이다. 유전자와는 상관없이 과체중과 폭식 습관을 지닌 사람이 다이어트를 할 경우에도 더욱 집요해지는 폭식 욕구 때문에 비만해질 여지가 높다. 다이어트 BRT는 폭식 욕구를 다스리는 데 도움을 준다. 평소 올바른 식습관을 들이고 건강한 식이요법을 병행하기를 권한다.

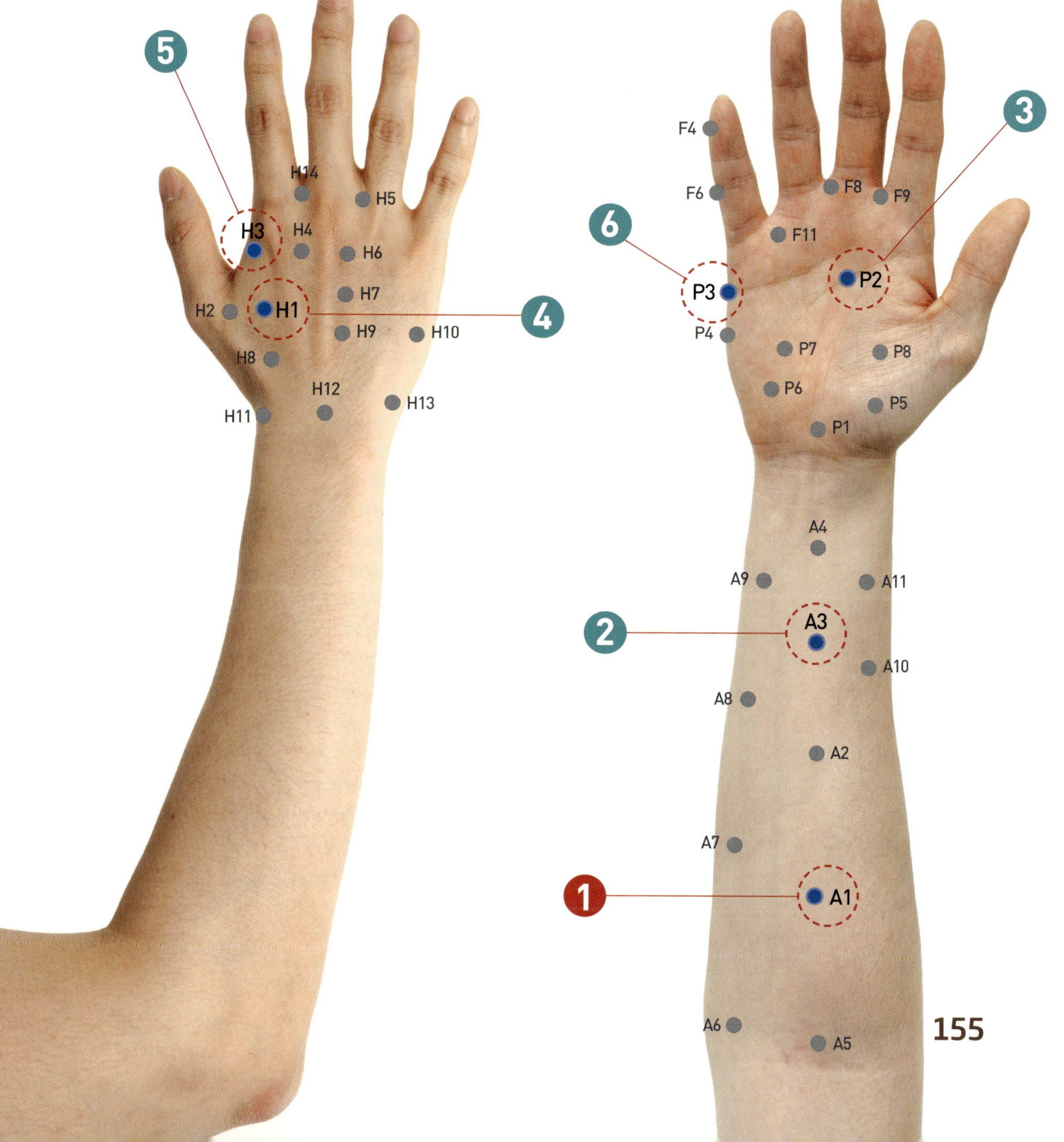

다이어트 BRT (왼손)

태핑 순서	태핑 방법
1	A1을 강하게 11번 두드린다
2	A3을 약간 강하게 9번 두드린다
3	P2를 부드럽게 7번 두드린다
4	H1을 부드럽고 느리게 13번 두드린다
5	H3을 강하게 11번 두드린다
6	P3을 약간 강하게 9번 두드린다

스위치 포인트 : 1번

1. 왼팔을 쭉 펴고 A1의 위치를 찾는다.
2. 오른손 엄지로 A1 부위를 지그시 누른다.
3. 2번 동작을 3초씩 3회 실시한다.

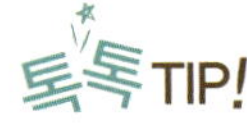
톡톡 TIP!

다이어트 BRT는 폭식에 의한 비만의 악순환의 고리를 끊는 역할을 한다.

비만 → 다이어트 ✖ 폭식 ✖ 비만

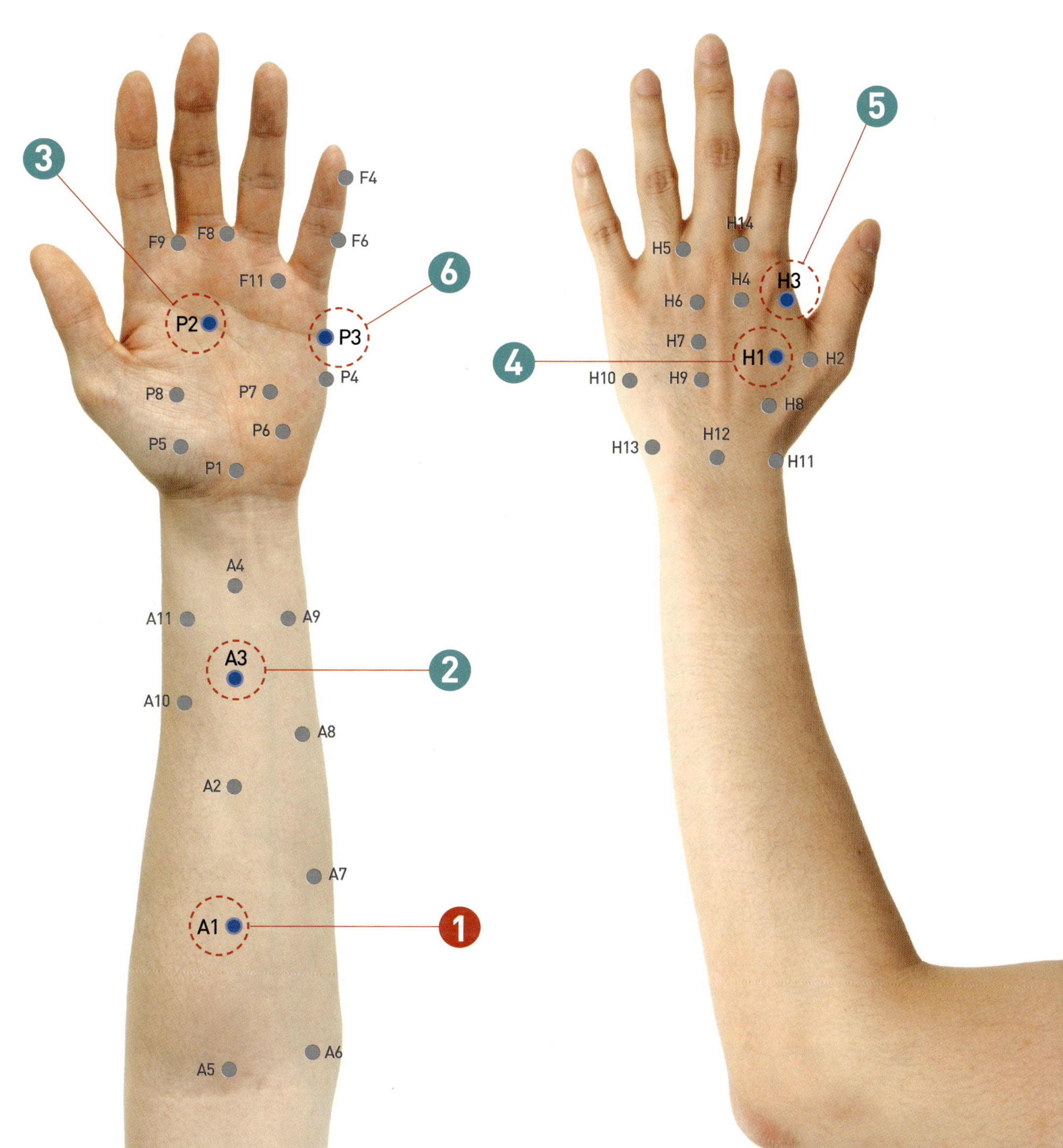

F4
F9
F8
F6
F11
P2
P3
P4
P8
P7
P6
P5
P1
A4
A11
A9
A3
A10
A8
A2
A7
A1
A6
A5
H14
H5
H4
H3
H6
H7
H1
H2
H10
H9
H8
H12
H13
H11
3
6
2
1
5
4

2 남성의 스태미나를 강화하는 BRT 중급

스태미나 BRT | 오른손 톡톡

스태미나 BRT (오른손)

태핑 순서	태핑 방법
1	A1을 강하게 11번 두드린다
2	A2를 약간 강하게 9번 두드린다
3	P1을 부드럽게 7번 두드린다
4	P6을 부드럽고 느리게 13번 두드린다
5	P7을 강하게 11번 두드린다
6	D3을 약간 강하게 9번 두드린다
7	D4를 부드럽게 7번 두드린다

스위치 포인트 : 1번, 3번

1. 오른팔을 펴고 A1과 P1의 위치를 찾는다.
2. 왼손 엄지로 A1 부위를 누르고, 오른손 엄지로는 P1을 지그시 누른다.
3. 2번 동작을 동시에 3초씩 3회 실시한다.

스태미나(stamina)란 지적, 육체적 활동을 장시간 지속하는 지구력을 의미하며, 원래는 체력과 동의어로 사용된다. 그러나 일상에서는 주로 정력(精力)의 의미를 지닌다. 스태미나를 증진시키는 요소로 대개 운동, 식품, 휴식이 알려져 있지만 그중 가장 중요한 것은 식품이다. 양질의 단백질과 지방, 비타민, 무기질이 골고루 함유된 식품이 스태미나에 좋은 반면, 당질은 스태미나를 떨어뜨린다. 여기서 소개되는 BRT와 더불어 균형잡힌 식습관을 들이면 스태미나 강화에 도움이 될 수 있다.

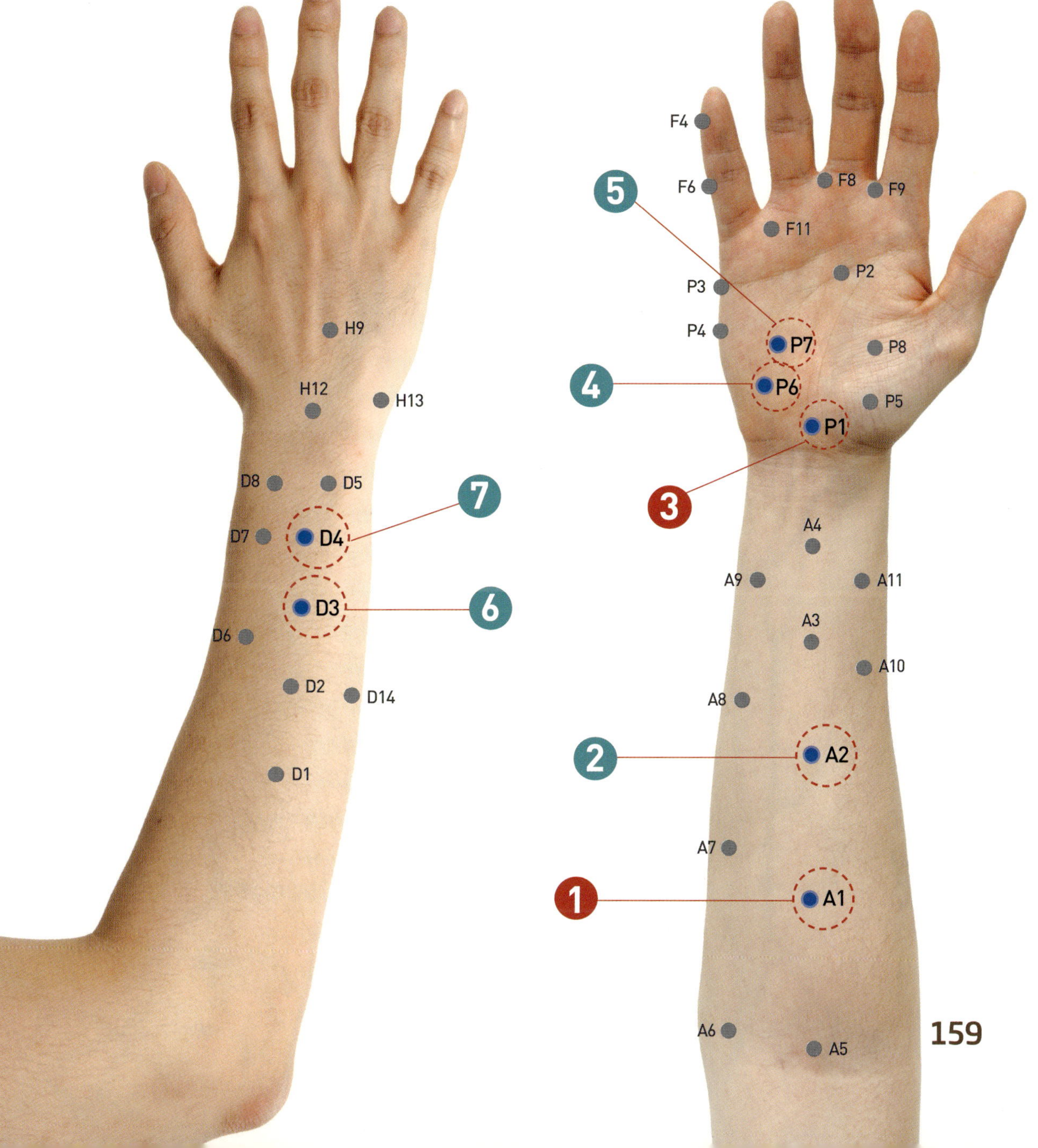

스태미나 BRT (왼손)

태핑 순서	태핑 방법
1	A1을 강하게 11번 두드린다
2	A2를 약간 강하게 9번 두드린다
3	P1을 부드럽게 7번 두드린다
4	P6을 부드럽고 느리게 13번 두드린다
5	P7을 강하게 11번 두드린다
6	D3을 약간 강하게 9번 두드린다
7	D4를 부드럽게 7번 두드린다

스위치 포인트 : 1번, 3번

1. 왼팔을 펴고 A1과 P1의 위치를 찾는다.
2. 왼손 엄지로 P1 부위를 누르고, 오른손 엄지로는 A1을 지그시 누른다.
3. 2번 동작을 동시에 3초씩 3회 실시한다.

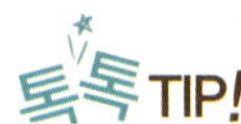
톡톡 TIP!

스태미나를 강화하는 BRT는 학걸음 체조와 함께 해주면 놀랄 만큼 효과가 좋다. 학걸음 체조를 매일 20분 이상 하면서 꾸준히 이 BRT를 해주면 중년 남성들도 보름 안에 20대의 활력을 되찾을 수 있다. 믿기지 않는다면 직접 실천해보라.

스태미나 BRT + 학걸음 체조 → 효과 극대화

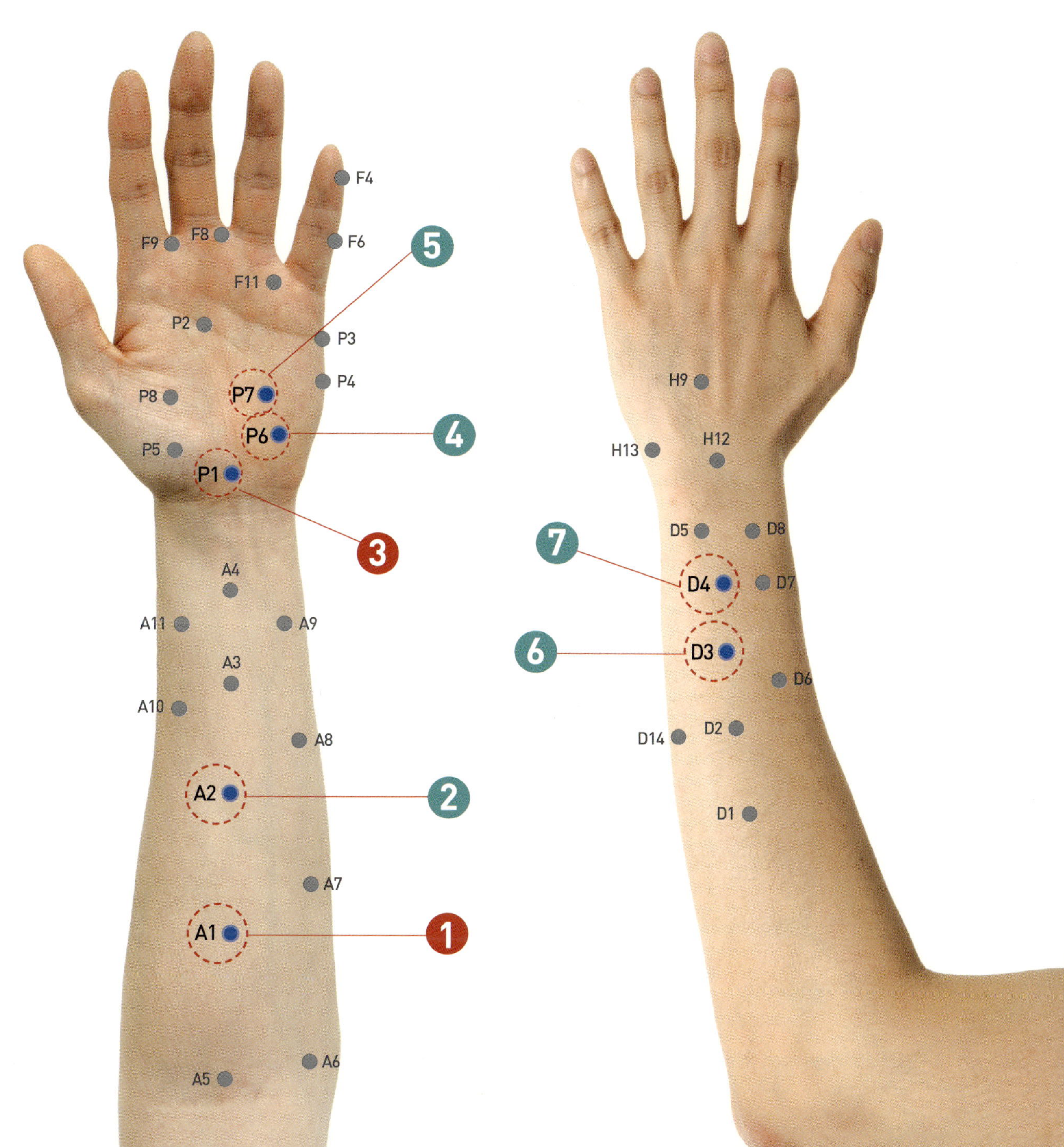

F4
F9
F8
F6
F11
P2
P3
P4
P8
P7
P5
P6
P1
A4
A11
A9
A3
A10
A8
A2
A7
A1
A6
A5
H9
H12
H13
D5
D8
D4
D7
D3
D6
D14
D2
D1
5
4
3
2
1
7
6

변비 및 장 기능 활성화 BRT | 오른손 톡톡

변비 및 장 기능 활성화 BRT (오른손)

태핑 순서	태핑 방법
1	A1을 강하게 11번 두드린다
2	A4를 약간 강하게 9번 두드린다
3	P2를 부드럽게 7번 두드린다
4	P7을 부드럽고 느리게 13번 두드린다
5	P8을 강하게 11번 두드린다
6	P4를 약간 강하게 9번 두드린다
7	H1을 부드럽게 7번 두드린다
8	D1을 부드럽고 느리게 13번 두드린다
9	D3을 강하게 11번 두드린다

스위치 포인트 : 3번과 6번, 또는 4번과 5번

1. 헬스포인트 P2와 P4를 찾는다. 혹은 P7과 P8을 찾는다.
2. 왼손 엄지로는 P2 부위를, 오른손 엄지로는 P4를 지그시 누른다.
   또는 왼손 엄지로 P8을, 오른손 엄지로 P7을 지그시 누른다.
3. 2번 동작을 동시에 3초씩 3회 실시한다.

배변 주기가 2~3일에 1회 이하로 떨어지면서 배변량이 줄어드는 증상을 변비라고 한다. 변비의 원인은 기질적인 것과 기능적인 것으로 나눌 수 있다. 전자는 장 폐색이나 종양, 염증 등에 의한 것이고, 후자는 대장의 기능 이상에 따른 것으로 대부분의 변비가 후자에 속한다. 변비 및 장 기능 활성화 BRT는 대장을 활성화시킴으로써 변비를 해소하는 역할을 한다. 또한 허리 통증 완화에도 도움을 준다.

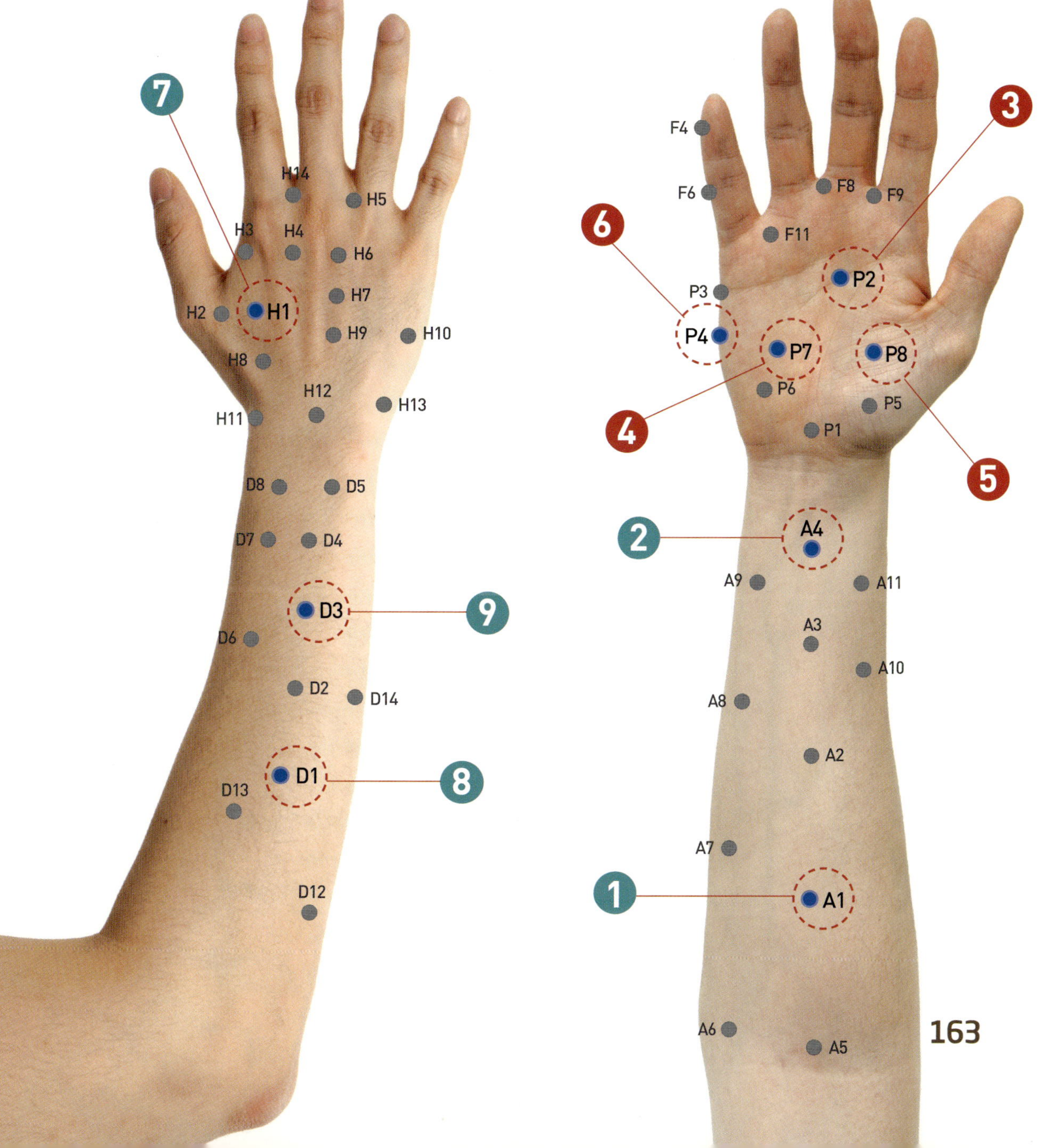

변비 및 장 기능 활성화 BRT (왼손)

태핑 순서	태핑 방법
1	A1을 강하게 11번 두드린다
2	A4를 약간 강하게 9번 두드린다
3	P2를 부드럽게 7번 두드린다
4	P7을 부드럽고 느리게 13번 두드린다
5	P8을 강하게 11번 두드린다
6	P4를 약간 강하게 9번 두드린다
7	H1을 부드럽게 7번 두드린다
8	D1을 부드럽고 느리게 13번 두드린다
9	D3을 강하게 11번 두드린다

스위치 포인트 : 3번과 6번, 또는 4번과 5번

1. 헬스포인트 P2와 P4를 찾는다. 혹은 P7과 P8을 찾는다.
2. 왼손엄지로는 P4 부위를, 오른손 엄지로는 P2 부위를 지그시 누른다.
   또는 왼손 엄지로 P7을, 오른손 엄지로 P8을 지그시 누른다.
3. 2번 동작을 동시에 3초씩 3회 실시한다.

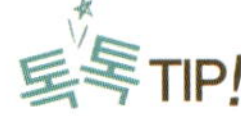

톡톡 TIP!

· 이 BRT는 스위치 포인트가 두 쌍이다. 사람마다 다르기 때문에 둘 중 어떤
  것이 효과가 더 좋다고 말할 수 없다. 둘 다 장에 좋은 스위치 포인트이니 차
  례로 눌러주어도 무방하다.
· 변비 및 장 기능 활성화 BRT를 하면 허리 통증 완화에도 도움이 된다.

변비 및 장 기능 활성화 BRT + 허리 BRT + 무릎 BRT ⇒ 고관절 기능 향상

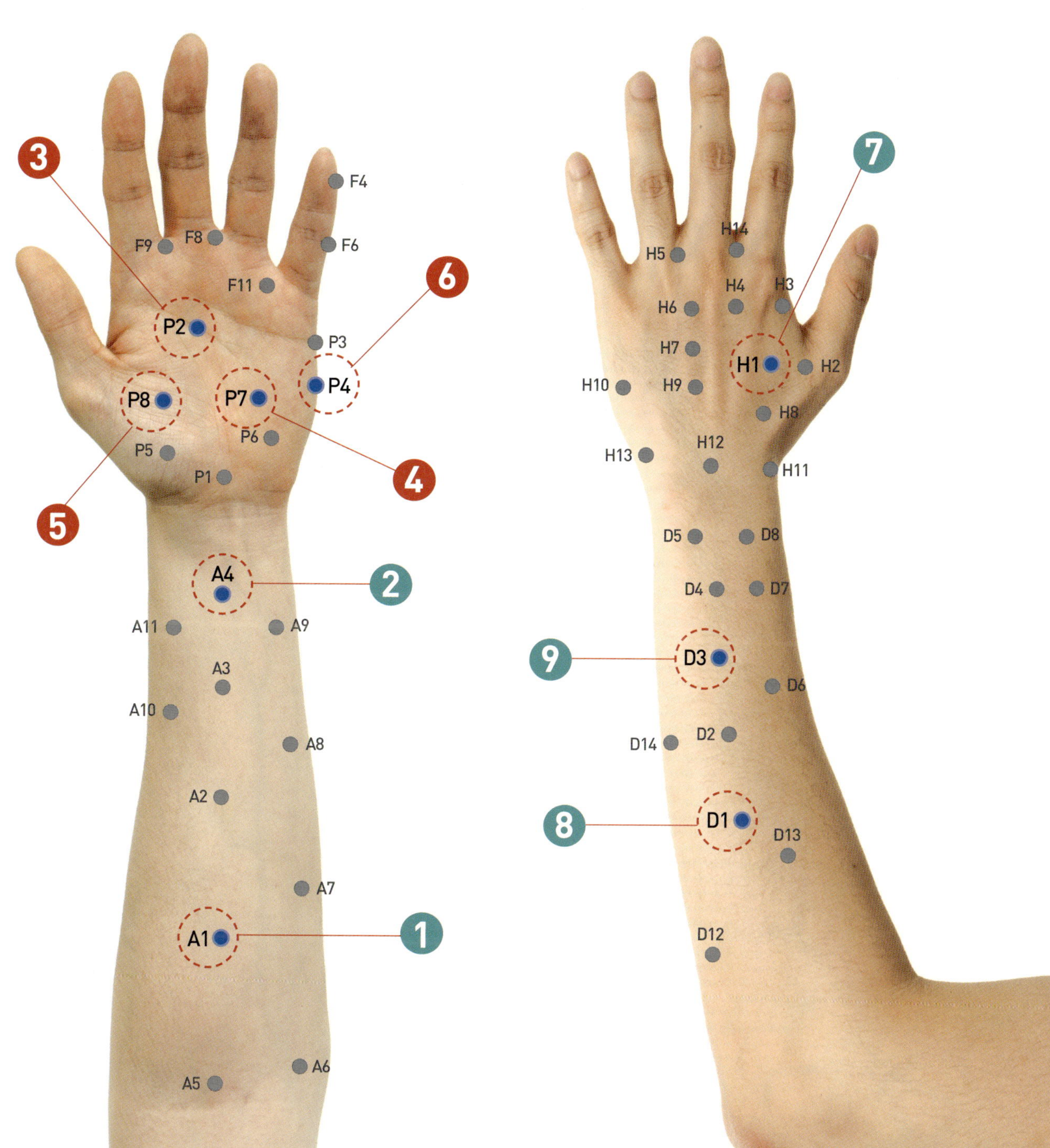
F4
F9
F8
F6
F11
P2
P3
P4
P8
P7
P5
P6
P1
A4
A11
A9
A3
A10
A8
A2
A7
A1
A5
A6
H14
H5
H4
H3
H6
H7
H1
H2
H10
H9
H8
H12
H13
H11
D5
D8
D4
D7
D3
D6
D2
D14
D1
D13
D12
3
6
5
4
2
1
7
9
8

4 생리통을 완화하고 배를 따뜻하게 해주는 BRT 중급

생리통 BRT | 오른손 톡톡

생리통 BRT (오른손)

태핑 순서	태핑 방법
1	A1을 강하게 11번 두드린다
2	A2를 약간 강하게 9번 두드린다
3	P1을 부드럽게 7번 두드린다
4	P5을 부드럽고 느리게 13번 두드린다
5	H13을 강하게 11번 두드린다
6	D8을 약간 강하게 9번 두드린다

스위치 포인트 : 3번, 4번

1. 오른손을 펴고 헬스포인트 P1과 P5를 찾는다.
2. 양손 엄지로 P1과 P5를 지그시 누른다.
3. 2번 동작을 3초씩 3회 실시한다.

생리 기간 전후 하복부 치골 부근에서 동통이 생기는 것을 생리통이라 한다. 1차성 생리통은 자궁 근육이 과도하게 수축함으로써 일어나는 것으로 크게 염려할 필요가 없다. 그러나 간혹 자근근종이나 자궁내막증 같은 골반강 내의 이상 징후에 의한 2차성 생리통도 있을 수 있다. 이 경우 통증은 생리 기간 1, 2주 전부터 계속되고, 또는 생리 후에도 지속될 수 있다.

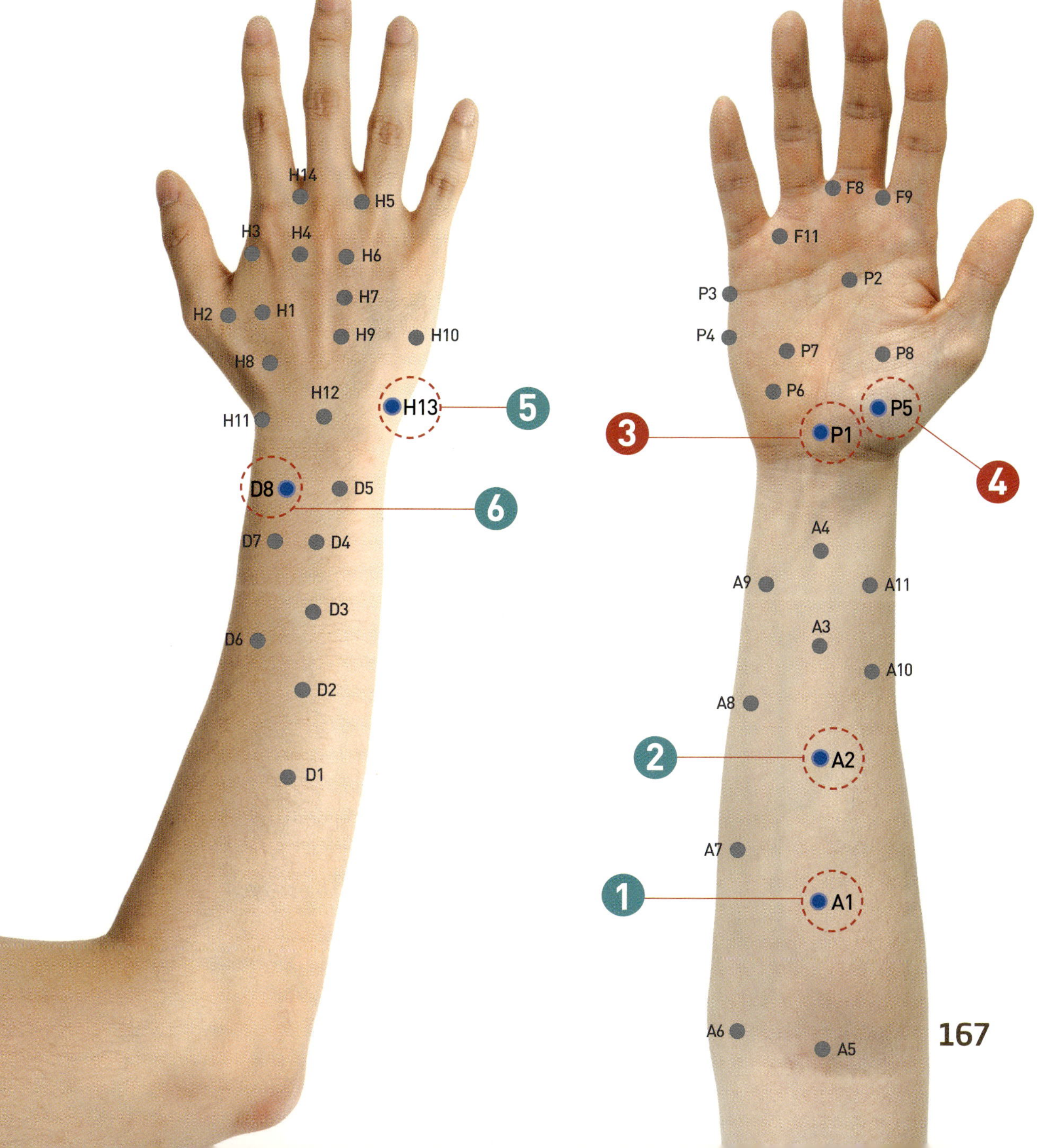

생리통 BRT (왼손)

태핑 순서	태핑 방법
1	A1을 강하게 11번 두드린다
2	A2를 약간 강하게 9번 두드린다
3	P1을 부드럽게 7번 두드린다
4	P5을 부드럽고 느리게 13번 두드린다
5	H13을 강하게 11번 두드린다
6	D8을 약간 강하게 9번 두드린다

스위치 포인트 : 3번, 4번

1. 왼손을 펴고 헬스 포인트 P1과 P5를 찾는다.
2. 양손 엄지로 P1과 P5를 지그시 누른다.
3. 2번 동작을 3초씩 3회 실시한다.

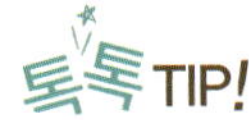

생리통 BRT는 양손 모두 실시하는 것이 좋다. BRT를 통해 통증이 사라진 후에도 생리 기간 중에는 다시 통증이 올 수 있다. 통증이 다시 오기 시작하면 곧바로 BRT를 해준다.

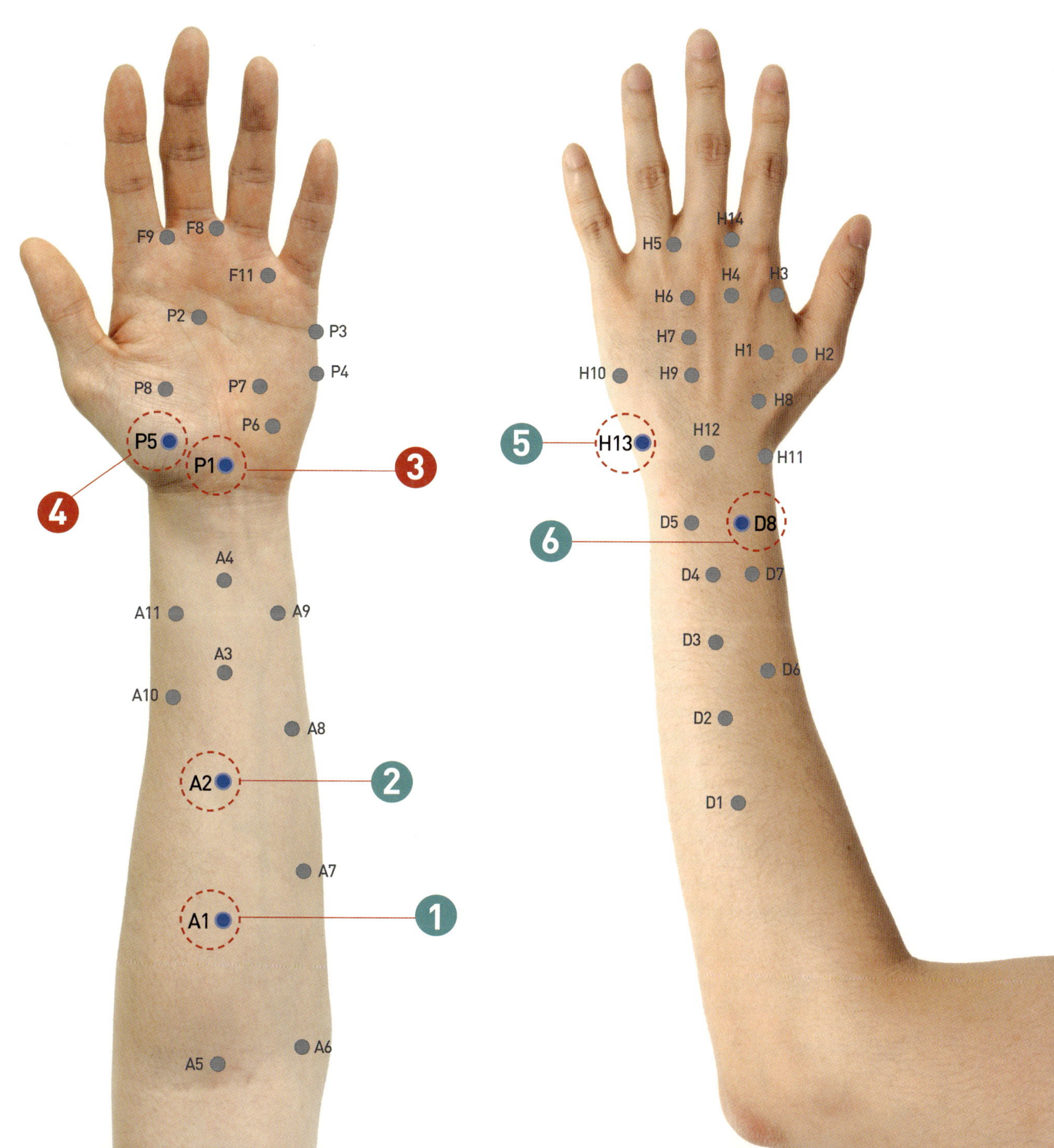

눈의 피로를 풀고 시력 개선에 효과가 있는 BRT 초급

맑은 눈 BRT | 오른손 톡톡

맑은 눈 BRT (오른손)

태핑 순서	태핑 방법
1	A1을 강하게 11번 두드린다
2	A2를 약간 강하게 9번 두드린다
3	S1을 부드럽게 7번 두드린다
4	S2을 부드럽고 느리게 13번 두드린다
5	S3을 강하게 11번 두드린다
6	P2를 약간 강하게 9번 두드린다
7	D1을 부드럽게 7번 두드린다
8	D2를 부드럽고 느리게 13번 두드린다
9	F3을 강하게 11번 두드린다
10	F2를 약간 강하게 9번 두드린다

스위치 포인트 : 6번, 9번, 10번

1. 헬스포인트 P2, F2, F3를 찾는다.
2. 오른손 엄지로 P2 부위를, 왼손 엄지와 검지로 F2와 F3 부위를 지그시 누른다.
3. 2번 동작을 3초씩 3회 실시한다.

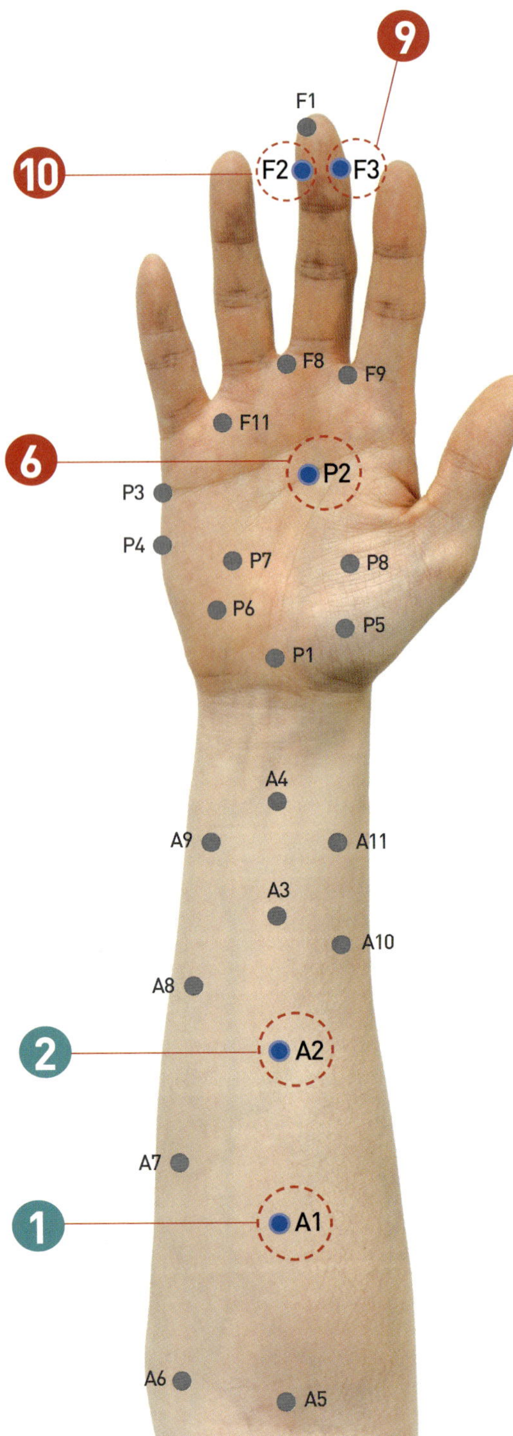

눈의 피로는 안구 건조증, 렌즈 부작용, 장시간 독서나 컴퓨터 작업, 시력 약화, 수면 부족, 신체 피로, 노화 등 원인
이 매우 다양하다. 눈에 좋은 영양분을 충분히 섭취하고 충분히 휴식을 취하면 몸의 피로와 함께 눈의 피로감도 풀리
는 경우가 많다. 더불어 맑은 눈 BRT를 해주면 눈의 피로를 풀어줄 뿐 아니라 시력 개선에도 효과가 있다. 또한 노안
에도 효과가 좋디.

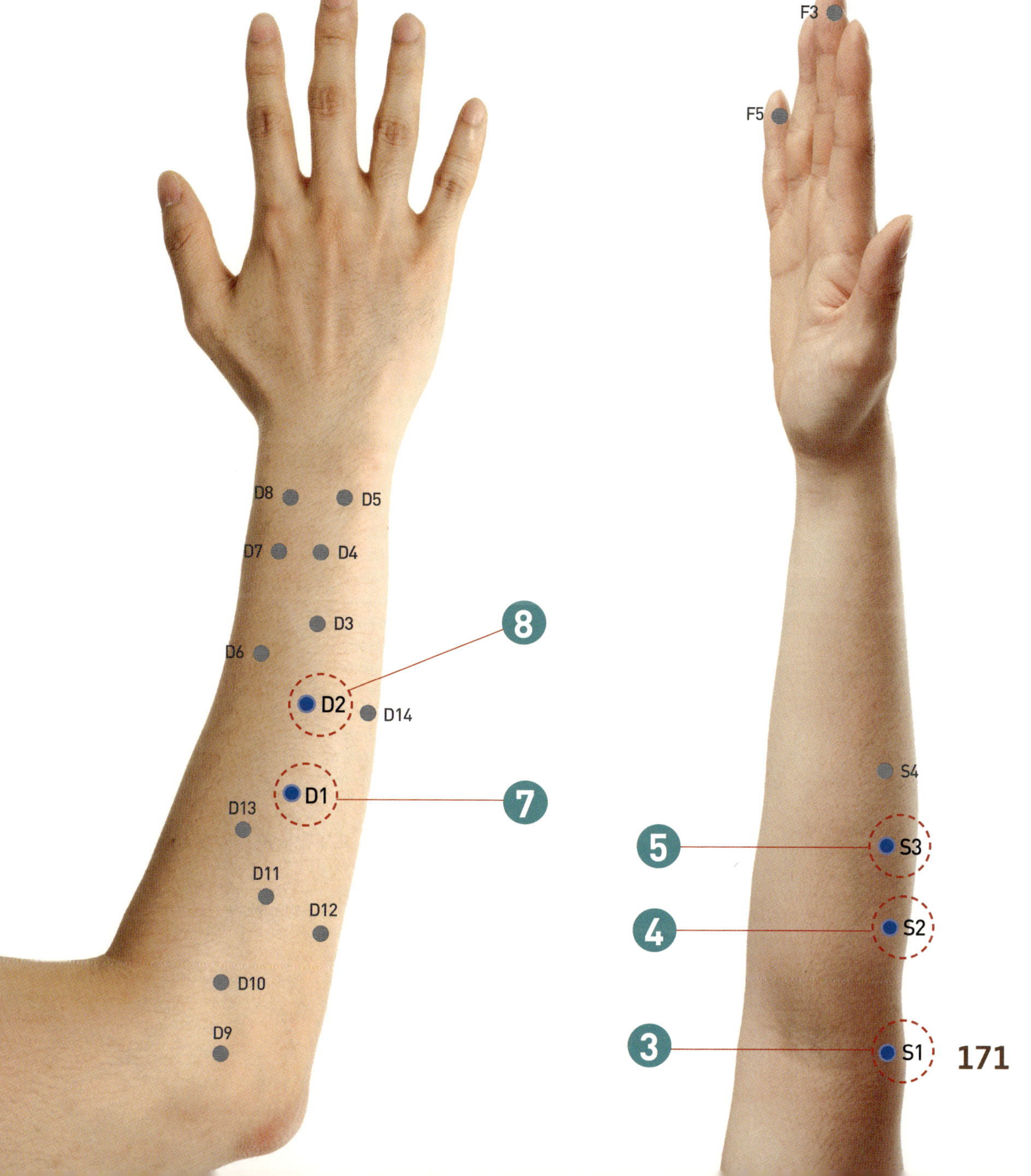

맑은 눈 BRT (왼손)

태핑 순서	태핑 방법
1	A1을 강하게 11번 두드린다
2	A2를 약간 강하게 9번 두드린다
3	S1을 부드럽게 7번 두드린다
4	S2을 부드럽고 느리게 13번 두드린다
5	S3을 강하게 11번 두드린다
6	P2를 약간 강하게 9번 두드린다
7	D1을 부드럽게 7번 두드린다
8	D2를 부드럽고 느리게 13번 두드린다
9	F3을 강하게 11번 두드린다
10	F2를 약간 강하게 9번 두드린다

스위치 포인트 : 6번, 9번, 10번

1. 헬스포인트 P2, F2, F3를 찾는다.
2. 오른손 엄지로 P2 부위를, 왼손 엄지와 검지로 F2와 F3 부위를 지그시 누른다.
3. 2번 동작을 3초씩 3회 실시한다.

톡톡 TIP!

· 눈의 피로가 심할 때는 머리 BRT 실시 후 눈 BRT를 병행해준다.

눈의 피로가 심할 때는 머리 BRT + 맑은 눈 BRT

· 맑은 눈 BRT ⇒ 노안에 효과가 좋다.

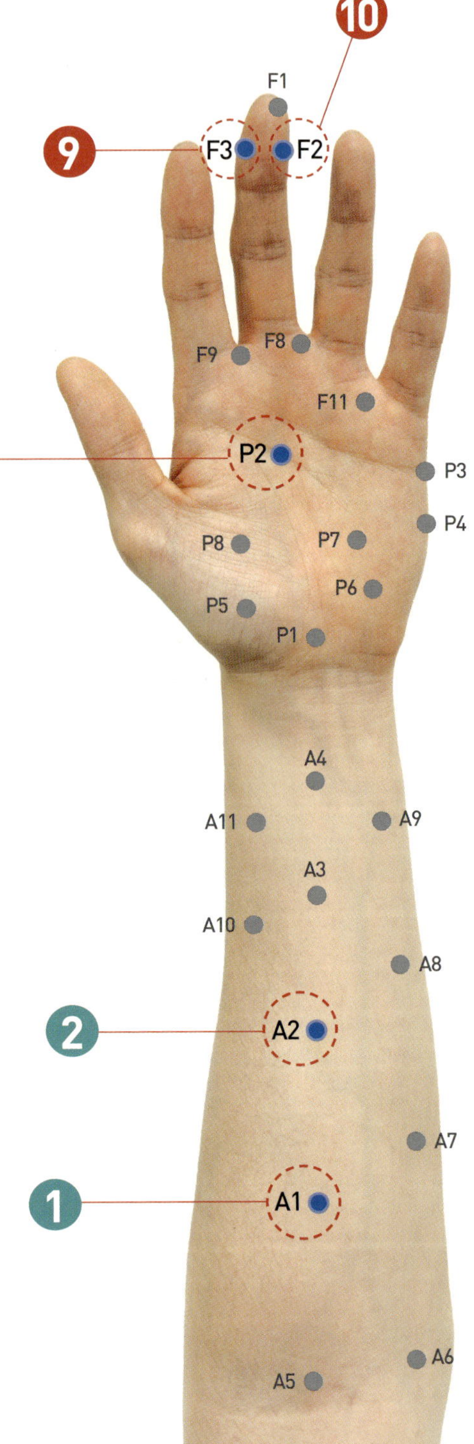

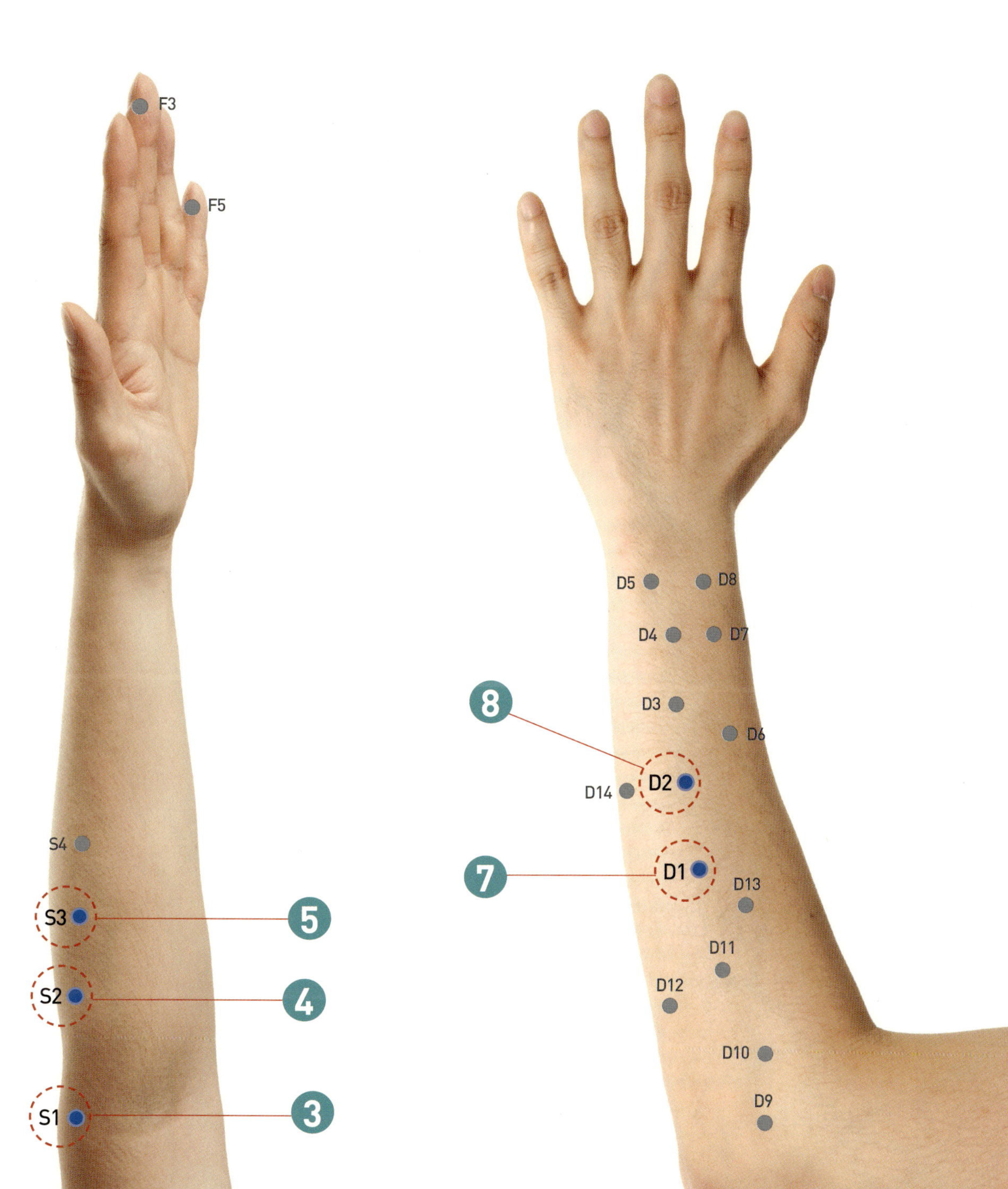

F3
F5
S4
S3
S2
S1
5
4
3
D5
D8
D4
D7
D3
D6
8
D14
D2
7
D1
D13
D11
D12
D10
D9

맑은 얼굴 BRT | 오른손 톡톡

맑은 얼굴 BRT (오른손)

태핑 순서	태핑 방법
1	A1을 강하게 11번 두드린다
2	A2를 약간 강하게 9번 두드린다
3	P2를 부드럽게 7번 두드린다
4	H10을 부드럽고 느리게 13번 두드린다
5	D7을 강하게 11번 두드린다

스위치 포인트 : 3번

1. 오른손을 펴고 헬스포인트 P2를 찾는다.
2. 오른손 엄지로 P2를 지그시 누른다.
3. 2번 동작을 3초씩 3회 실시한다.

얼굴 피부 트러블은 여드름, 기미, 주근깨, 검버섯, 닭살, 색소 침착 등으로 나타난다. 여드름의 경우, 사춘기 호르몬 불균형에 의해 일시적으로 생겼다 사라지지만 성인 여드름은 위장이나 내장 기관의 저하, 질병, 스트레스 등 발생 원인이 매우 다양하다. 얼굴 피부 트러블의 주된 원인은 자외선, 수분 부족, 노화를 꼽을 수 있다. 맑은 얼굴 BRT를 자주 해주면 피부 트러블을 예방함과 동시에 이미 생긴 트러블을 완화하고, 얼굴에 생기를 부여할 수 있다.

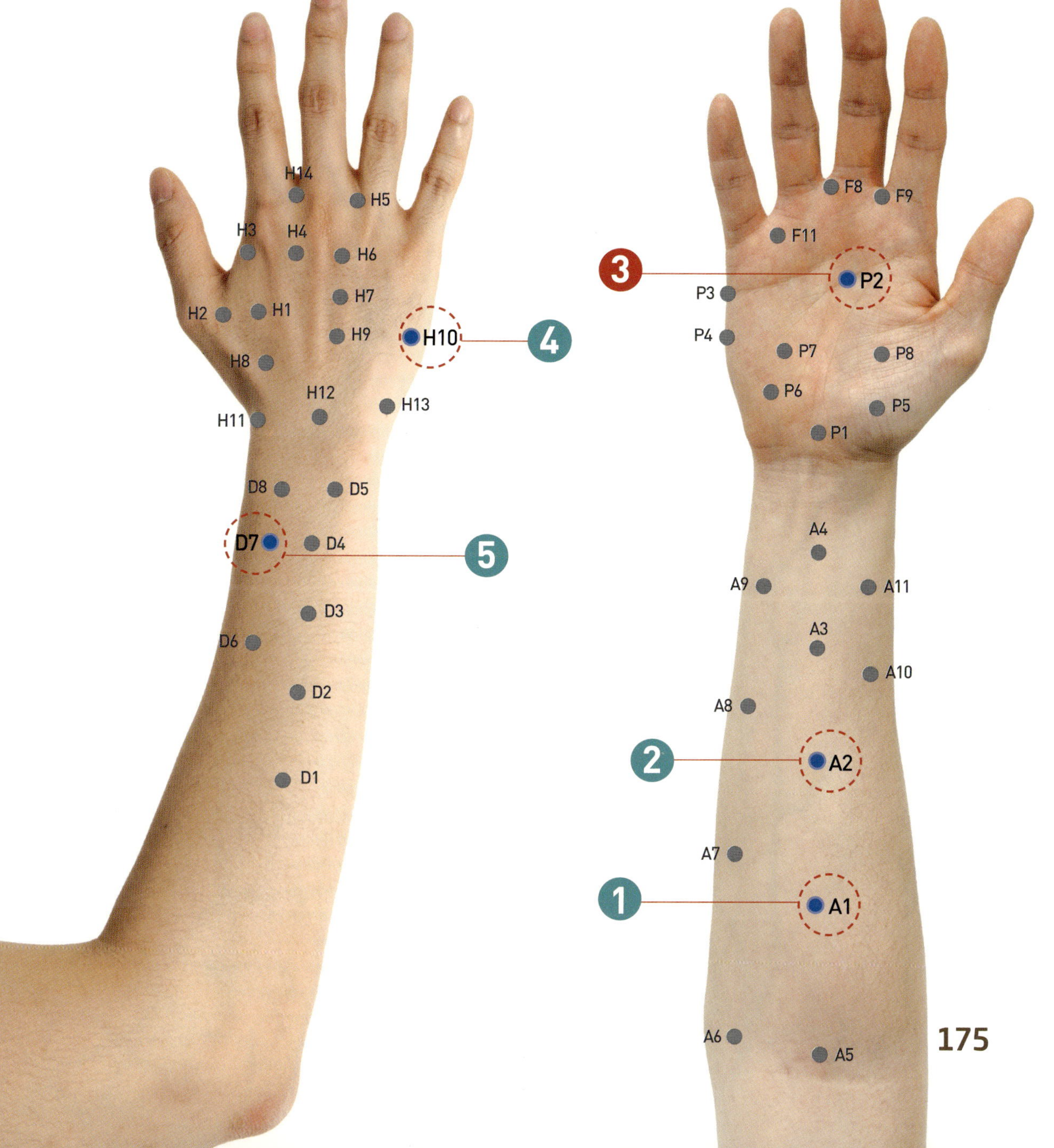

맑은 얼굴 BRT (왼손)

태핑 순서	태핑 방법
1	A1을 강하게 11번 두드린다
2	A2를 약간 강하게 9번 두드린다
3	P2를 부드럽게 7번 두드린다
4	H10을 부드럽고 느리게 13번 두드린다
5	D7을 강하게 11번 두드린다

스위치 포인트 : 3번

1. 왼손을 펴고 헬스포인트 P2를 찾는다.
2. 오른손 엄지로 P2를 지그시 누른다.
3. 2번 동작을 3초씩 3회 실시한다.

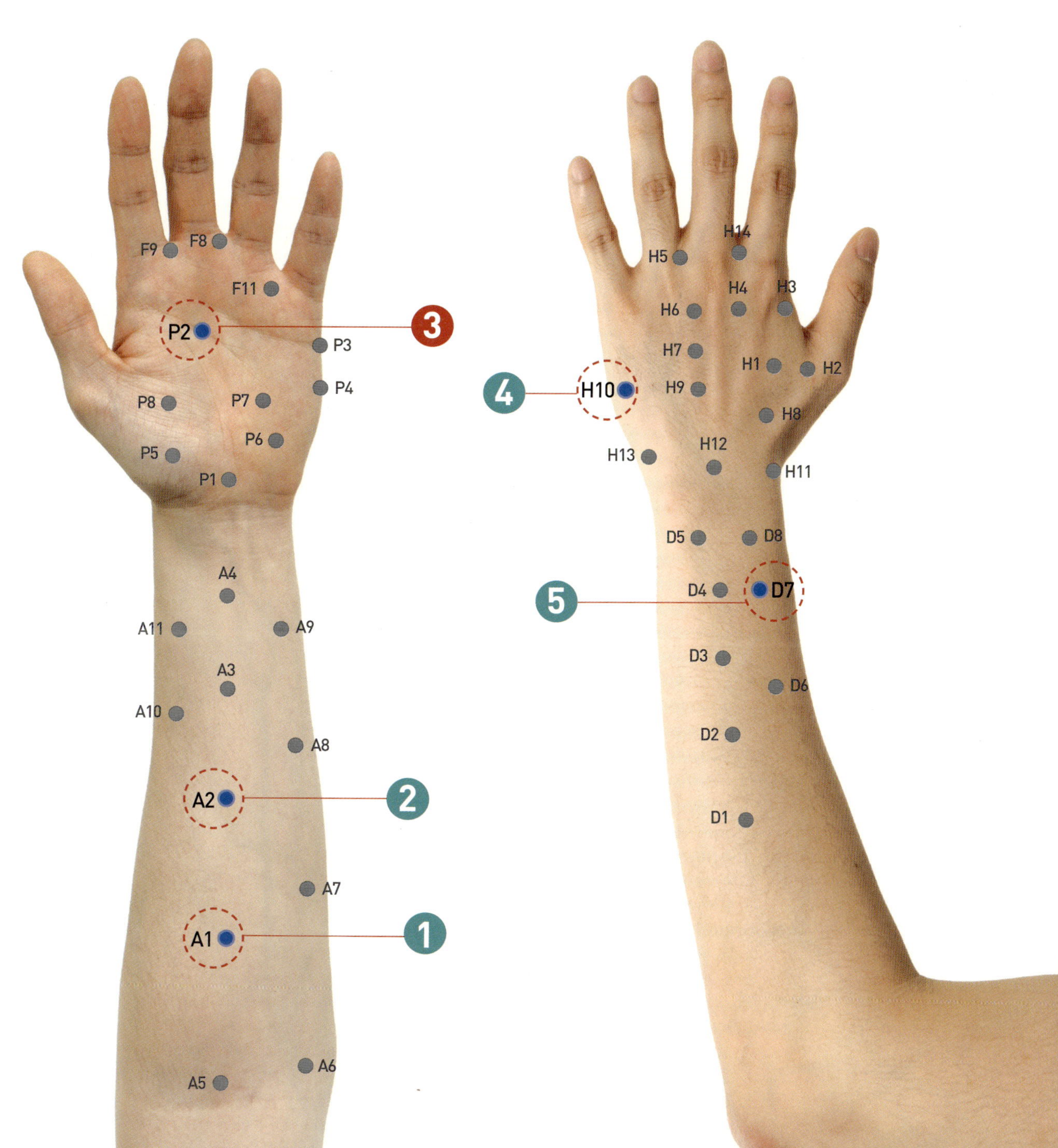

F9
F8
F11
P2
P3
P4
P8
P7
P6
P5
P1
A4
A11
A9
A3
A10
A8
A2
A7
A1
A5
A6
H14
H5
H4
H3
H6
H7
H1
H2
H9
H8
H10
H12
H13
H11
D5
D8
D4
D7
D3
D6
D2
D1
3
2
1
4
5

갑상샘 BRT | 오른손 톡톡

갑상샘 BRT (오른손)

태핑 순서	태핑 방법
1	A1을 강하게 11번 두드린다
2	A2를 약간 강하게 9번 두드린다
3	S1을 부드럽게 7번 두드린다
4	S3을 부드럽고 느리게 13번 두드린다
5	P2를 강하게 11번 두드린다
6	H7을 약간 강하게 9번 두드린다
7	D13을 부드럽게 7번 두드린다

스위치 포인트 : 6번, 7번

1. 오른손을 펴고 헬스포인트 H7과 D13을 찾는다.
2. 왼손 엄지로 H7을 누르고, 오른손 엄지로 D13을 지그시 누른다.
3. 2번 동작을 동시에 3초씩 3회 실시한다.

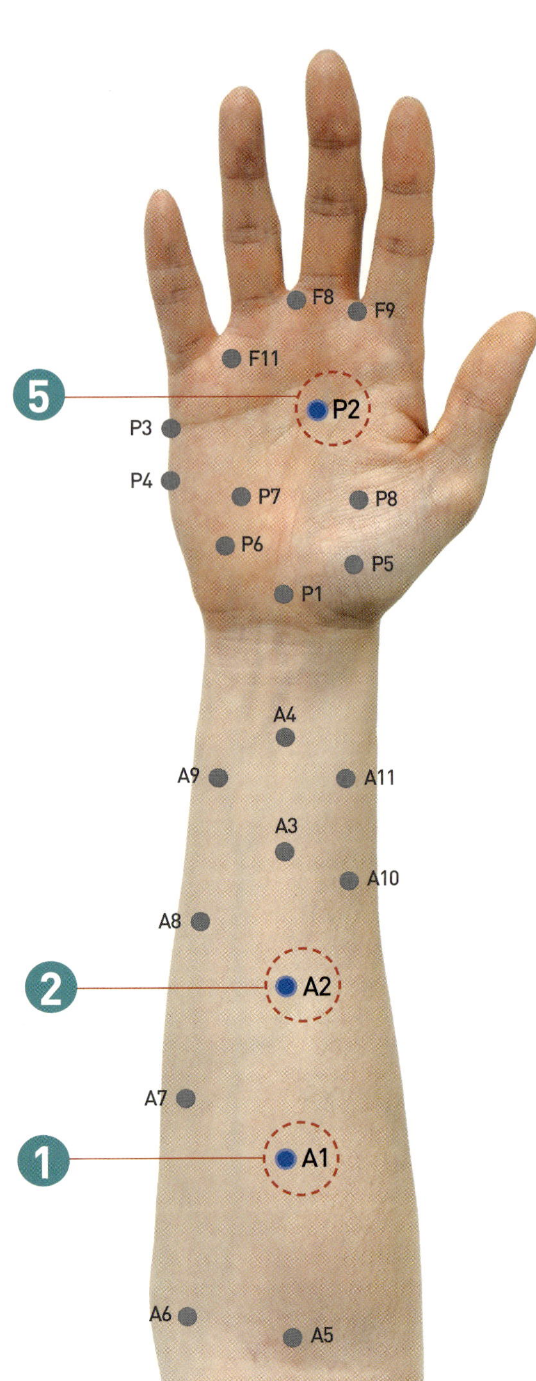

갑상선의 올바른 명칭은 갑상샘 혹은 목밑샘이라 한다. 목 앞 중앙에 있는 물렁물렁한 뼈로 좌우에 엽이 한 개씩 있다. 갑상샘 기능 이상으로는 갑상샘 호르몬이 과다 분비되는 기능 항진과 그 반대인 기능 저하로 나눈다. 갑상샘은 스트레스와 과로에 매우 민감한 기관이다. 과도한 알코올 섭취나 흡연과도 관련이 있다고 보고되고 있다. 평소 건강한 생활습관과 식습관을 유지하는 한편, 갑상샘 BRT를 병행해주면 갑상샘 호르몬 이상을 크게 완화할 수 있다.

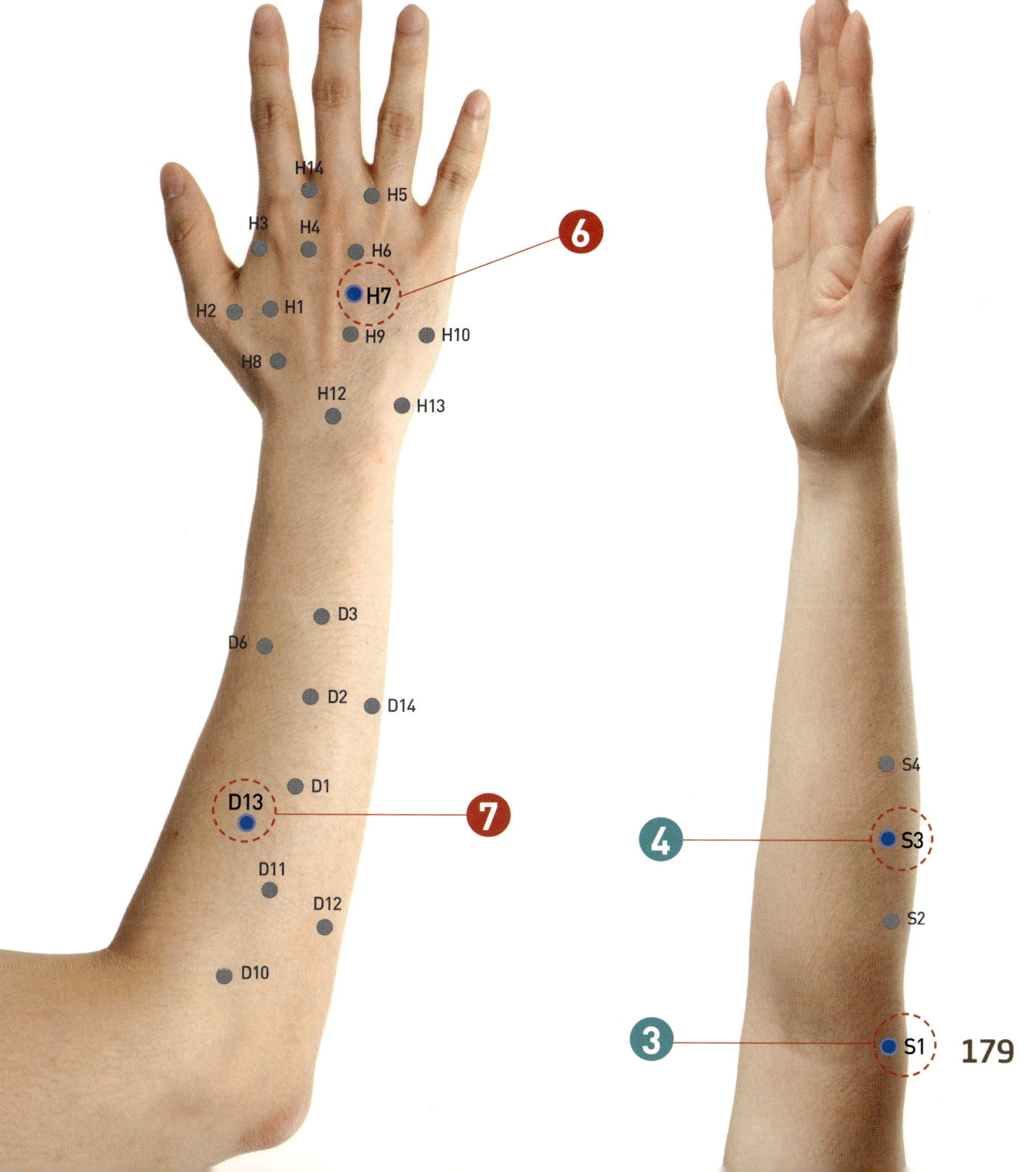

갑상샘 BRT (왼손)

태핑 순서	태핑 방법
1	A1을 강하게 11번 두드린다
2	A2를 약간 강하게 9번 두드린다
3	S1을 부드럽게 7번 두드린다
4	S3을 부드럽고 느리게 13번 두드린다
5	P2를 강하게 11번 두드린다
6	H7을 약간 강하게 9번 두드린다
7	D13을 부드럽게 7번 두드린다

스위치 포인트 : 6번, 7번

1. 왼손을 펴고 헬스포인트 H7과 D13을 찾는다.
2. 왼손 엄지로 D13을 누르고, 오른손 엄지로 H7을 지그시 누른다.
3. 2번 동작을 동시에 3초씩 3회 실시한다.

톡톡 TIP!

갑상선 BRT는 고급 단계에 속한다. BRT에 숙련된 사람이 해주어야 하며, 톡톡 체조를 꾸준히 함께 해주어야 더 좋은 효과를 볼 수 있다.

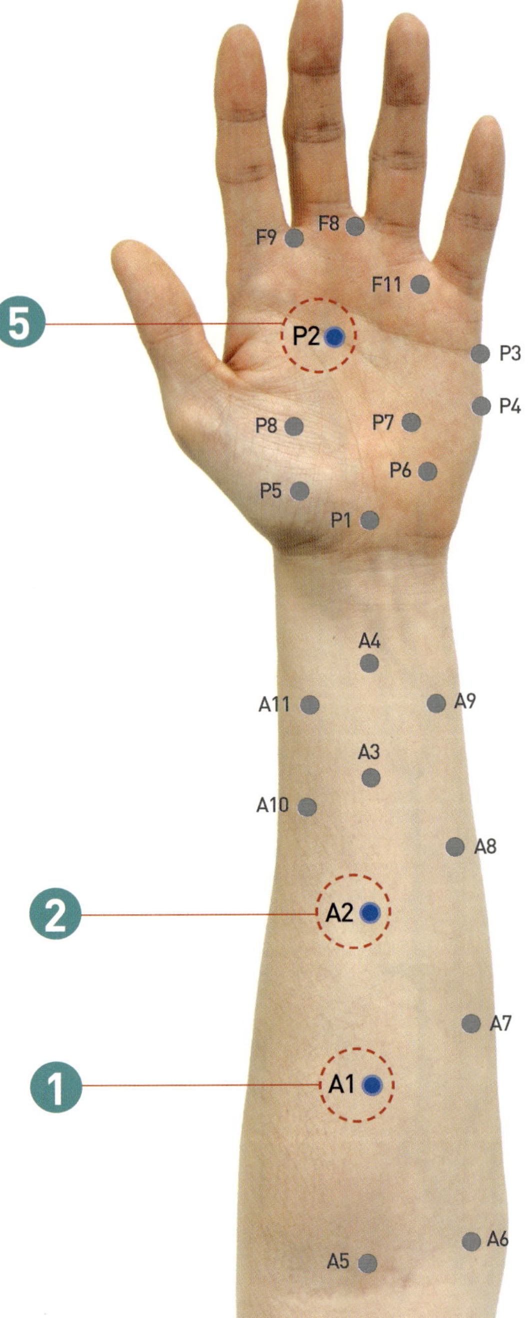

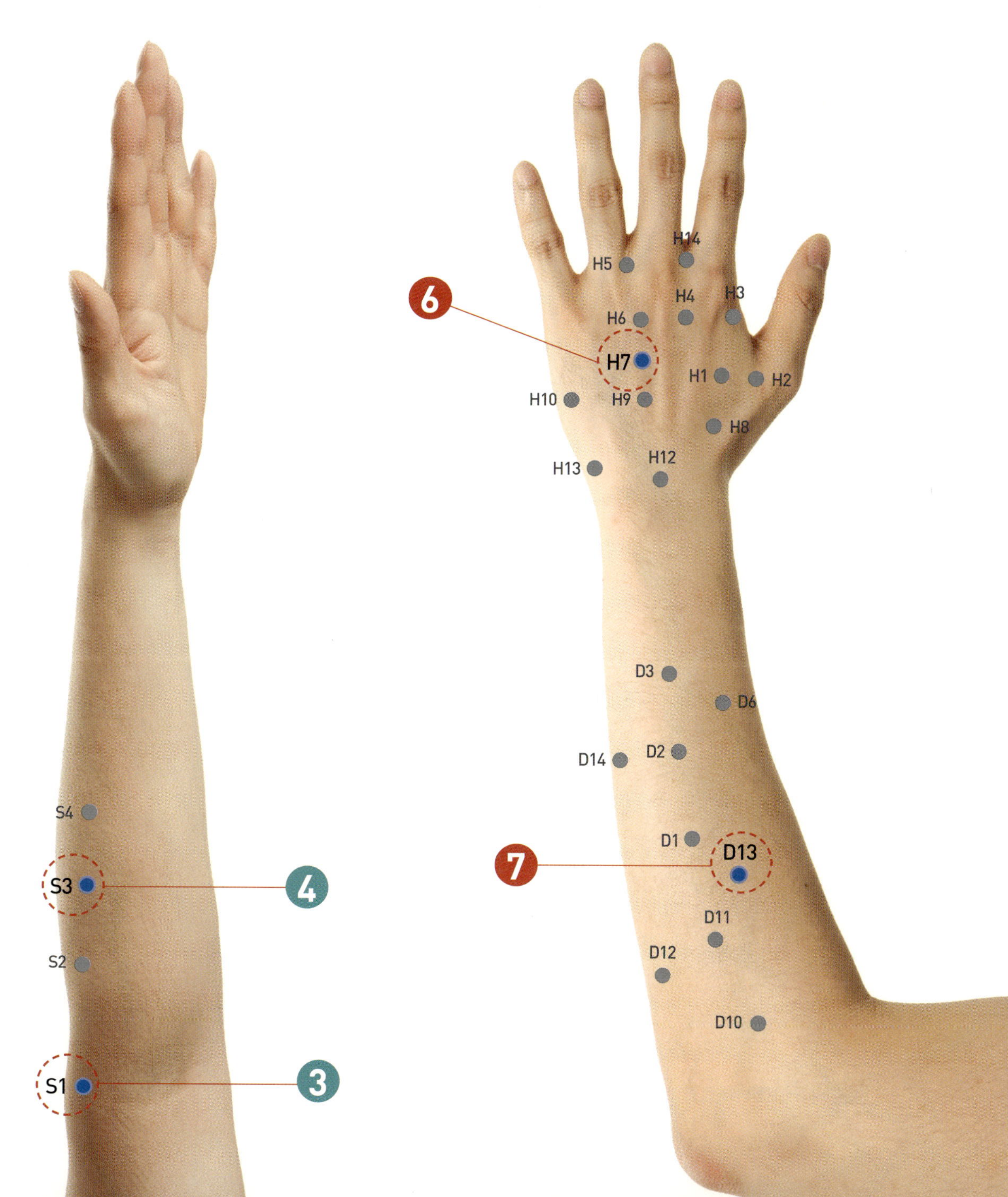

H14
H5
H4
H3
H6
H7
H1
H2
H10
H9
H8
H13
H12
6
S4
S3
4
S2
S1
3
D3
D6
D14
D2
D1
D13
7
D11
D12
D10

머리 BRT (오른손)

태핑 순서	태핑 방법
1	A1을 강하게 11번 두드린다
2	A2를 약간 강하게 9번 두드린다
3	S1을 부드럽게 7번 두드린다
4	S2를 부드럽고 느리게 13번 두드린다
5	F1을 강하게 11번 두드린다
6	H1을 약간 강하게 9번 두드린다
7	H12를 부드럽게 7번 두드린다

스위치 포인트 : 5번, 6번

1. 오른손에서 헬스포인트 F1과 H1을 찾는다.
2. 오른손 엄지로 F1을 누르고, 왼손 엄지로 H1을 지그시 누른다.
3. 2번 동작을 동시에 3초씩 3회 실시한다.

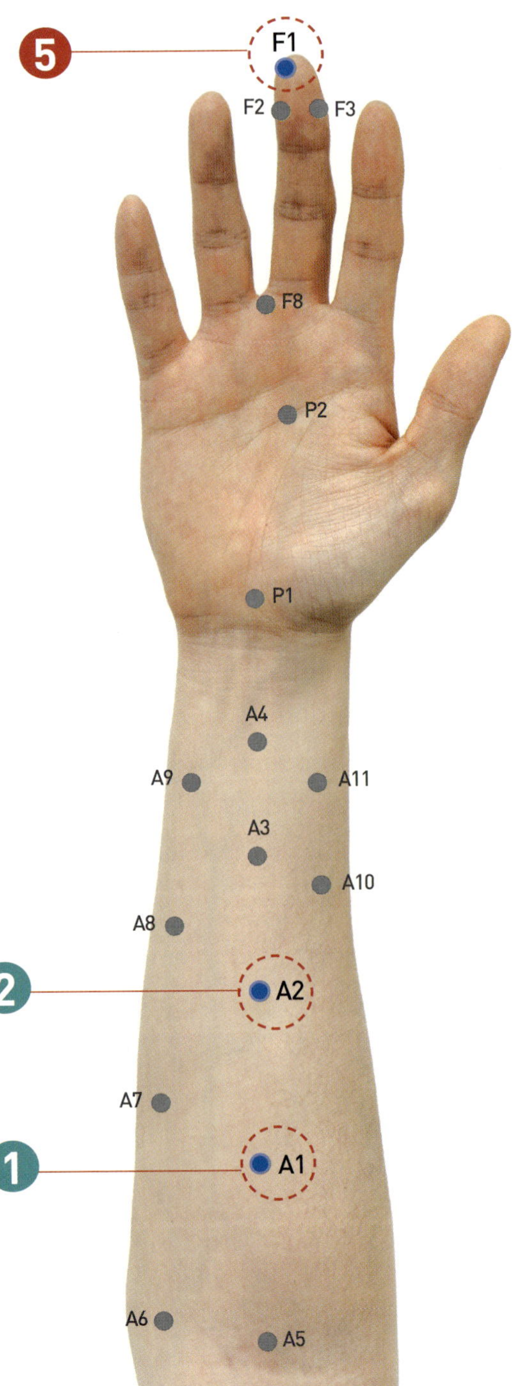

흔히 머리가 아프다고 호소하는 두통은 그 원인이 다양하다. 증상 또한 다양하여 전두통, 후두통, 편두통을 포함, 머리가 흐릿한 느낌까지 다 두통이라 말한다. 피로나 수면부족, 혹은 스트레스에 의한 가벼운 두통은 원인 요소가 사라지면 함께 사라진다. 그러나 뇌종양이나 뇌출혈, 뇌염, 뇌수막염 등 두개골 이상에 의한 두통은 근본적인 원인 치료가 필요하다. 머리 BRT는 머리를 맑게 해줄 뿐 아니라 전, 후두통 개선에 도움을 준다.

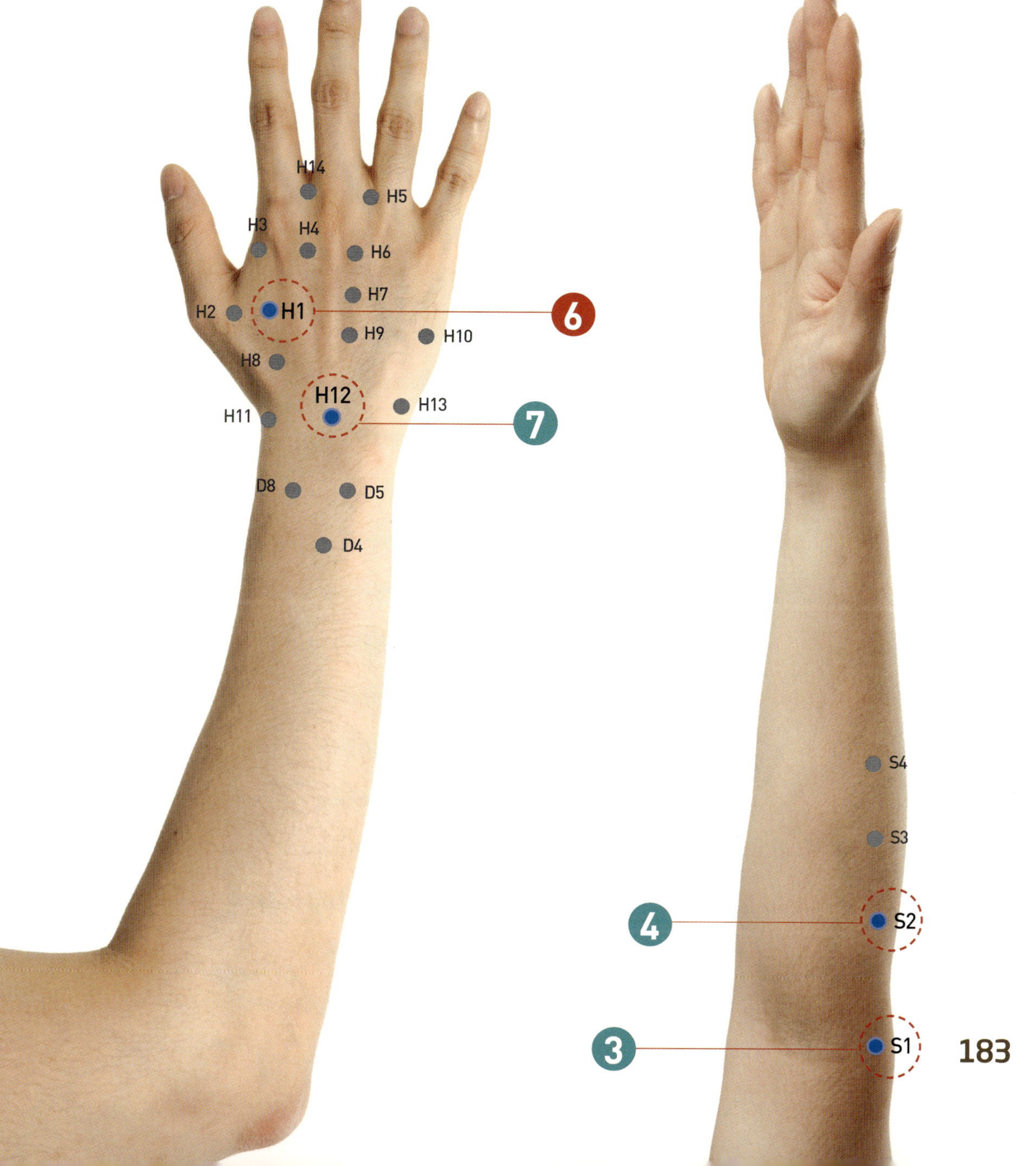

머리 BRT (왼손)

태핑 순서	태핑 방법
1	A1을 강하게 11번 두드린다
2	A2를 약간 강하게 9번 두드린다
3	S1을 부드럽게 7번 두드린다
4	S2를 부드럽고 느리게 13번 두드린다
5	F1을 강하게 11번 두드린다
6	H1을 약간 강하게 9번 두드린다
7	H12를 부드럽게 7번 두드린다

스위치 포인트 : 5번, 6번

1. 왼손에서 헬스포인트 F1과 H1을 찾는다.
2. 오른손 엄지로 F1을 누르고, 왼손 엄지로 H1을 지그시 누른다.
3. 2번 동작을 동시에 3초씩 3회 실시한다.

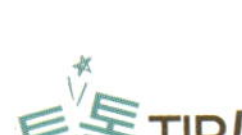

톡톡 TIP!

머리 BRT는 전두통과 후두통, 눈의 피로, 등세모근(목과 어깨 사이에 있는 양쪽 근육) 이완에 효과가 있다.

편두통 ⇒ 소화 BRT + 머리 BRT or 소화 BRT + 눈 BRT

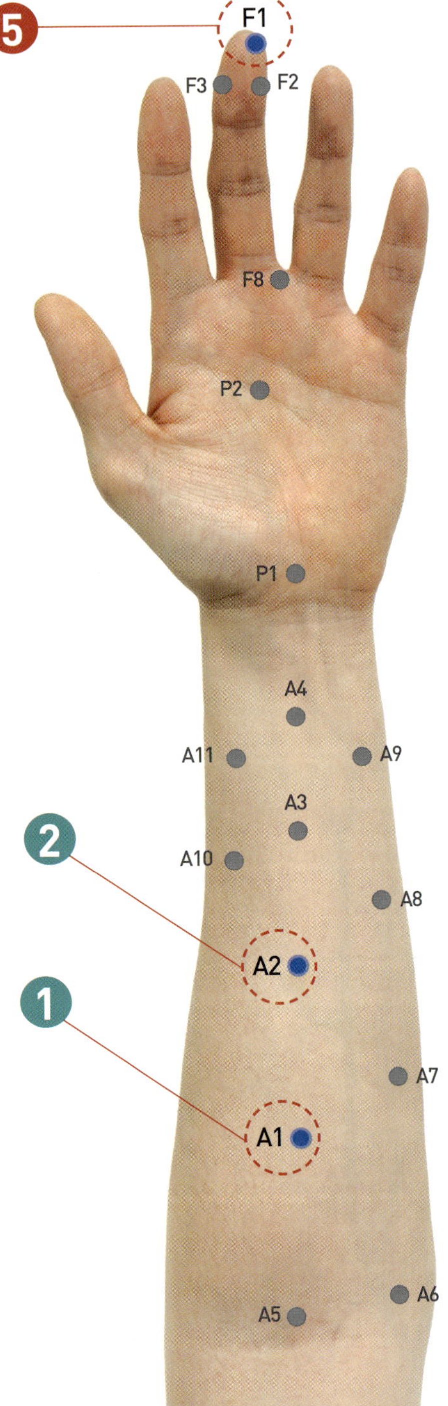

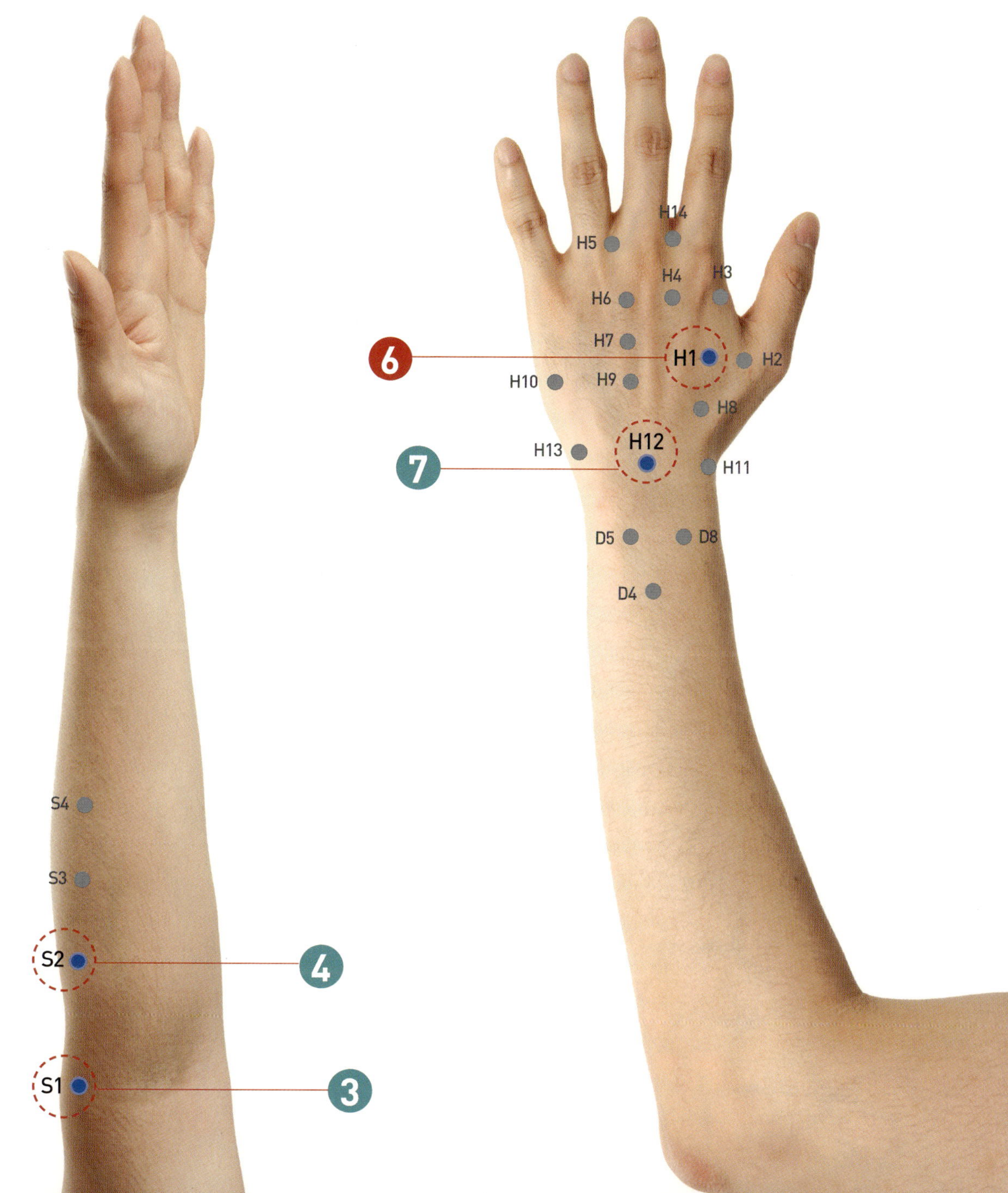

H14
H5
H4
H3
H6
H7
H1
H2
6
H10
H9
H8
H12
7
H13
H11
D5
D8
D4
S4
S3
S2
4
S1
3

9 소화 기능을 향상시키는 BRT 중급

소화 BRT (오른손)

태핑 순서	태핑 방법
1	A1을 강하게 11번 두드린다
2	A2를 약간 강하게 9번 두드린다
3	A3을 부드럽게 7번 두드린다
4	A4를 부드럽고 느리게 13번 두드린다
5	H1을 강하게 11번 두드린다
6	P2를 약간 강하게 9번 두드린다
7	S4를 부드럽게 7번 두드린다

스위치 포인트 : 1번, 5번

1. 왼손에서 헬스포인트 A1과 H1을 찾는다.
2. 왼손 엄지로 A1 부위를 누르고, 오른손 엄지로는 H1 부위를 지그시 누른다
3. 2번 동작을 동시에 3초씩 3회 실시한다.

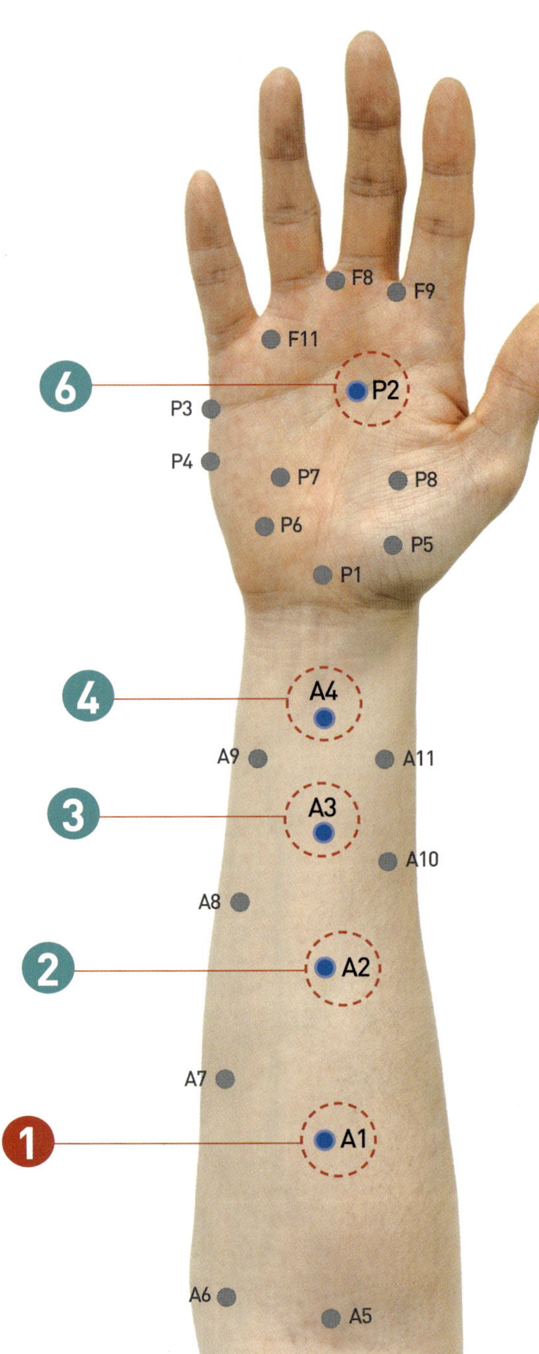

소화불량은 주로 상복부에 소화 장애 증세가 있는 경우를 말한다. 속쓰림, 더부룩함, 복부 팽만감, 구역질 등 다양한 증상을 수반한다. 생활습관을 개선하고 식이를 조절하면 가벼운 소화불량은 금세 나아진다. 그래도 나아지지 않으면 위염이나 궤양에 의한 소화불량을 의심할 수 있다. 소화 BRT는 소화불량을 예방하고, 답답한 속을 시원하게 뚫어주는 데 도움을 준다. 체했을 때도 좋다. 또한 머리, 눈, 목, 어깨 통증 같은 상체 통증이 잘 낫지 않을 때 소화 BRT를 먼저 실시하면 더욱 좋다.

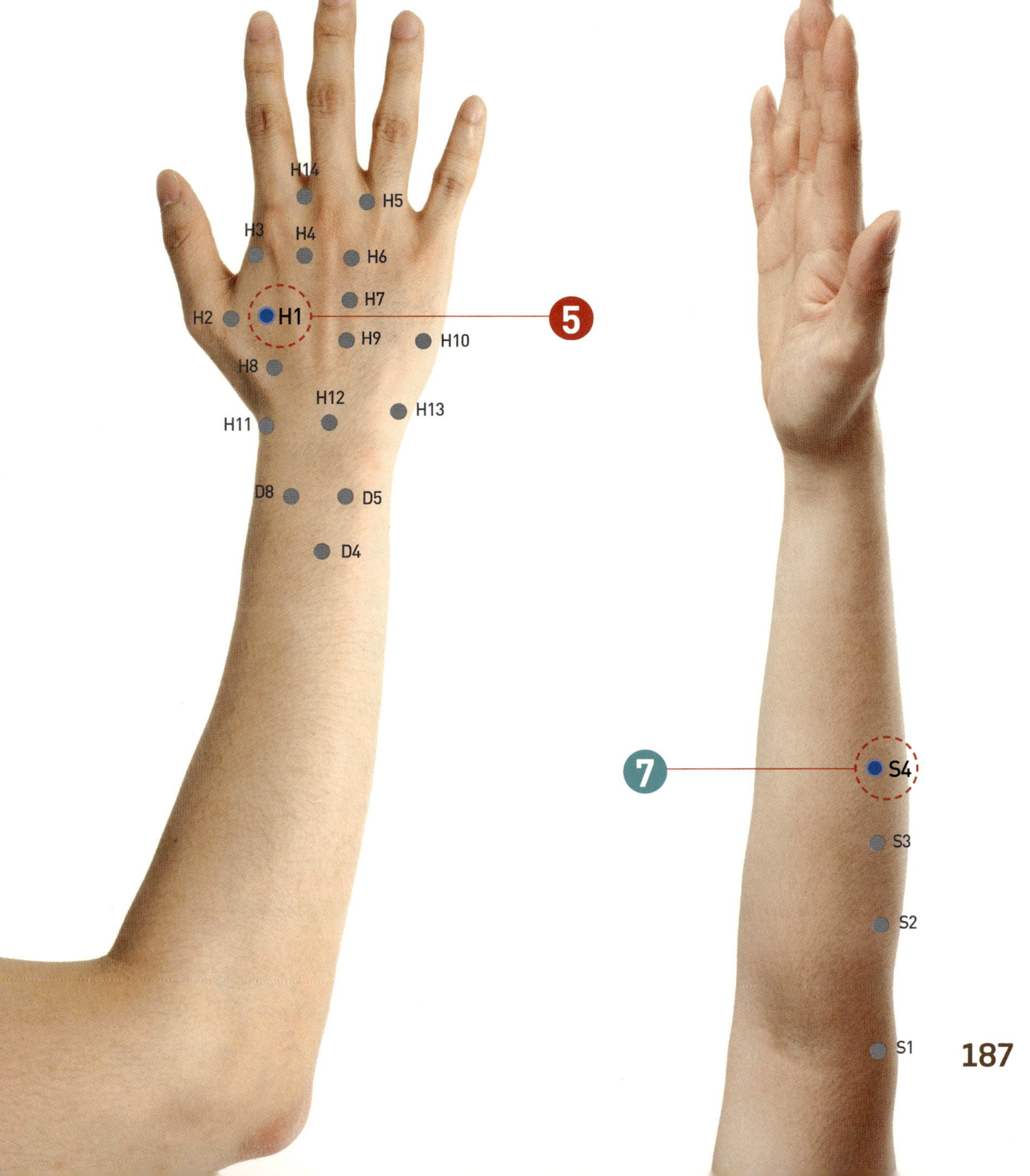

소화 BRT (왼손)

태핑 순서	태핑 방법
1	A1을 강하게 11번 두드린다
2	A2를 약간 강하게 9번 두드린다
3	A3을 부드럽게 7번 두드린다
4	A4를 부드럽고 느리게 13번 두드린다
5	H1을 강하게 11번 두드린다
6	P2를 약간 강하게 9번 두드린다
7	S4를 부드럽게 7번 두드린다

스위치 포인트 : 1번, 5번

1. 오른손에서 헬스포인트 A1과 H1을 찾는다.
2. 왼손 엄지로 H1 부위를 누르고, 오른손 엄지로는 A1 부위를 지그시 누른다
3. 2번 동작을 동시에 3초씩 3회 실시한다.

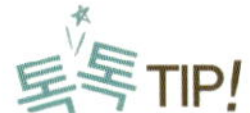

머리, 눈, 목, 어깨 통증이 잘 낫지 않거나 심할 때 소화 BRT를 먼저 실시하면 더 효과가 좋다.

소화 BRT + 머리 BRT ⇒ 전, 후두통에 효과
소화 BRT + 눈 BRT ⇒ 눈의 피로 회복
소화 BRT + 목 BRT ⇒ 목 통증 완화
소화 BRT + 어깨 BRT ⇒ 어깨 통증 완화

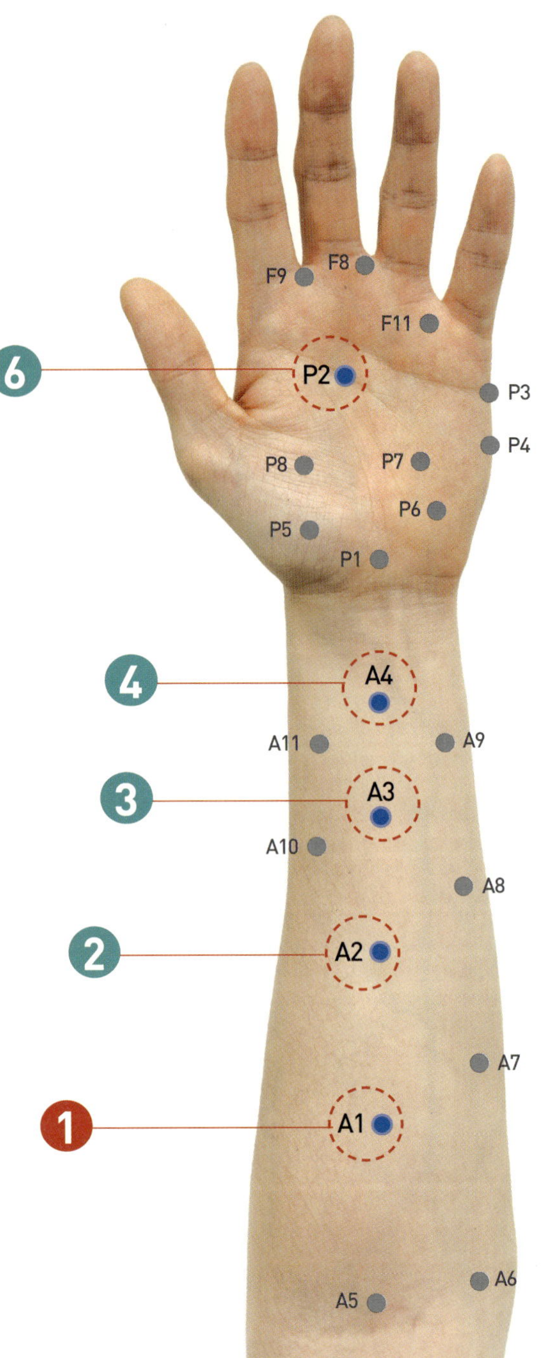

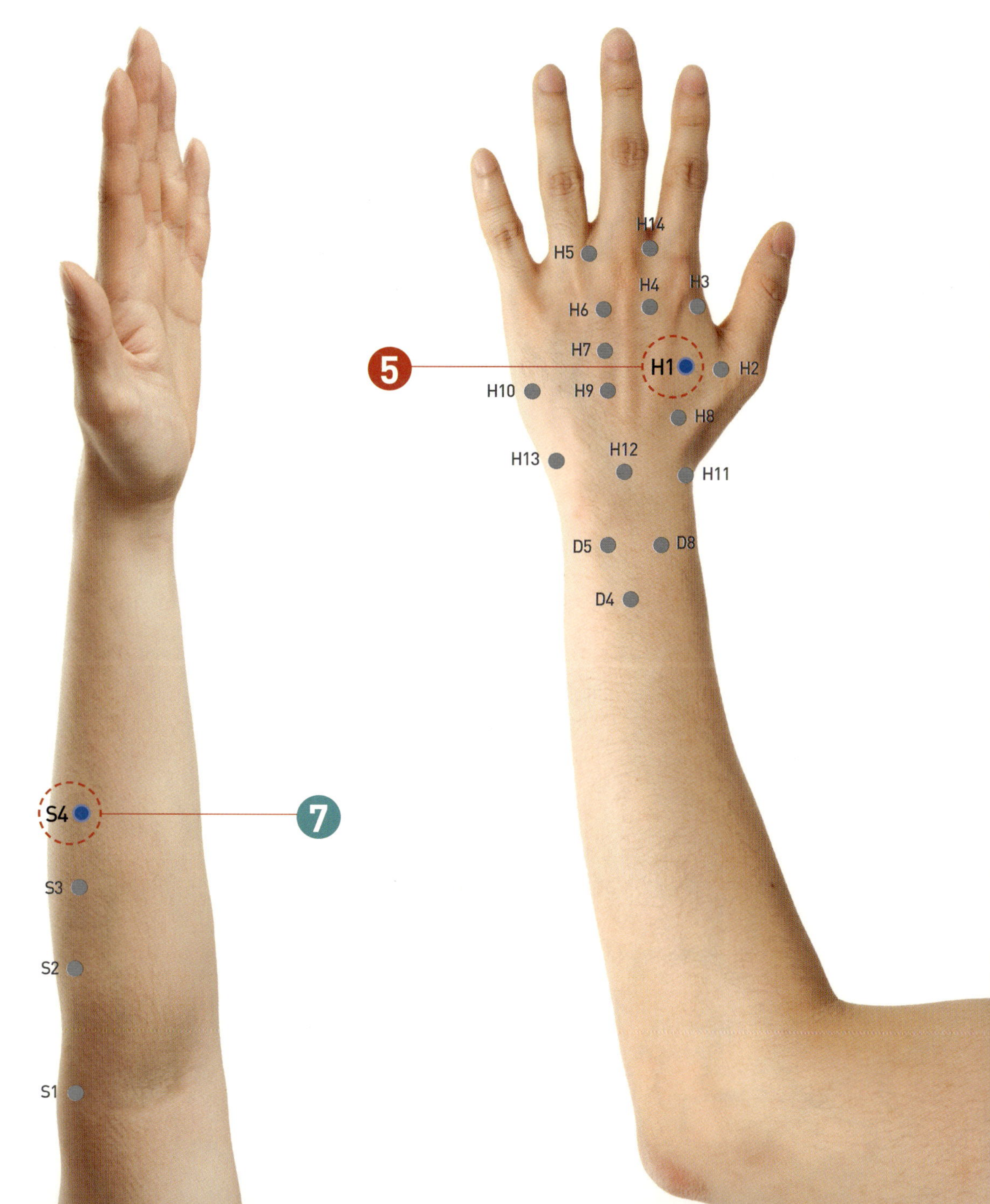

5
H14
H5
H4
H3
H6
H7
H1
H2
H10
H9
H8
H13
H12
H11
D5
D8
D4
S4
7
S3
S2
S1

톡톡 체조법 3
손가락 체조(FTF 1~3)

손가락을 이용한 재미있고 단순한 체조. 양쪽 손가락의 대칭구조를 이용해(Finger Twiddling Flexibility) 기를 모으고 집중력을 향상할 수 있는 체조이다. 언제 어디서든 쉽고 재미있게 활용할 수 있으며 혈액순환을 원활하게 해주고 몸의 유연성을 증대시켜 준다.

1) 깍지 낀 손 바꿔주기

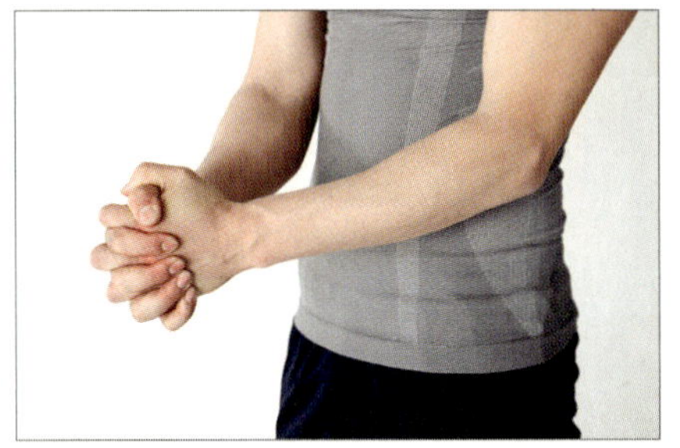
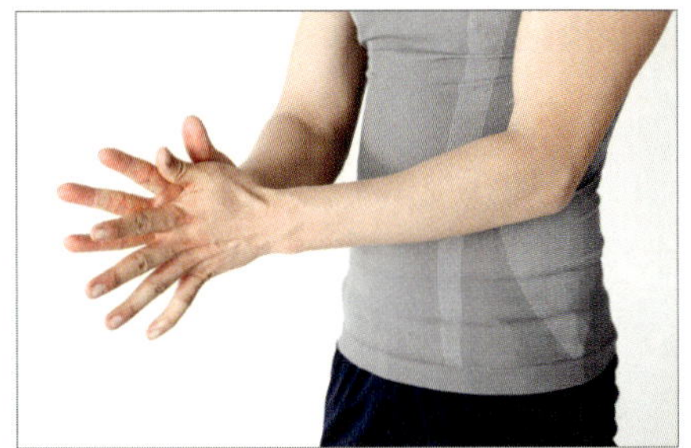

좌측 손 엄지가 위로 올라오게 양쪽 손을 깍지 낀다.

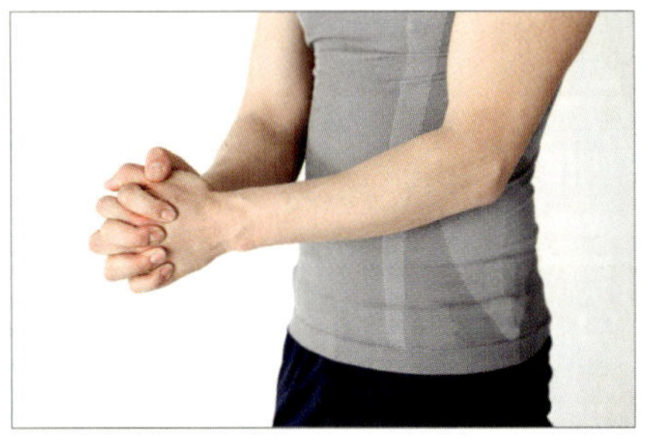
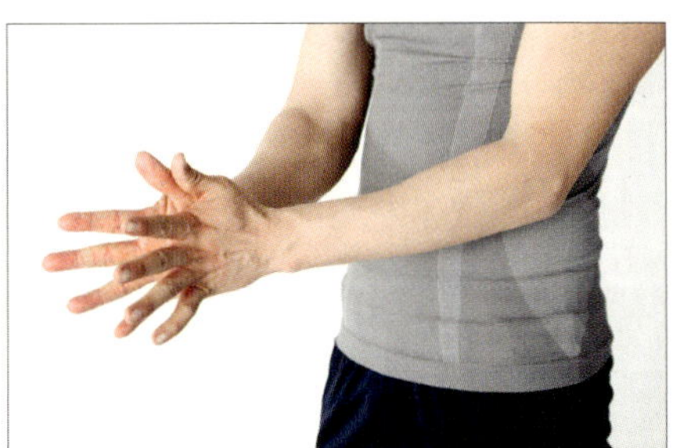

우측 손 엄지가 위로 올라오게 바꿔서 깍지 낀다.
위 동작을 1회로 11회 반복한다.

2) 손가락 맞붙여 돌리기

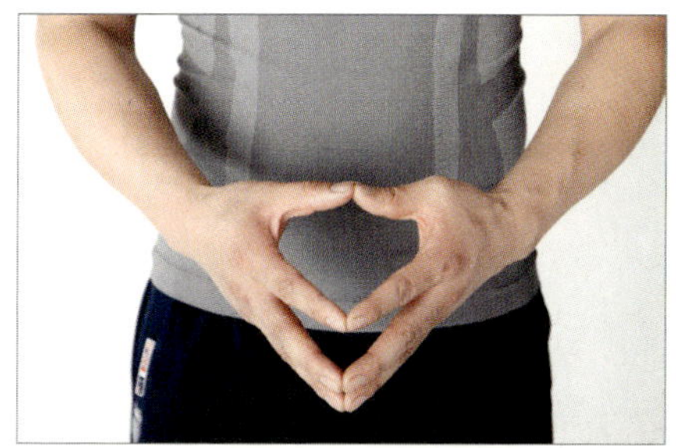

열 손가락 끝을 마주 닿게 한다.

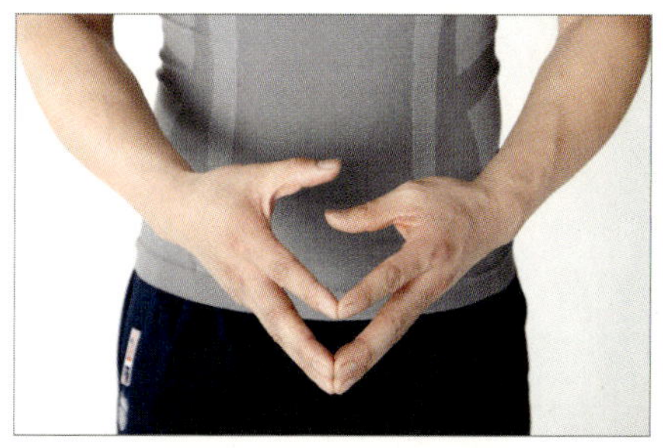

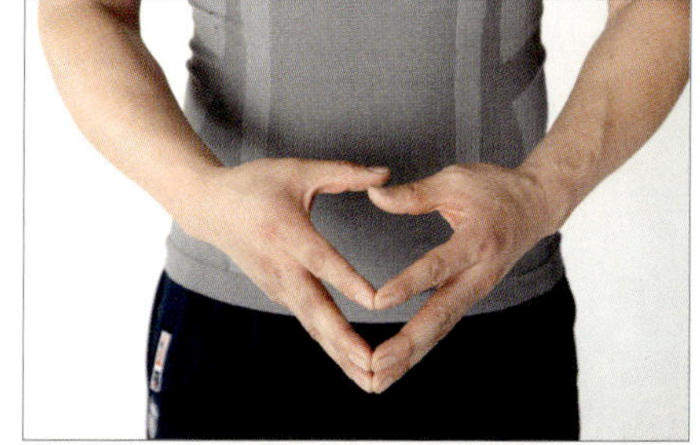

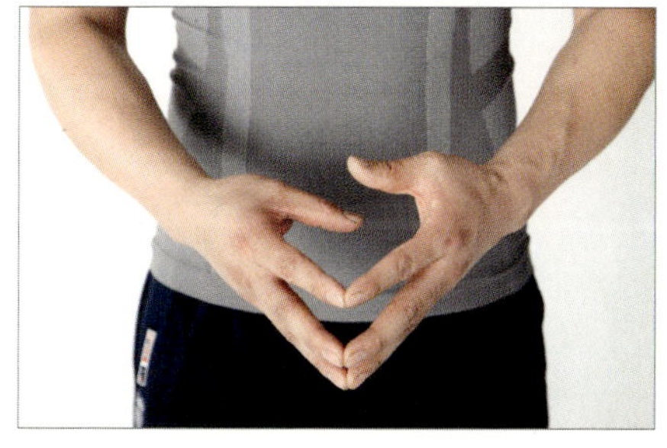

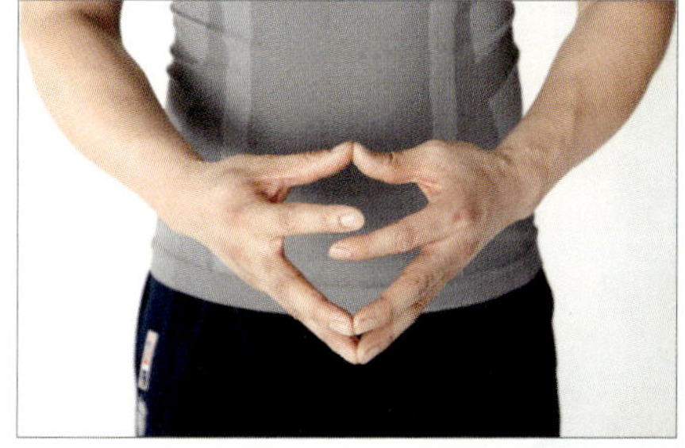

엄지, 검지 순으로 양 손가락을 밖에서 안으로 천천히 11회 돌린다.
특히, 네 번째 손가락은 돌리기 힘들 수도 있다. 포기하지 말고 끝까지 11회를 돌리고 새끼손가락
까지 돌리고 마친다. 네 번째 손가락이 돌리기 무척 어려운 사람이라도 연달아 10회 이상 반복하
면 한결 수월해진다.

1), 2) 두 가지 손가락 운동은 꾸준히 시행하면 몸의 유연성이 증대되고 혈액순환에도 좋다. 매우 단순하
고 쉬워 보이지만, 이 운동을 꾸준히 반복하는 것만으로도 전체적인 몸 상태가 호전되는 효과를 얻을 수
있다.

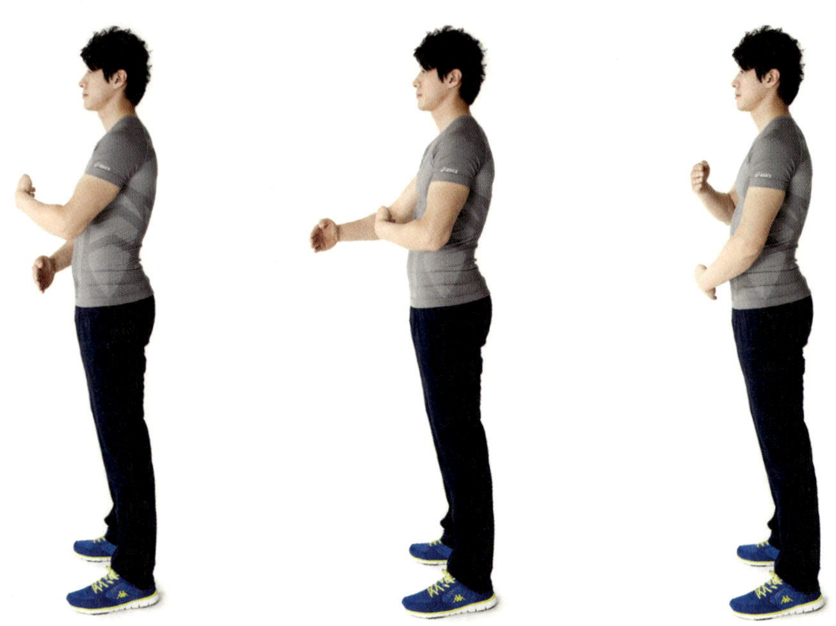

손가락을 돌리지 못하는 경우 실시한다.
자연스럽게 호흡을 하면서 왼쪽 팔은 바깥쪽에, 오른쪽 팔은 안쪽에 위치한 뒤 서로 자리를 바꾸
며 천천히 돌려준다. 이때 공기 중의 에너지를 받아들이듯이 몸 안을 향해 돌려야 한다. 마찬가지
로 11회 돌려준다.

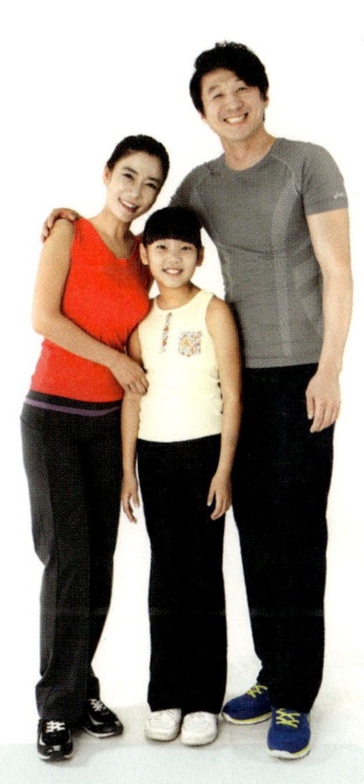

1. 손가락 체조를 하기 전에 선 채로 허리를 구부려 유연성 정도를 체크한다. 손끝이 땅에 닿을 수도, 닿지 않을 수도 있다. 유연성이 좋은 사람은 손바닥이 땅에 닿을 것이다.

2. 깍지 낀 손 바꿔주기와 손가락 맞붙여 돌리기를 연달아 시행한다.

3. 다시 선 채로 허리를 구부려 유연성 정도를 체크한다. 잠깐 사이에 유연성이 현저히 증대되었음을 느낄 수 있을 것이다

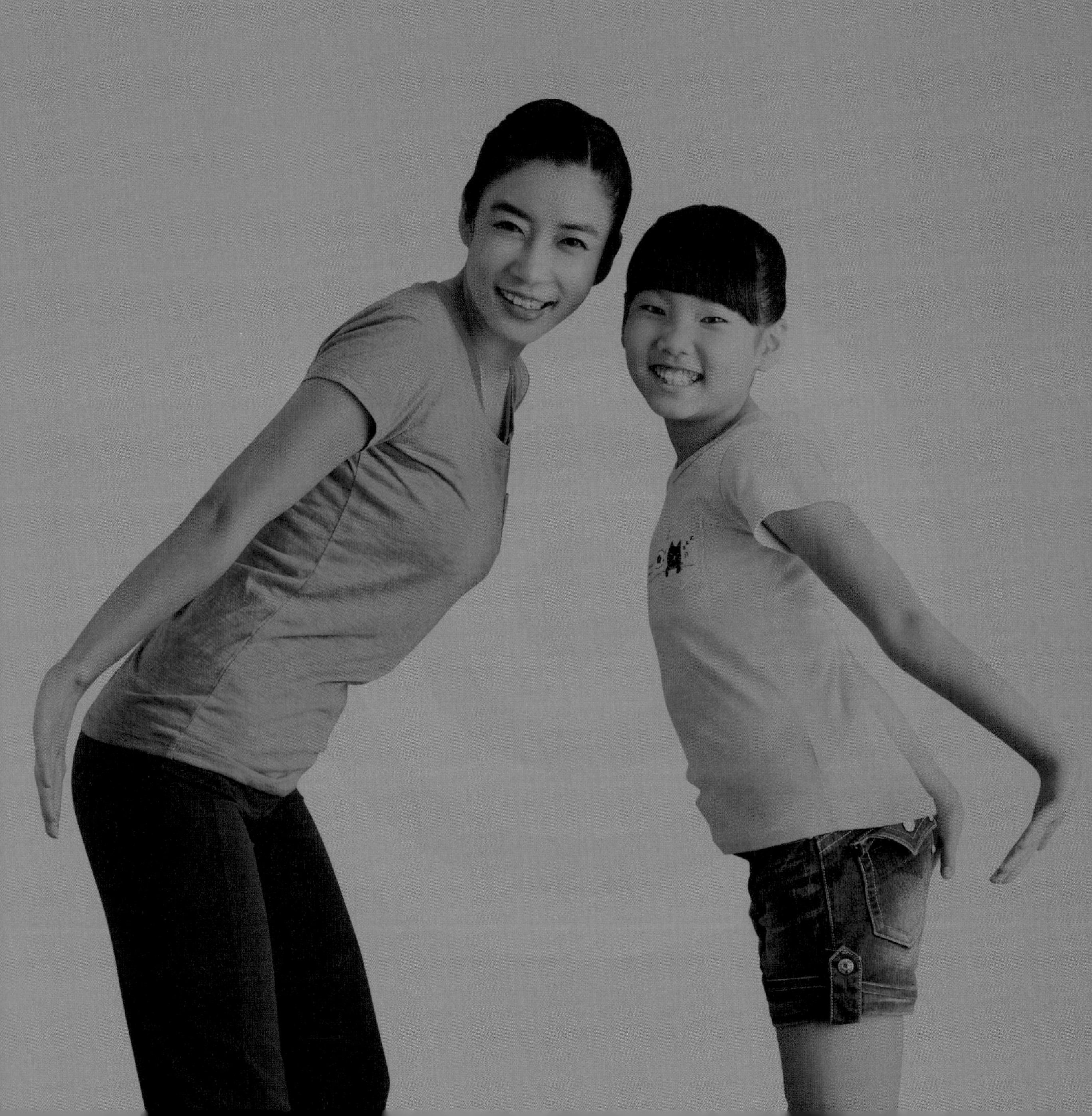

PART 04

사랑하는 우리 아이를 위한

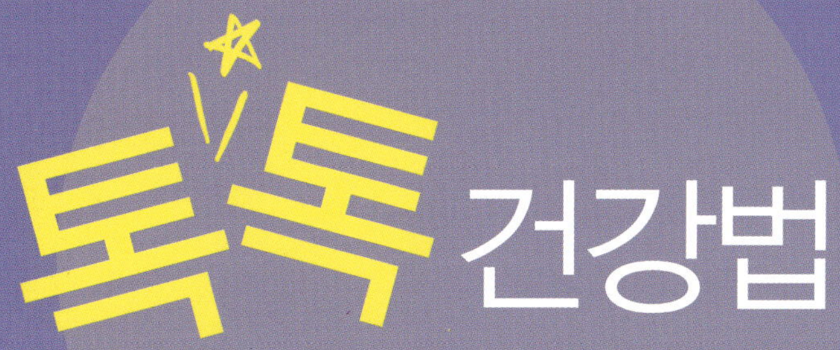

톡톡 건강법

마지막 4부는 자녀의 건강과 가정의 행복을 위한 BRT를 소개하고 자 한다. 아이의 작은 키나 편식의 문제, 아토피 피부염이나 정서불 안, ADHD 같은 장기적인 문제에 도움이 되는 BRT들이 소개되어 있다. 더불어 고열 같은 응급상황을 해결하는 BRT도 소개하고 있다. 성장판을 자극하는 BRT를 꾸준히 해주면 아이의 키가 더욱 커질 것이다. 아토피 BRT는 예방과 증상 완화 모두에 도움이 된다. 편식 BRT와 정서불안 BRT도 마찬가지. 부모가 아이를 위해 평소에 BRT를 꾸준히 해주고, 아이와 함께 톡톡 체조를 병행하면 만족할 만한 효과를 볼 수 있을 것이다.

1 아토피로 괴로워하는 아이들을 위한 BRT 고급

아토피 BRT | 오른손 톡톡

아토피 BRT (오른손)

태핑 순서	태핑 방법
1	A1을 강하게 11번 두드린다
2	A2를 약간 강하게 9번 두드린다
3	P2를 부드럽게 7번 두드린다
4	P1을 부드럽고 느리게 13번 두드린다
5	P9를 강하게 11번 두드린다
6	A8을 약간 강하게 9번 두드린다
7	A7을 부드럽게 7번 두드린다
8	D14를 부드럽고 느리게 13번 두드린다
9	D4를 강하게 11번 두드린다

스위치 포인트 : 3번, 4번

1. 오른손을 펴고 헬스포인트 P2와 P1을 찾는다.
2. 왼손 엄지로 P2를 누르고, 오른손 엄지로 P1을 지그시 누른다.
3. 2번 동작을 동시에 3초씩 3회 실시한다.

아토피 피부염은 태열이라 하여 주로 유아기 때 처음 발병하지만 성인기에도 자주 발견된다. 심한 가려움과 습진, 피부 건조증을 수반한다. 아토피의 원인은 정확하게 밝혀지지 않았으나 크게 유전적인 요인과 환경적인 요인으로 구분한다. 공해와 오염, 식품첨가물, 침대와 소파 먼지, 집먼지 진드기 등이 아토피를 유발하는 원인 물질로 알려져 있다. 성인기가 되면 대부분 호전되지만, 자극에 민감한 체질로 바뀐다.

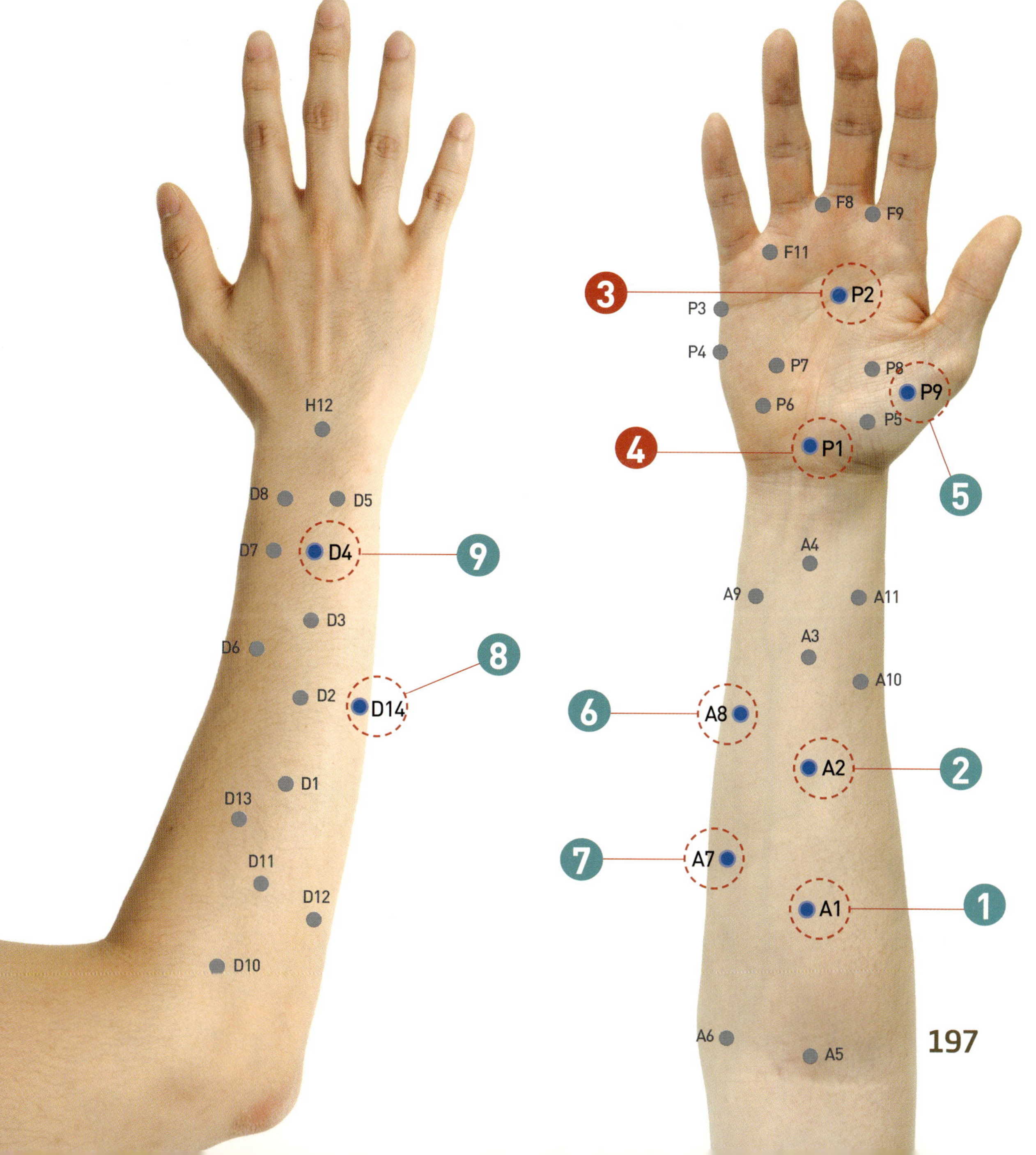

아토피 BRT (왼손)

태핑 순서	태핑 방법
1	A1을 강하게 11번 두드린다
2	A2를 약간 강하게 9번 두드린다
3	P2를 부드럽게 7번 두드린다
4	P1을 부드럽고 느리게 13번 두드린다
5	P9를 강하게 11번 두드린다
6	A8을 약간 강하게 9번 두드린다
7	A7을 부드럽게 7번 두드린다
8	D14를 부드럽고 느리게 13번 두드린다
9	D4를 강하게 11번 두드린다

스위치 포인트 : 3번, 4번

1. 왼손을 펴고 헬스포인트 P2와 P1을 찾는다.
2. 왼손 엄지로 P1을 누르고, 오른손 엄지로 P2를 지그시 누른다.
3. 2번 동작을 동시에 3초씩 3회 실시한다.

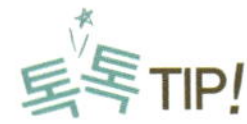
톡톡 TIP!

아토피는 BRT 과정에서 고급 단계에 속한다. BRT에 숙련된 사람이 해주어야 하며, 톡톡 체조를 꾸준히 함께 해주어야 더 좋은 효과를 볼 수 있다.

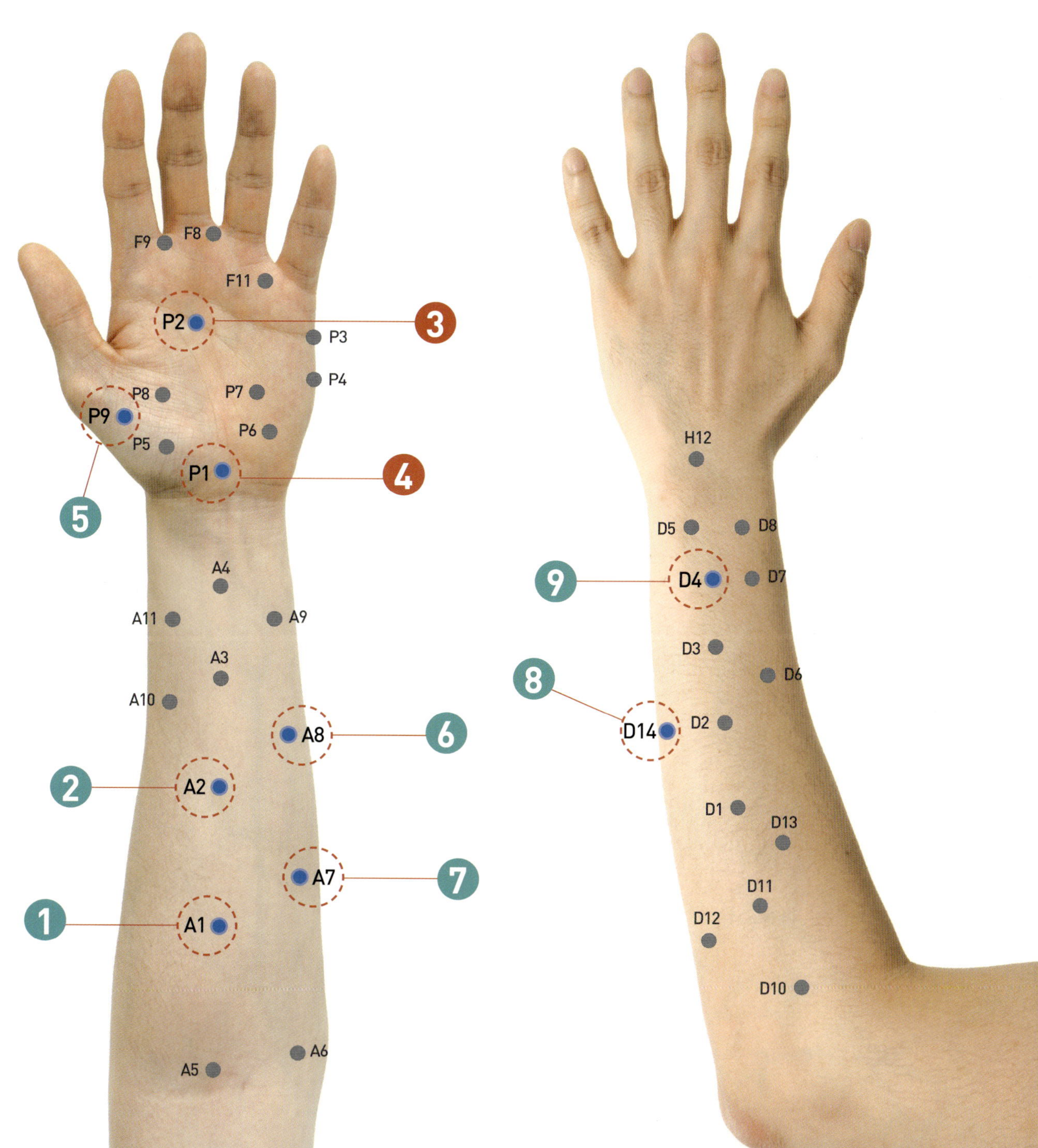

F9
F8
F11
P2
P3
P4
P7
P8
P9
P5
P6
P1
A4
A11
A9
A3
A10
A8
A2
A7
A1
A6
A5
H12
D5
D8
D4
D7
D3
D6
D2
D14
D1
D13
D11
D12
D10

2 감기와 해열에 도움을 주는 BRT 고급

해열 BRT | 오른손 톡톡

해열 BRT (오른손)

태핑 순서	태핑 방법
1	A1을 강하게 11번 두드린다
2	A2를 약간 강하게 9번 두드린다
3	H6을 부드럽게 7번 두드린다
4	H4를 부드럽고 느리게 13번 두드린다
5	F8을 강하게 11번 두드린다
6	H15를 약간 강하게 9번 두드린다
7	A11을 부드럽게 7번 두드린다

스위치 포인트 : 1번, 5번

1. 오른손을 펴고 헬스포인트 A1과 F8을 찾는다.
2. 왼손 엄지로 A1을 누르고, 오른손 엄지로 F8을 지그시 누른다.
3. 2번 동작을 동시에 3초씩 3회 실시한다.

어린이를 키우다 보면 아이가 돌연 열이 펄펄 끓어오르는 일이 종종 생긴다. 자칫 잘못하면 뇌에 손상을 입혀 성장이나 지능에 문제를 일으킬 수도 있고, 심하면 사망할 수도 있다. 고열이 나는 아이는 먼저 열을 내리는 것이 중요하다. 너무 차갑지 않은 미지근한 물로 전신 마사지를 해주고, 수분을 섭취하게 해주며, 방안의 습도를 높여주는 것이 좋다. 여기서 소개하는 해열 BRT도 급작스러운 고열을 내리는 데 효과가 있다.

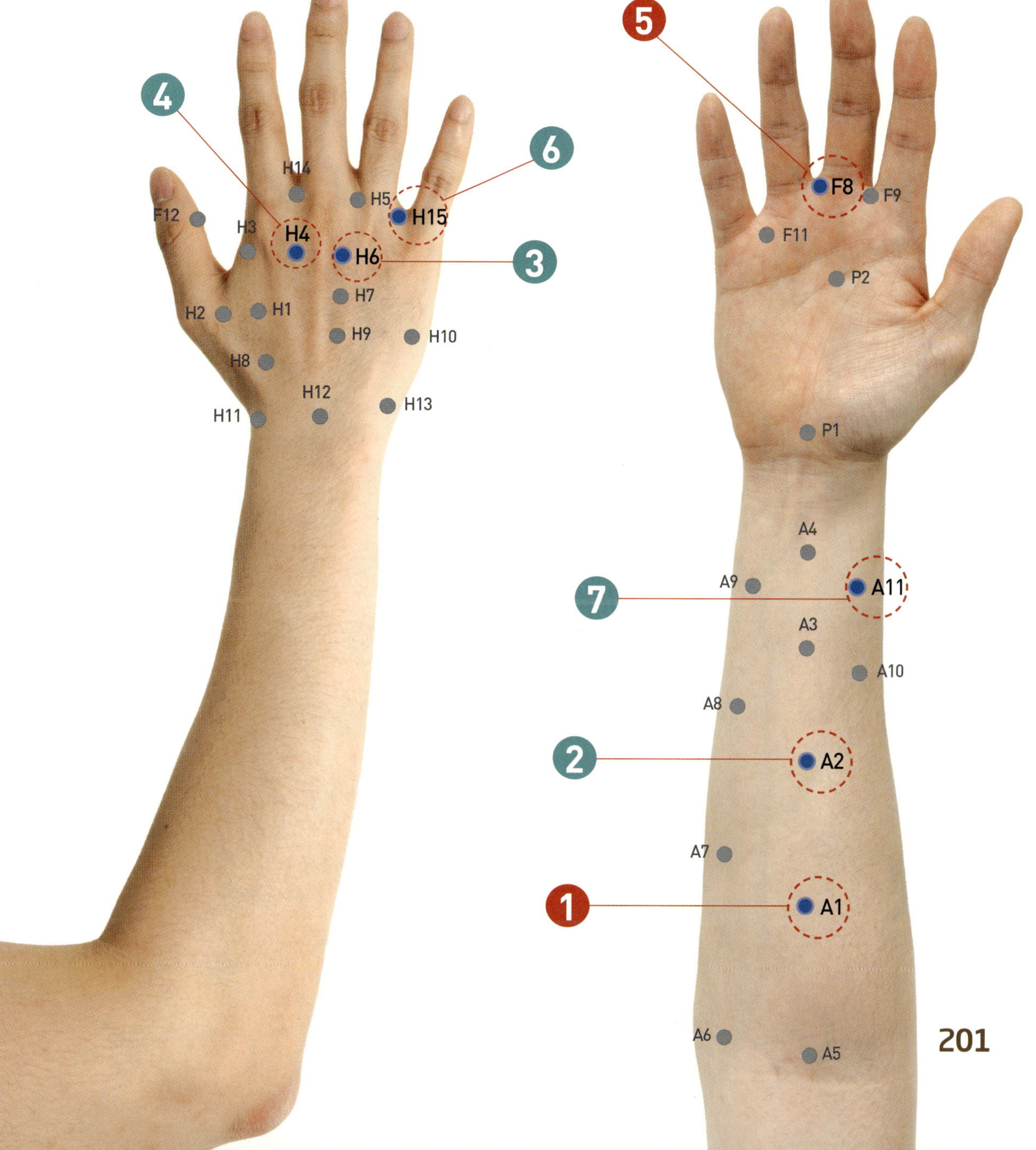

해열 BRT (왼손)

태핑 순서	태핑 방법
1	A1을 강하게 11번 두드린다
2	A2를 약간 강하게 9번 두드린다
3	H6을 부드럽게 7번 두드린다
4	H4를 부드럽고 느리게 13번 두드린다
5	F8을 강하게 11번 두드린다
6	H15를 약간 강하게 9번 두드린다
7	A11을 부드럽게 7번 두드린다

스위치 포인트 : 1번, 5번

1. 왼손을 펴고 헬스포인트 A1과 F8을 찾는다.
2. 왼손 엄지로 A1을 누르고, 오른손 엄지로 F8을 지그시 누른다.
3. 2번 동작을 동시에 3초씩 3회 실시한다.

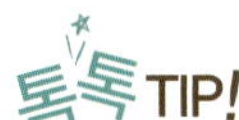
톡톡 TIP!

해열 BRT는 고급 단계에 속한다. BRT가 숙련된 사람이 해주어야 하며 해열제나 찬물 찜질 등을 병행하거나, 그러한 방법을 쓸 수 없을 때 활용하면 좋다. 평소 톡톡 체조를 익혀 온 숙달된 어린이라면 누워서 호흡체조를 하도록 하면 더욱 좋다.

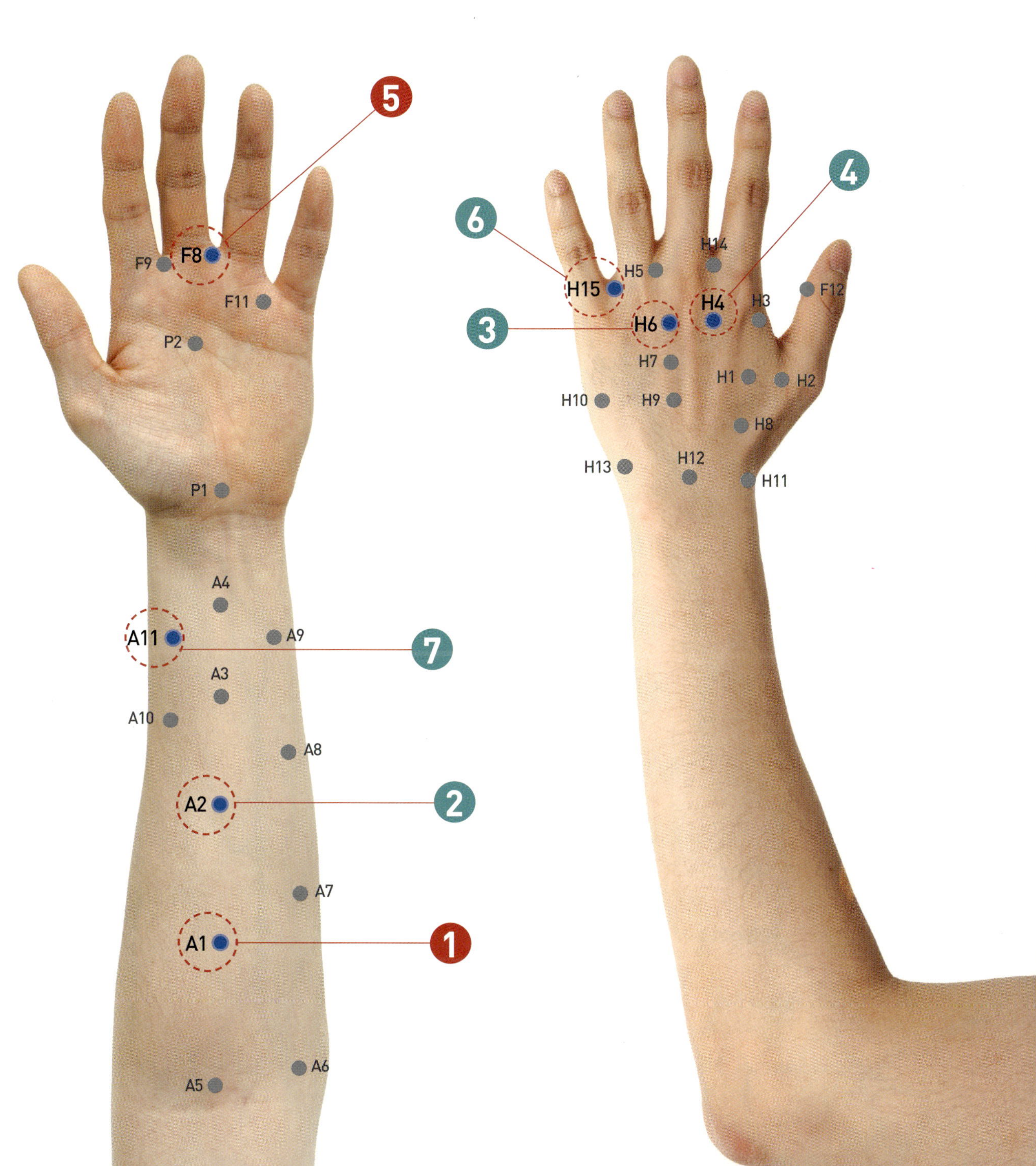

F9
F8
F11
P2
P1
A4
A11
A9
A3
A10
A8
A2
A7
A1
A6
A5
H14
H5
H15
H6
H4
H3
F12
H7
H1
H2
H10
H9
H8
H13
H12
H11
5
6
4
3
7
2
1

정서불안 BRT (오른손)

태핑 순서	태핑 방법
1	A1을 강하게 11번 두드린다
2	A2를 약간 강하게 9번 두드린다
3	F8을 부드럽게 7번 두드린다
4	F9를 부드럽고 느리게 13번 두드린다
5	H5를 강하게 11번 두드린다
6	D4를 약간 강하게 9번 두드린다
7	D9를 부드럽게 7번 두드린다

스위치 포인트 : 1번, 6번

1. 오른손을 펴고 헬스포인트 A1과 D4를 찾는다.
2. 왼손 엄지로 D4를 누르고, 오른손 엄지 혹은 검지로 A1을
   지그시 누른다.
3. 2번 동작을 동시에 3초씩 3회 실시한다.

ADHD는 산만함, 과다활동, 충동성 등을 보이는 장애로 주로 아동기에 많이 나타난다. 유아기에는 젖을 잘 빨지 못하거나 심하게 칭얼거리며, 잠을 자주 깨고, 과도하게 손가락을 빠는 행위로 유추해볼 수 있다. ADHD를 진단할 때는 크게 부주의함과 과잉충동/행동의 두 가지 부류로 나눈다. 공부에서나 놀이에서나 집중하지 못하는 모습을 보인다. ADHD는 대부분 아동기에 그치지만 일부의 경우 성인기가 되어서도 증상이 남게 된다.

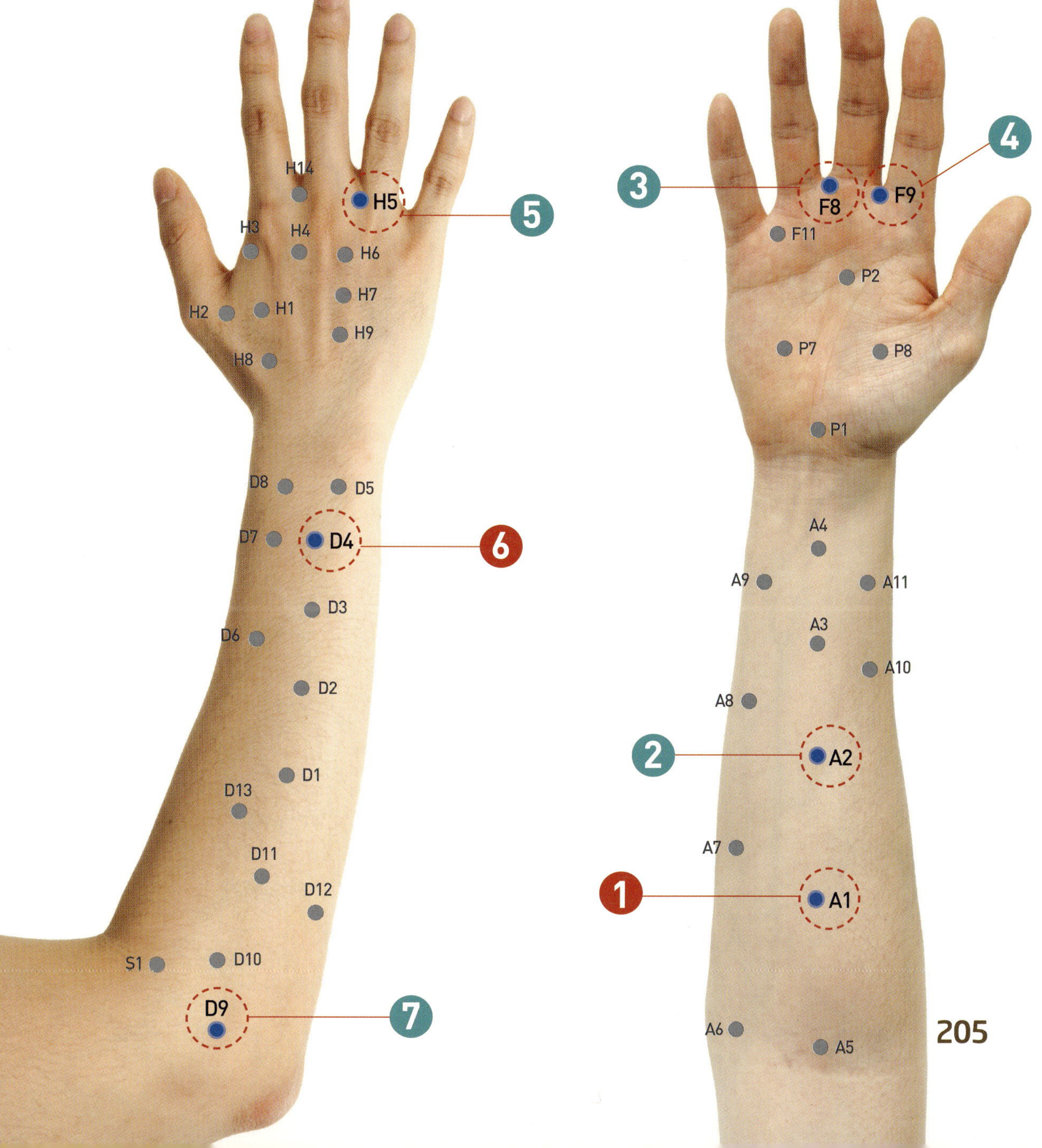

정서불안 BRT (왼손)

태핑 순서	태핑 방법
1	A1을 강하게 11번 두드린다
2	A2를 약간 강하게 9번 두드린다
3	F8을 부드럽게 7번 두드린다
4	F9를 부드럽고 느리게 13번 두드린다
5	H5를 강하게 11번 두드린다
6	D4를 약간 강하게 9번 두드린다
7	D9를 부드럽게 7번 두드린다

스위치 포인트 : 1번, 6번

1. 왼손을 펴고 헬스포인트 A1과 D4를 찾는다.
2. 왼손 엄지 혹은 검지로 A1을 누르고, 오른손 엄지로 D4를 지그시 누른다.
3. 2번 동작을 동시에 3초씩 3회 실시한다.

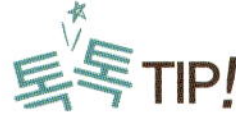 TIP!

정서불안 BRT는 고급 단계에 속한다. BRT에 숙련된 사람이 해주어야 하며, 톡톡 체조를 꾸준히 함께 해주어야 더 좋은 효과를 볼 수 있다.

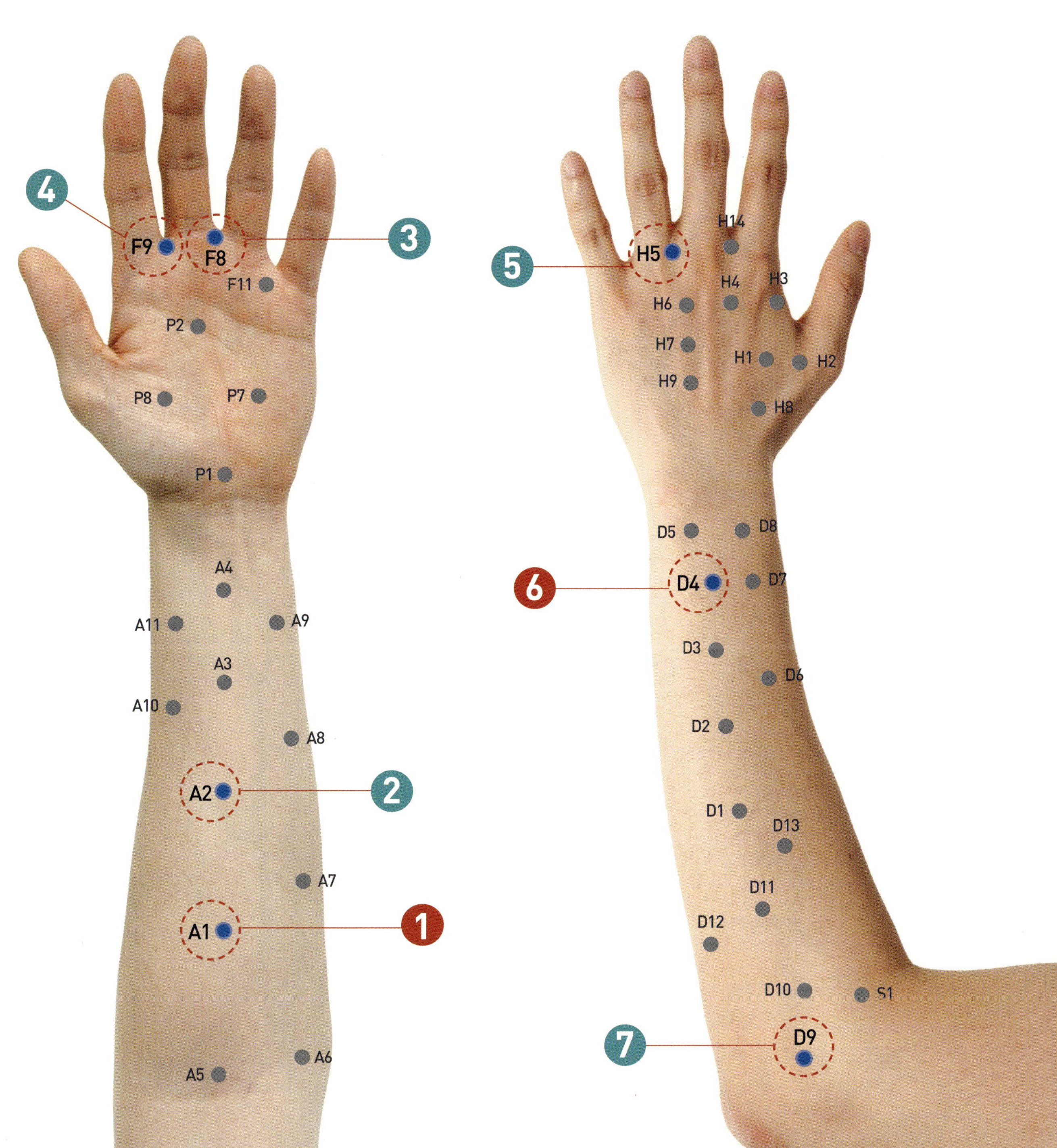

4
3
F9
F8
F11
P2
P8
P7
P1
A4
A11
A9
A3
A10
A8
A2
2
A7
A1
1
A6
A5
5
H5
H14
H4
H3
H6
H7
H1
H2
H9
H8
D5
D8
D4
6
D7
D3
D6
D2
D1
D13
D11
D12
D10
S1
D9
7

4 성장판을 자극해 키가 쑥쑥 자라는 BRT 중급

성장판 BRT | 오른손 톡톡

성장판 BRT (오른손)

태핑 순서	태핑 방법
1	A1을 강하게 11번 두드린다
2	A2를 약간 강하게 9번 두드린다
3	A10을 부드럽게 7번 두드린다
4	A9를 부드럽고 느리게 13번 두드린다
5	H5를 강하게 11번 두드린다
6	H6을 약간 강하게 9번 두드린다

스위치 포인트 : 5번

1. 오른손 손등에서 헬스포인트 H5를 찾는다.
2. 오른손 엄지로 지그시 누른다.
3. 2번 동작을 3초씩 3회 실시한다.

성장판은 팔다리뼈 길이 성장이 일어나는 부분을 말하며, 전신 뼈의 양쪽 끝에 위치해 있다. 성장판에 있는 연골세포들이 얼마나 세포분열을 활발히 하느냐에 따라 성장 정도가 결정된다. 성장판은 태아 때부터 활성화되기 시작하여 부위마다 닫히는 시기가 다르다. 여자는 약 15세, 남자는 약 17세가 되면 모든 성장판이 닫힌다고 알려져 있지만 개인적인 차이는 있다. 연골 세포분열에 영향을 미치는 요소는 유전자, 영양, 호르몬, 적절한 운동이 있다. 키 성장은 노력에 의해 개선될 수 있다는 말이다.

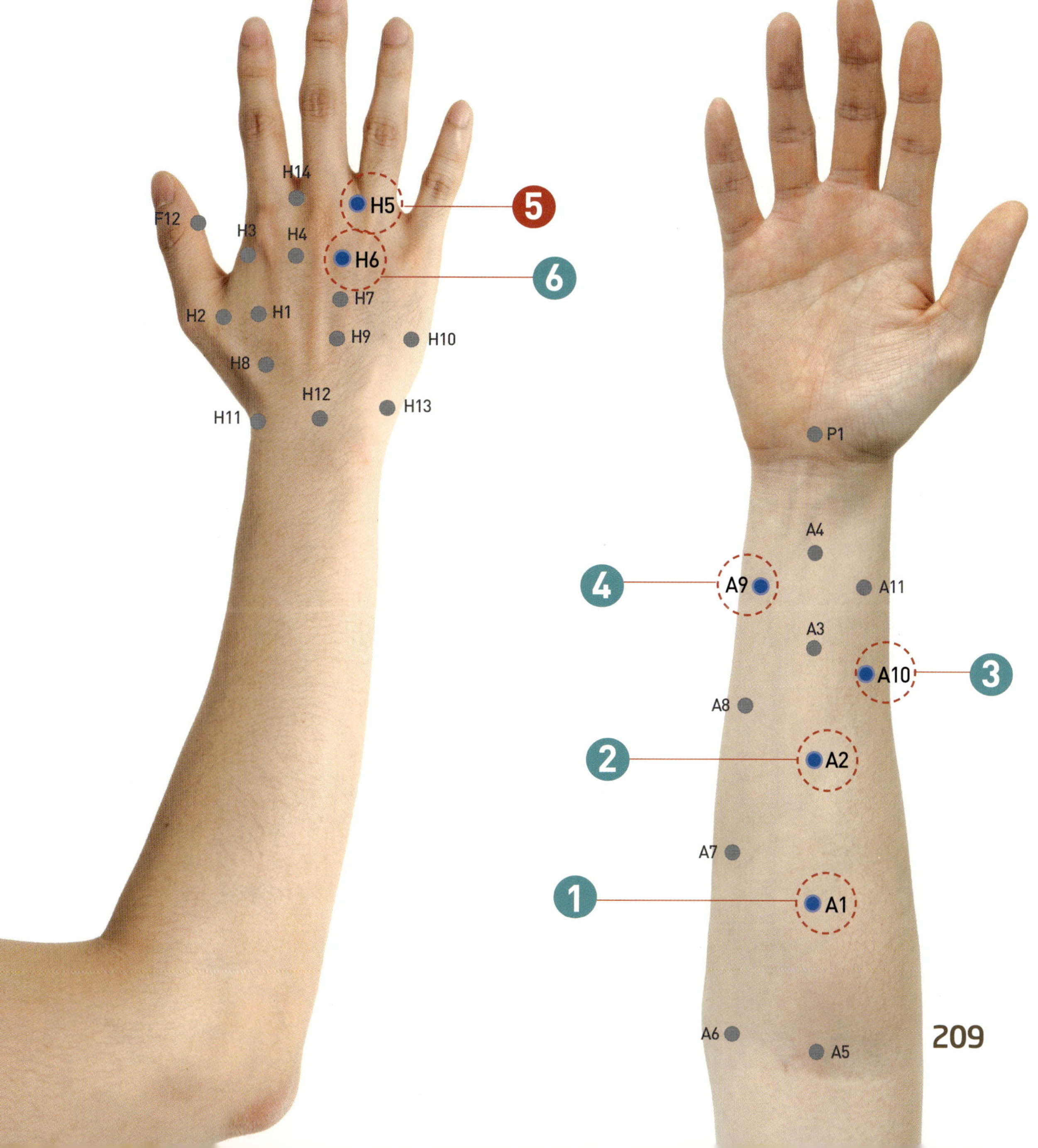

성장판 BRT (왼손)

태핑 순서	태핑 방법
1	A1을 강하게 11번 두드린다
2	A2를 약간 강하게 9번 두드린다
3	A10을 부드럽게 7번 두드린다
4	A9를 부드럽고 느리게 13번 두드린다
5	H5를 강하게 11번 두드린다
6	H6을 약간 강하게 9번 두드린다

스위치 포인트 : 5번

1. 왼손 손등에서 헬스포인트 H5를 찾는다.
2. 오른손 엄지로 지그시 누른다.
3. 2번 동작을 3초씩 3회 실시한다.

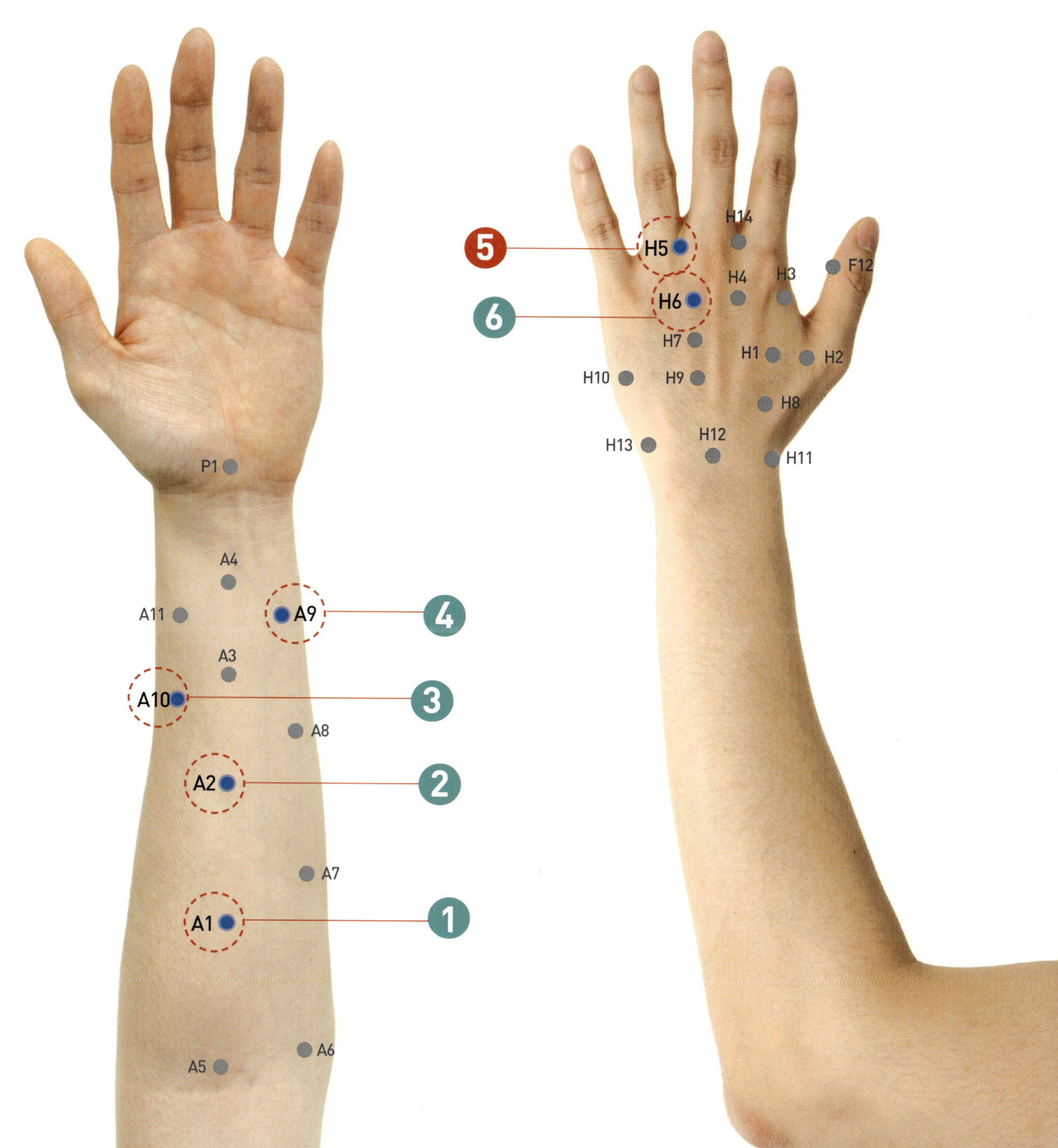

P1
A4
A11
A9
4
A3
A10
3
A8
A2
2
A7
A1
1
A6
A5
H14
H5
5
F12
H4
H3
H6
6
H7
H1
H2
H10
H9
H8
H13
H12
H11

5 편식을 잡고 올바른 식습관에 도움을 주는 BRT 고급

편식 BRT ㅣ 오른손 톡톡

편식 BRT (오른손)

태핑 순서	태핑 방법
1	A1을 강하게 11번 두드린다
2	A2를 약간 강하게 9번 두드린다
3	P2를 부드럽게 7번 두드린다
4	H1을 부드럽고 느리게 13번 두드린다
5	P8을 강하게 11번 두드린다
6	H13을 약간 강하게 9번 두드린다
7	D11을 부드럽게 7번 두드린다

스위치 포인트 : 3번, 4번

1. 오른손에서 헬스포인트 P2와 H1을 찾는다.
2. 왼손 엄지 혹은 검지로 P2를, 오른손 엄지로는 H1을 지그시 누른다.
3. 2번 동작을 동시에 3초씩 3회 실시한다.

성장기 아이들에게 편식은 특히 문제가 된다. 영양소 균형이 깨지면서 발육이나 건강에 문제가 생기는 것은 물론, 알레르기를 일으키는 민감한 체질이 될 수도 있기 때문이다. 편식 자체는 질환으로 보기 힘들지만 잠재적인 위험요소가 많기 때문에 어렸을 때 교정해주는 것이 좋다. 편식은 가족의 식습관에 의해 형성되는 경우가 많으므로 가족 모두의 협력이 필요하다. 편식 BRT는 부작용 없이 자연스럽게 식습관을 개선해주는 좋은 방법이므로 꼭 활용해보기 바란다.

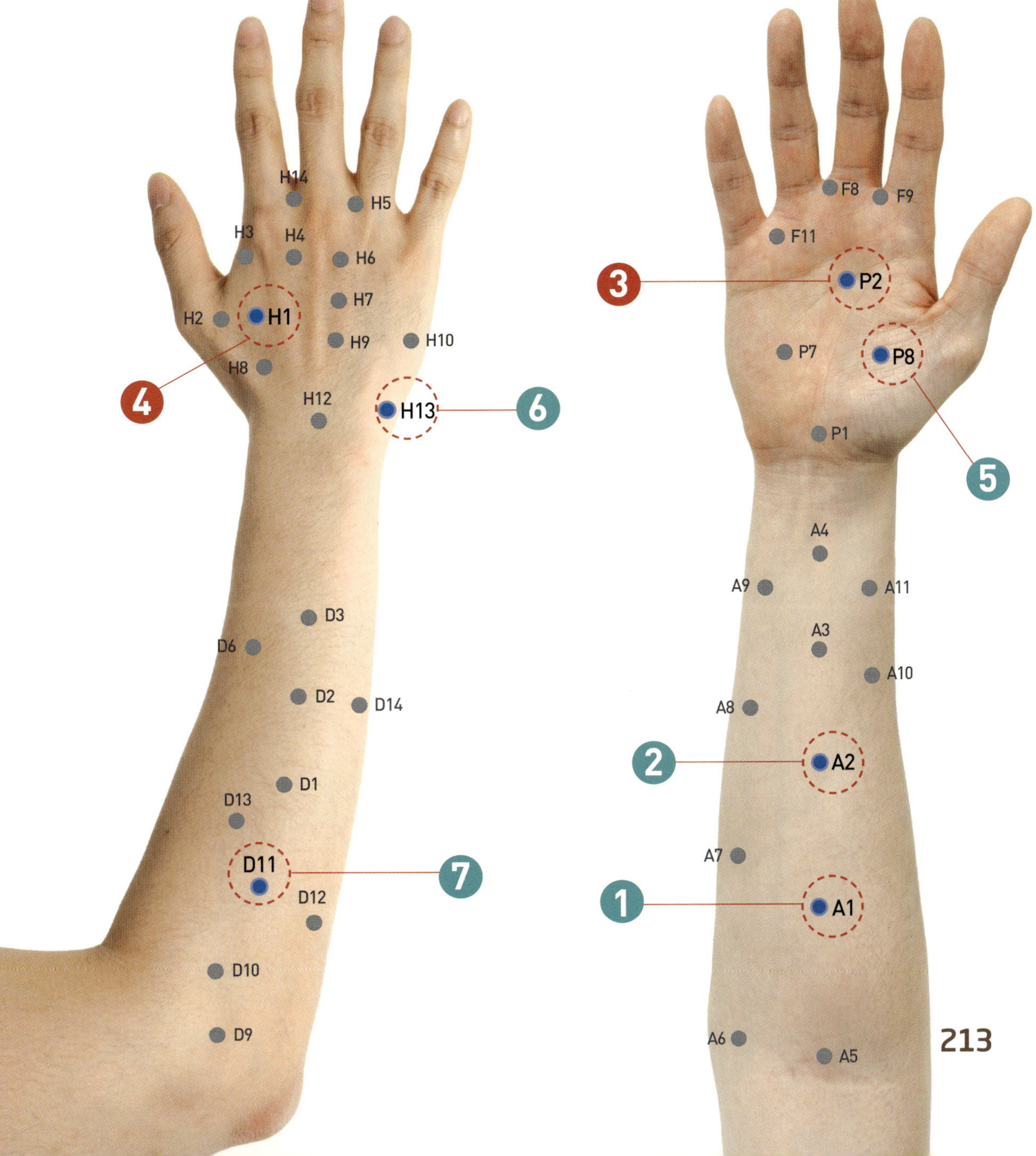

편식 BRT (왼손)

태핑 순서	태핑 방법
1	A1을 강하게 11번 두드린다
2	A2를 약간 강하게 9번 두드린다
3	P2를 부드럽게 7번 두드린다
4	H1을 부드럽고 느리게 13번 두드린다
5	P8을 강하게 11번 두드린다
6	H13을 약간 강하게 9번 두드린다
7	D11을 부드럽게 7번 두드린다

스위치 포인트 : 3번, 4번

1. 왼손에서 헬스포인트 P2와 H1을 찾는다.
2. 왼손 엄지로는 H1을, 오른손 엄지 혹은 검지로는 P2를 지그시 누른다.
3. 2번 동작을 동시에 3초씩 3회 실시한다.

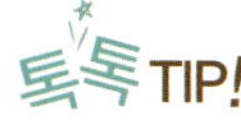
톡톡 TIP!

편식 BRT는 고급 단계에 속한다. BRT에 숙련된 사람이 해주어야 하며,
톡톡 체조를 꾸준히 함께 해주어야 더 좋은 효과를 볼 수 있다.

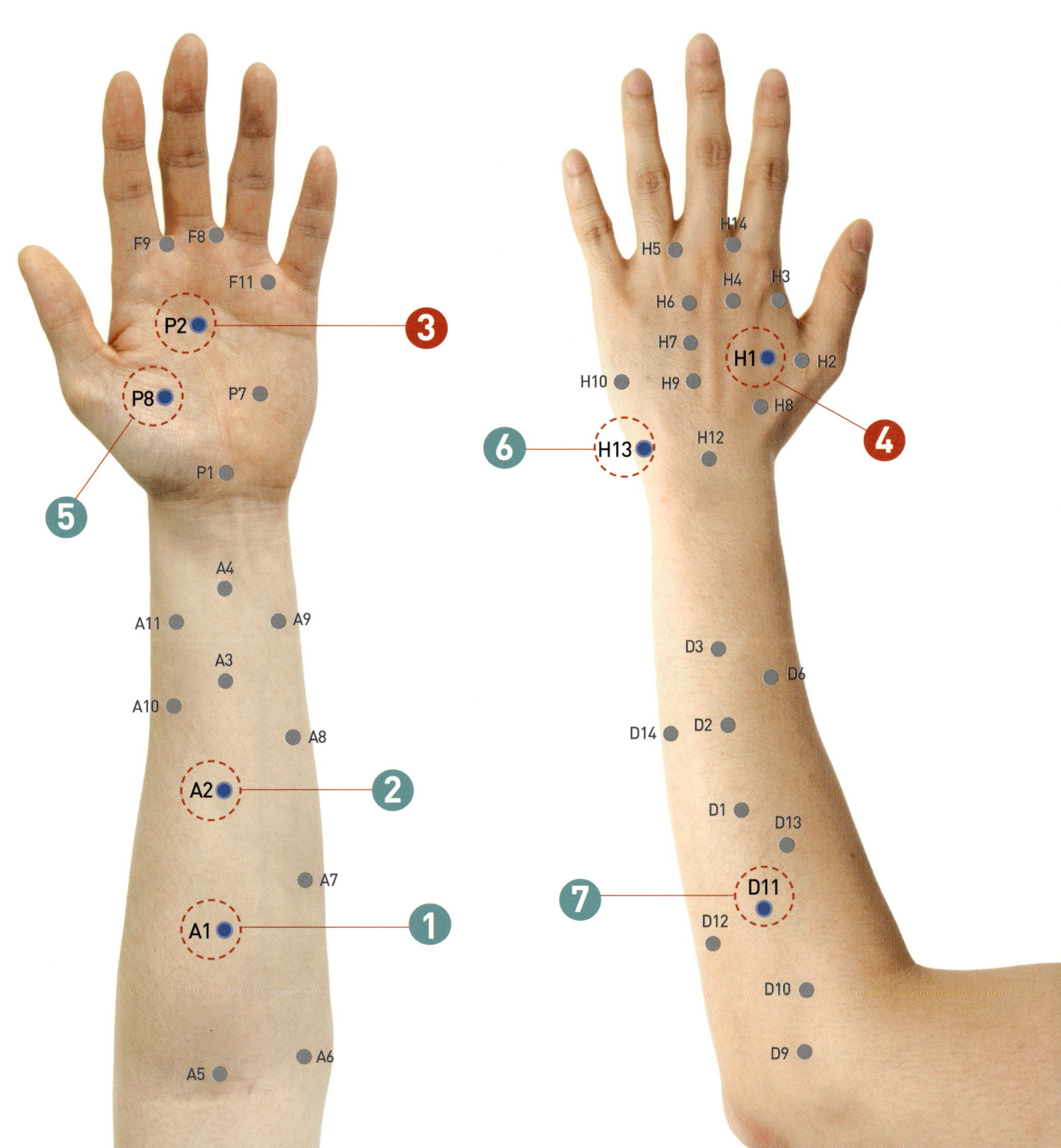

F9
F8
F11
P2
P8
P7
P1
A4
A11
A9
A3
A10
A8
A2
A7
A1
A5
A6
H14
H5
H4
H3
H6
H7
H10
H9
H1
H2
H8
H13
H12
D3
D6
D2
D14
D1
D13
D11
D12
D10
D9
3
5
2
1
4
6
7

비염, 코막힘에 효과가 있는 BRT 초급

비염 BRT | 오른손 톡톡

비염 BRT (오른손)

태핑 순서	태핑 방법
1	A1을 강하게 11번 두드린다
2	A2를 약간 강하게 9번 두드린다
3	A7을 부드럽게 7번 두드린다
4	D10을 부드럽고 느리게 13번 두드린다
5	S3을 강하게 11번 두드린다
6	D6을 약간 강하게 9번 두드린다
7	F2을 부드럽게 7번 두드린다
8	F3를 부드럽고 느리게 13번 두드린다

스위치 포인트 : 7번, 8번

1. 오른손 중지에서 헬스포인트 F3, F2를 찾는다.
2. 왼손 엄지와 검지로 F3, F2 부위를 지그시 누른다.
3. 2번 동작을 3초씩 3회 실시한다.

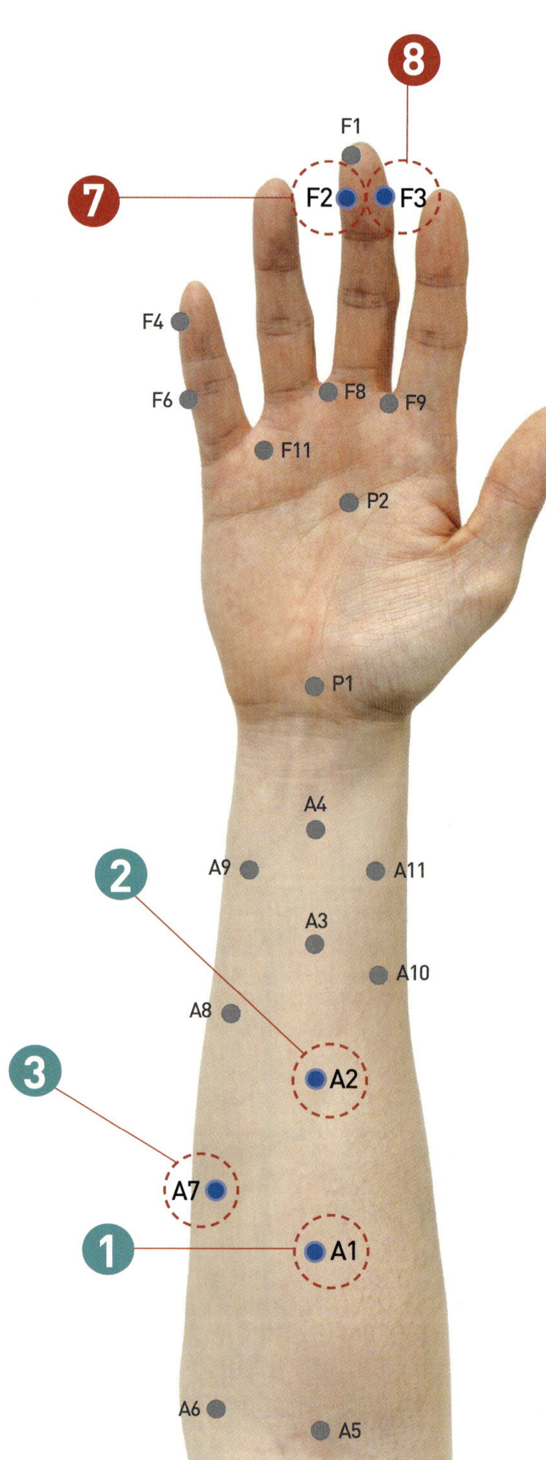

소아비염은 아이의 코점막에 생기는 염증성 질환으로 콧물, 코막힘, 재채기 등의 증상을 수반한다. 어느 날 느닷없이 코 맹맹이 소리로 바뀐다거나, 콧물이 줄줄 흐르며, 늘 코를 골며 잔다면 소아비염을 의심해보라. 비염 BRT를 자주 해주면 비염뿐 아니라 코막힘 예방과 완화에 도움이 된다. 더불어 생강차 등을 가까이 하는 것이 좋다.

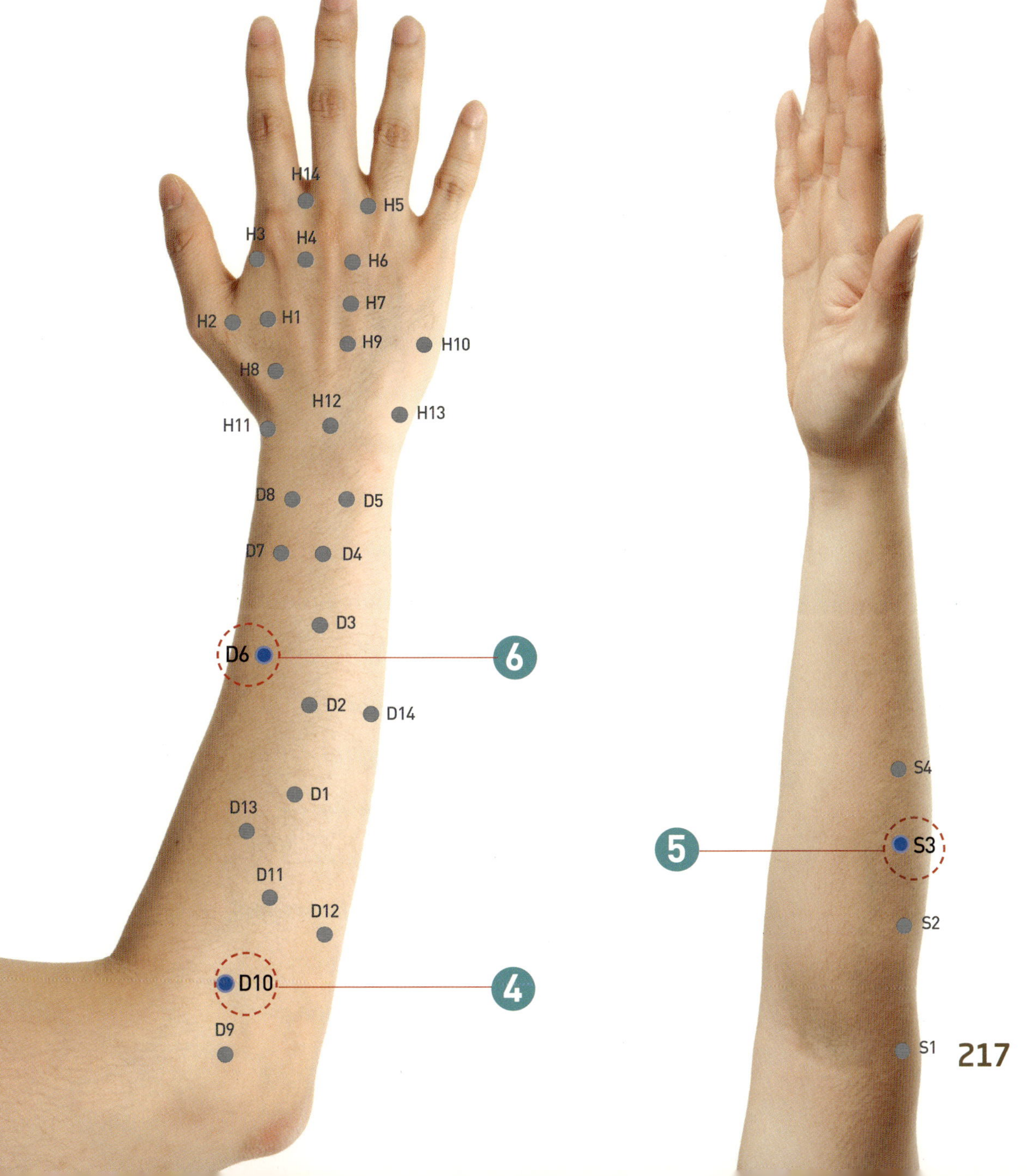

비염 BRT (왼손)

태핑 순서	태핑 방법
1	A1을 강하게 11번 두드린다
2	A2를 약간 강하게 9번 두드린다
3	A7을 부드럽게 7번 두드린다
4	D10을 부드럽고 느리게 13번 두드린다
5	S3을 강하게 11번 두드린다
6	D6을 약간 강하게 9번 두드린다
7	F2을 부드럽게 7번 두드린다
8	F3를 부드럽고 느리게 13번 두드린다

스위치 포인트 : 7번, 8번

1. 오른손 중지에서 헬스포인트 F3, F2를 찾는다.
2. 오른손 엄지와 검지로 F3, F2 부위를 지그시 누른다.
3. 2번 동작을 3초씩 3회 실시한다.

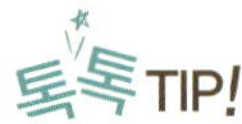

톡톡 TIP!

비염은 환경오염이 심해지면서 면역력이 약한 아이들에게 많이 나타나는 현상이다. 물론 성인의 비염에도 시행하면 효과를 볼 수 있다.

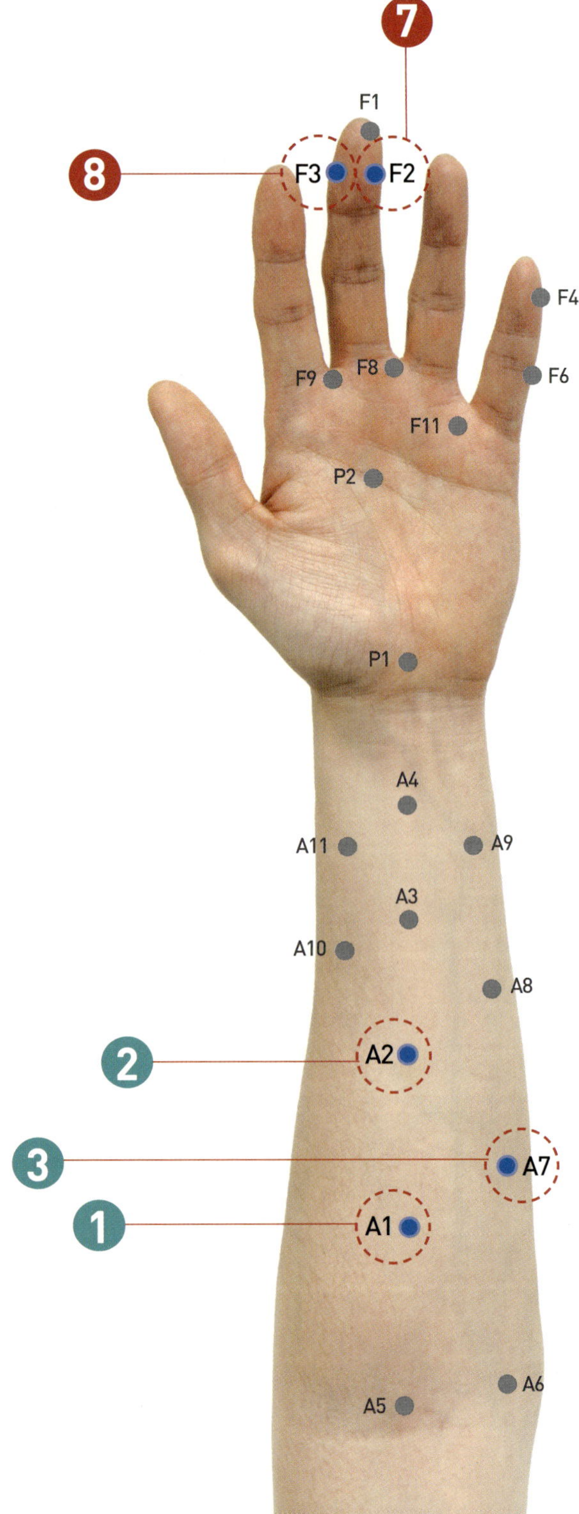

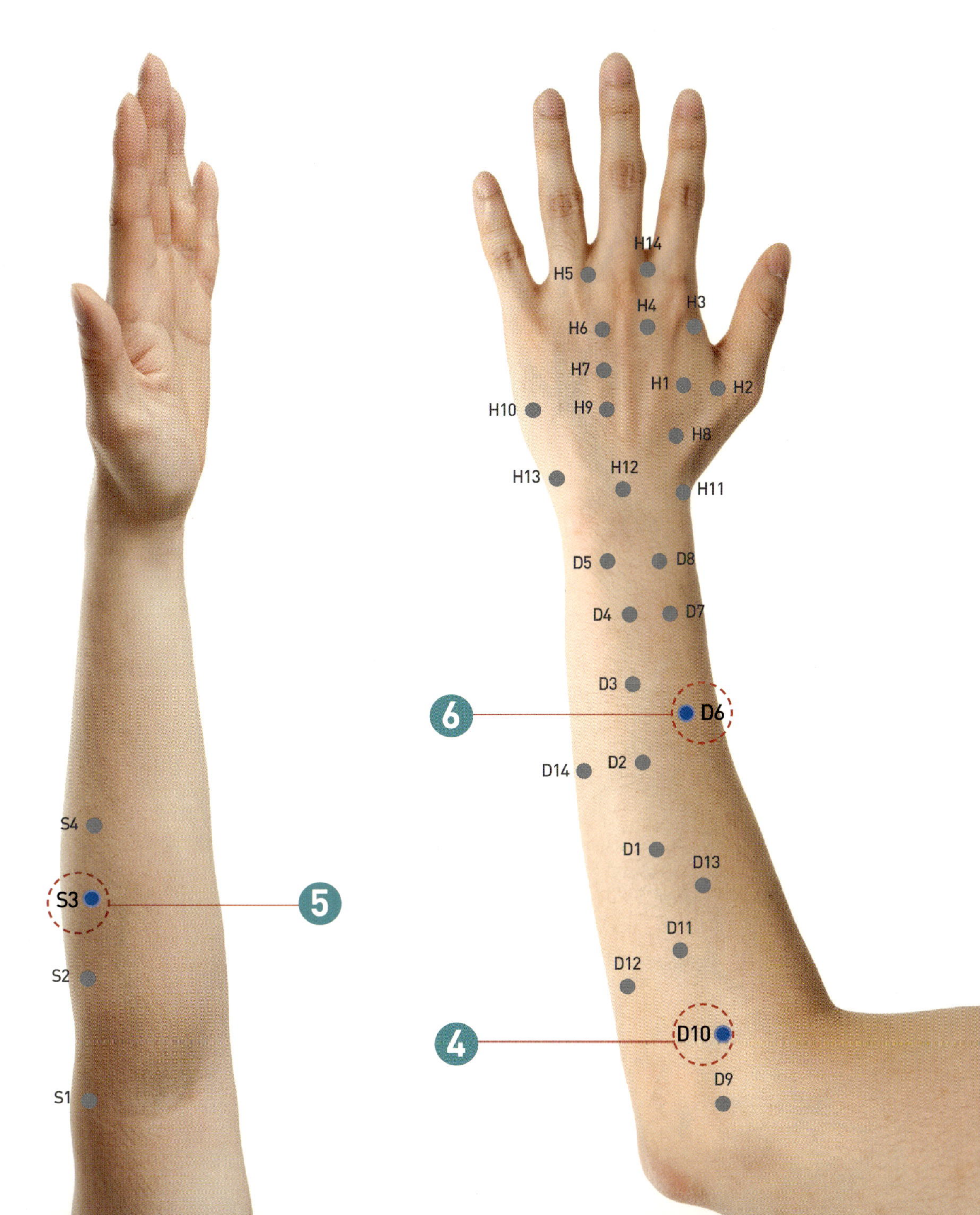

H14
H5
H4
H3
H6
H7
H1
H2
H10
H9
H8
H13
H12
H11
D5
D8
D4
D7
D3
6
D6
D14
D2
S4
D1
D13
S3
5
D11
D12
S2
4
D10
D9
S1

톡톡 체조법 4

호흡운동 3(Main Holding)

호흡운동1, 2가 숙달되었다면 이제 한 단계 높은 운동으로 수준을 끌어올려보자. 이 운동은 난이도가 높은 만큼 몸의 변화를 더 빠르게 느낄 수 있다. 여러 동작이 이어져 있어 한 사이클의 길이가 좀 긴 운동이지만, 기본적으로 호흡운동1,2와 유사하므로 찬찬히 살펴보고 따라하면 크게 어렵지 않을 것이다.

호흡운동의 기본자세

1. 혀를 입천장에 붙인다.
2. 모든 동작은 물이 흐르듯 부드럽게 한다. 무리해서 힘을 주는 것은 좋지 않다.
3. 반드시 한 운동이 완성된 후 다음 단계로 들어가야 하며, 3회 호흡을 한 뒤 시작한다.
4. 격렬한 운동을 한 뒤나 포만상태라면 충분한 휴식을 취한 다음 한다.

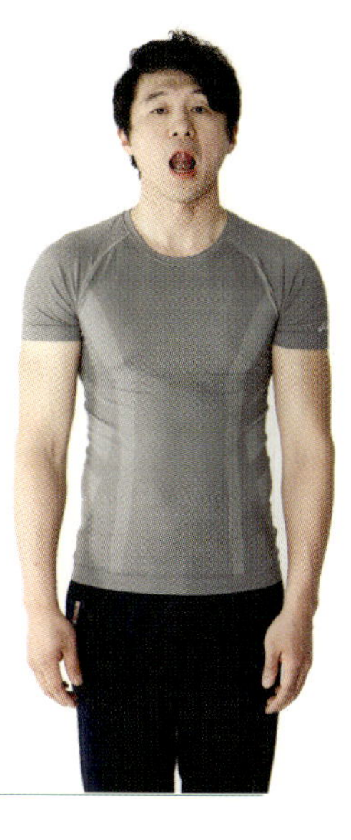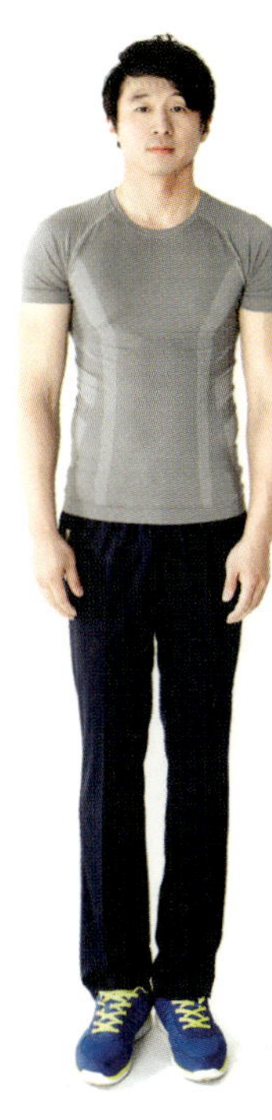

① 혀를 입천장에 댄다. 눈을 감고 양손을 자연스럽게 늘어뜨린 채 10초 정도 편안하게 호흡을 한다.

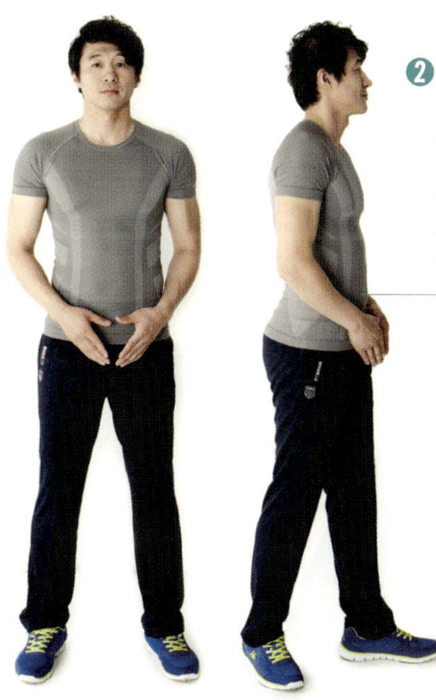

② 좌측 발을 어깨너비만큼 벌리고, 숨을 들이쉬며 양손을 역삼각형 모양으로 모아 아랫배 부근에 갖다 댄다.
숨을 내쉬며 우측 발을 좌측으로 틀어주고, 좌측 발은 바깥쪽으로 틀어준다.

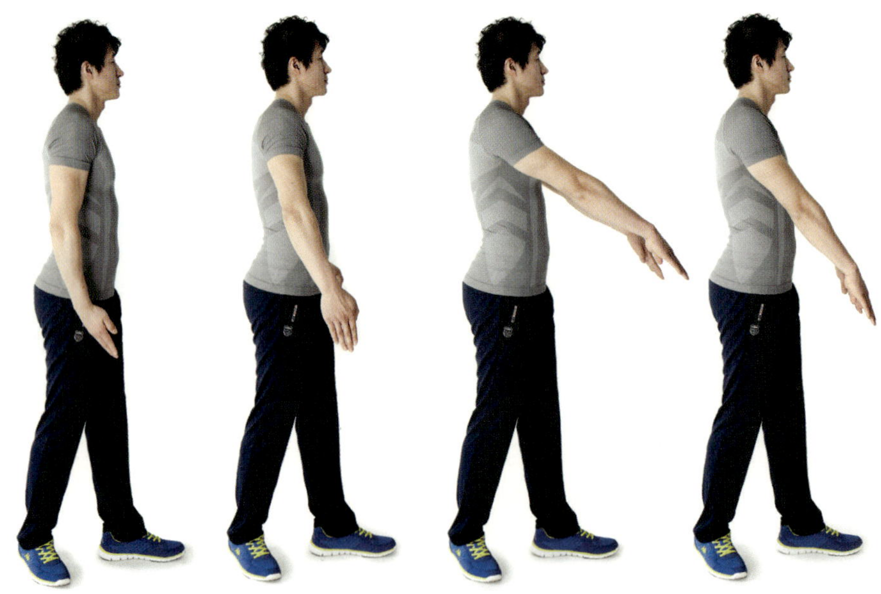

❸ 손바닥이 보이도록 편 다음, 편안하게 숨을 쉬며 안에서 바깥으로 원을 그려준다.

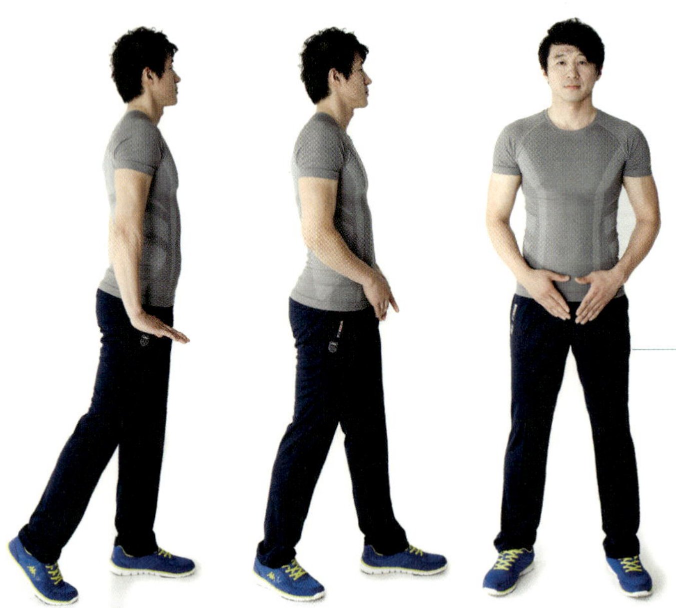

손바닥을 아래로 향하게 펴주고, 손목을 최대한 뒤로 젖혀준 다음 오른쪽 뒤꿈치를 들어준다. 들숨, 날숨을 편안하게 반복한다.
숨을 들이쉬며 양손을 역삼각형 모양으로 모아 아랫배 부근에 갖다 댄다.
좌측 발을 안쪽으로, 우측 발을 바깥쪽으로 틀어준다.

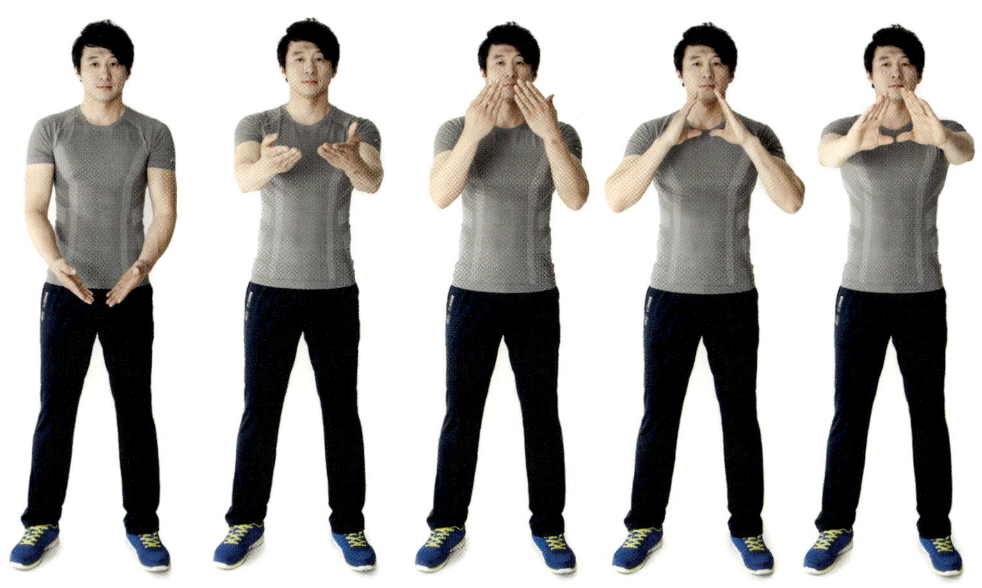

④ 양쪽 손바닥이 보이게 편 다음, 숨을 들이쉬며 명치 위까지 올린다.
손바닥을 정면으로 하고, 숨을 내쉬며 팔꿈치를 쭉 펴준다.

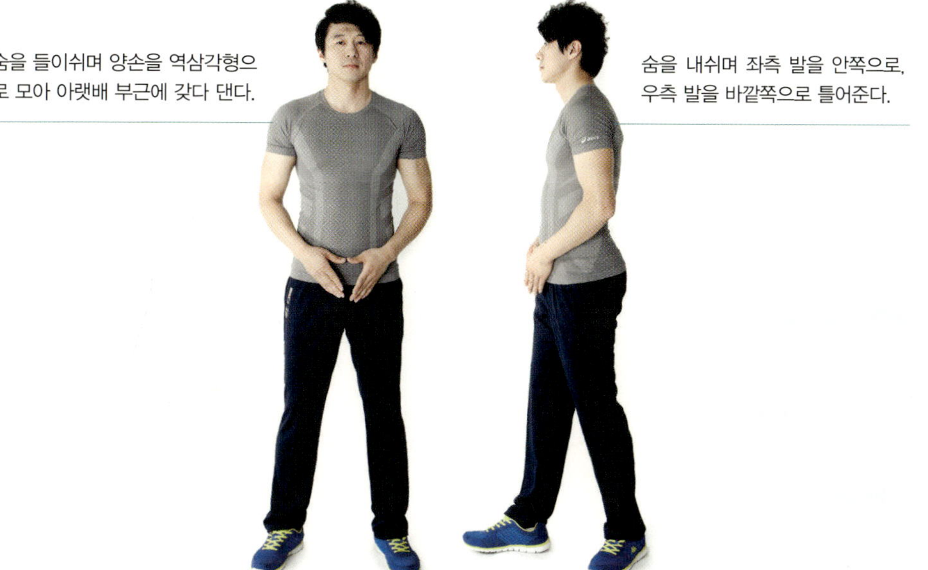

숨을 들이쉬며 양손을 역삼각형으
로 모아 아랫배 부근에 갖다 댄다.

숨을 내쉬며 좌측 발을 안쪽으로,
우측 발을 바깥쪽으로 틀어준다.

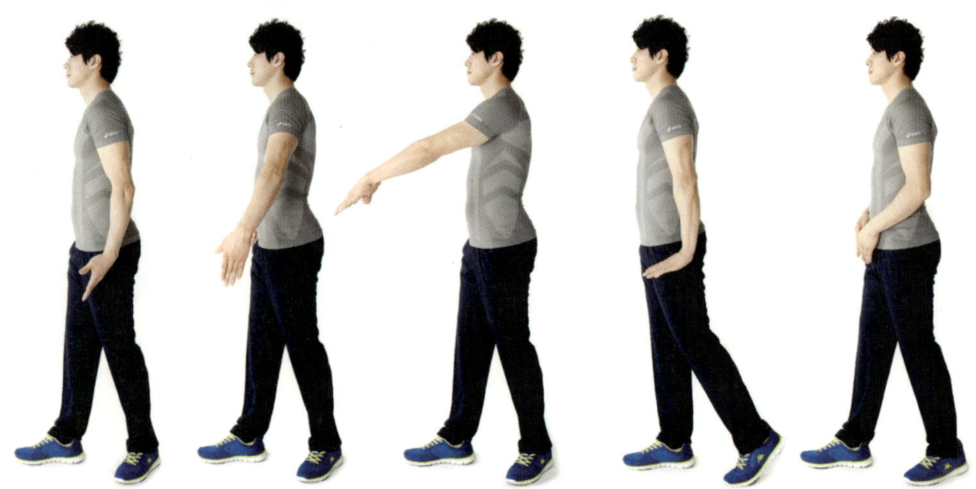

❺ 숨을 들이쉬며 손바닥이 보이도록 양팔을 편 다음, 숨을 내쉬며 안에서 바깥으로 원을 그려준다.
손바닥을 아래로 향하게 펴고, 숨을 들이쉬며 손목을 최대한 뒤로 젖혀준 뒤 왼쪽 뒤꿈치를 들어준다.

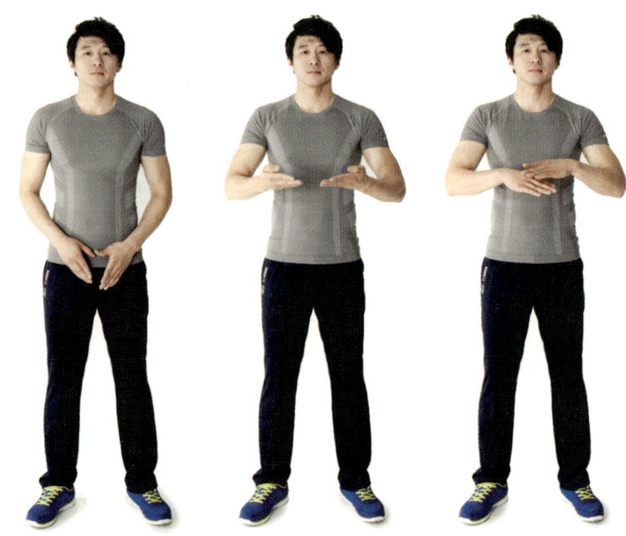

❻ 숨을 내쉬며 우측 발을 안쪽으로 좌측 발을 바깥쪽으로 틀어준다.
양쪽 손바닥이 보이게 편 다음, 숨을 들이쉬며 명치 위까지 들어 올린다.
이때 손을 뒤집는데 좌측 손이 우측 손 위로 올라가게 한다.

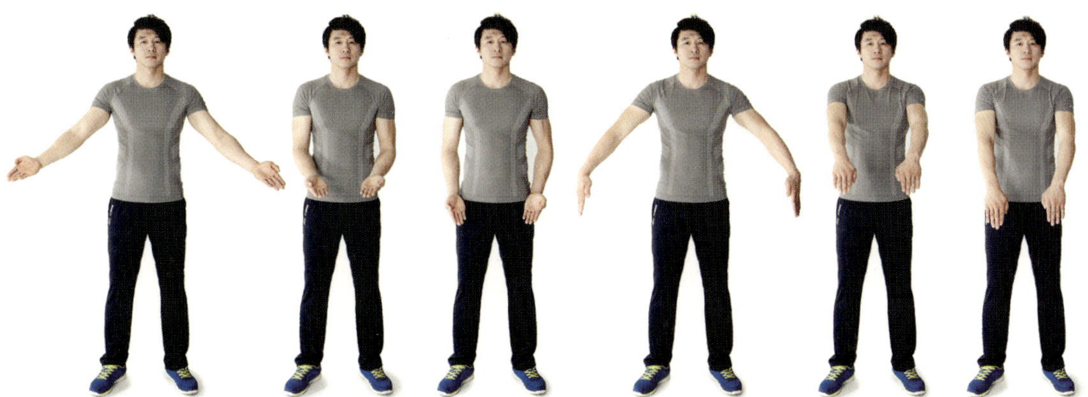

❼ 숨을 내쉬며 손을 아래로 내려뜨린 뒤 좌우로 자연스럽게 펼친 다음, 손바닥을 위로 향하게 한다. 그러고 나서 양팔을 어깨너비만큼 모아준다. 숨을 들이마시고 그 상태로 등 뒤로 팔을 뺐다가, 숨을 내쉬며 크게 원을 그리면서 앞으로 뺀다.

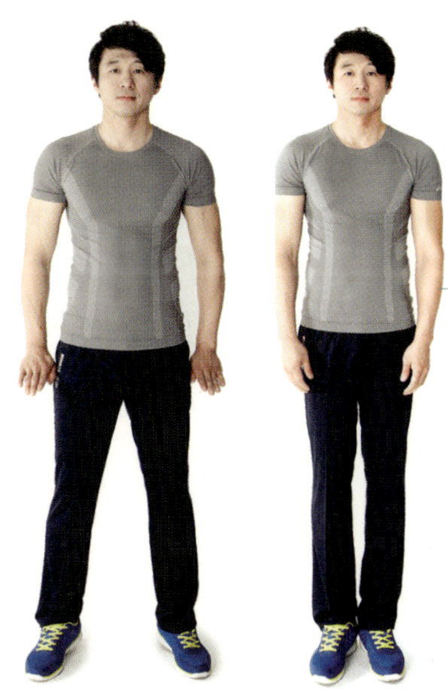

정면에서 손등이 보이도록 한 다음, 최대한 손목을 뒤로 젖히고 발뒤꿈치를 들면서 등을 젖혀준다. 숨을 내쉬며 양손을 자연스럽게 늘어뜨린 뒤 두 발을 모은다.

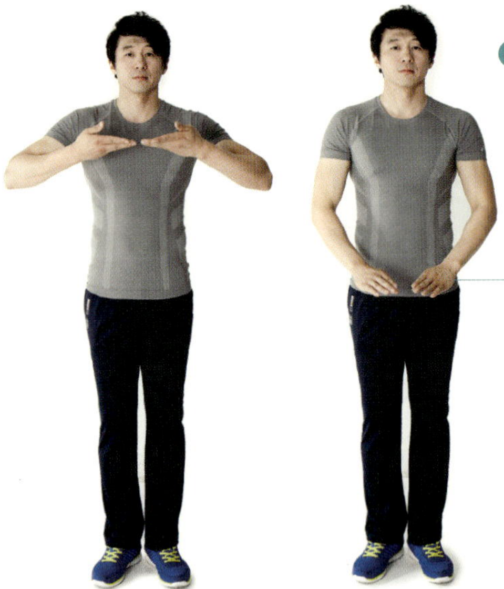

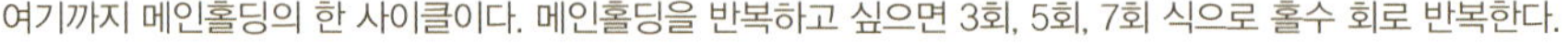

여기까지 메인홀딩의 한 사이클이다. 메인홀딩을 반복하고 싶으면 3회, 5회, 7회 식으로 홀수 회로 반복한다.

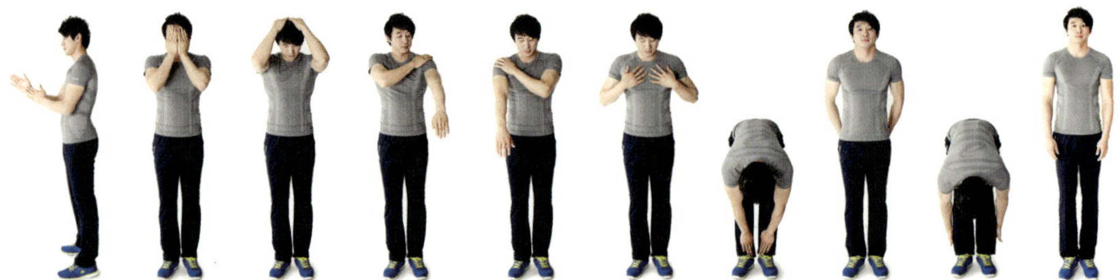

❾ 눈을 뜨고 양생으로 마무리한다.

※ 양생(養生)

호흡운동은 양생이라는 동작으로 마무리를 한다.

· 양손을 강하게 비벼 충분히 열이 나게 해준다.
· 그 손으로 전신을 쓸어내려준다. 가급적 다음 순서를 따른다.
· 얼굴, 머리, 목덜미, 좌측 팔 안팎, 우측 팔 안팎, 가슴, 등, 뒷다리, 앞다리 순.

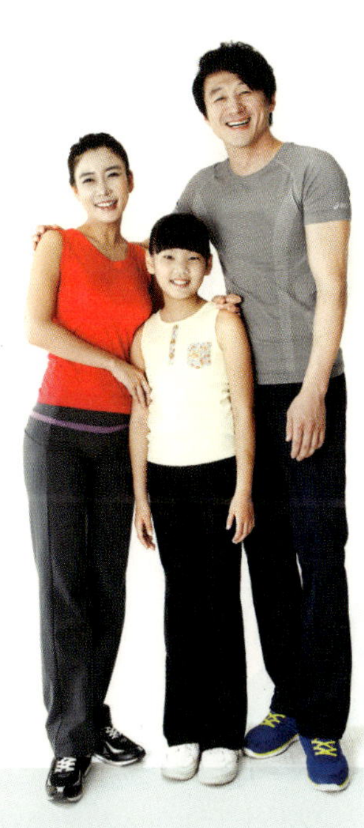

※ 톡톡 체조 시 호흡의 원칙

1. 힘을 줄 때 숨을 들이쉬고, 힘을 뺄 때 숨을 내쉰다.
2. 위로 끌어올리는 동작을 할 때 숨을 들이쉬고, 아래로 끌어내리는 동작을 할 때 숨을 내쉰다.

나는 의사가 아니다. BRT로 병을 고친 적이 한 번도 없다. 그럼에도 나 자신을 자랑스럽게 생각하는 이유는, 인체에 프로그래밍되어 있는 놀라운 자연치유 능력을 인류 최초로 찾아서 정리해 놓았다는 점 때문이다.

아무리 애써도 문제가 해결되지 않던 컴퓨터도 껐다 다시 켜거나 초기화하는 간단한 조치로 원상복구되어 잘 돌아가게 되듯이 우리 몸에도 스스로 건강의 문제를 해결할 수 있도록 리셋(reset) 기능이 프로그래밍되어 있다. 톡톡 두드려주고 지그시 눌러주는 간단한 조치로 뇌에 자극을 주면 좋지 않은 부위가 정상적인 상태로 돌아가게 된다는 놀라운 사실을 이 책의 독자들은 이미 경험을 통해 충분히 확인하였을 것이다.

이 책에 수록된 BRT와 톡톡 체조를 직접 해보고 그 효과에 깜짝 놀란 독자들에게 당부드리고 싶은 것이 있다. 아직도 현재진행형인 BRT의 발전을 눈여겨보라는 것이다. 그리고 이 책의 내용을 바탕으로 새로운 시도를 하는 데 주저하지 말라는 당부도 하고 싶다. 우리는 인간의 무한한 잠재력을 다 알지 못한다. 인체의 잠재력 중 일부인 BRT의 한계 역시 지금으로서는 알 수 없다. 단지 몇몇 통증을 완화시키는 효과를 기대하면서 시작한 탐구는 시간이 갈수록 기대하지 않았던 경이적인 모습을 보여주었다. 나는 지난 수십 년간 BRT를 통해 생긴 놀라운 일들을 수도 없이 보아 왔다. (독자들에게는 거짓말처럼 들릴 수도 있고, BRT를 맹신하게 만들고 싶지도 않아 이 책에는 그런 일화들을 일체 언급하지 않았다.) BRT가 대중적으로 보급되고 지금까지의 성과를 바탕으로 많은 사람들이 새로운 시도와 연구를 계속하여 더욱 발전한다면 어떻게 될까? 나는 대중들에 의해 발전된 BRT가 앞으로 10년 후 어떤 놀라운 모습을 보여줄지 사뭇 기대가 된다.

이 책의 출간도 나에겐 놀라움 자체이다. 그저 부상으로 고통스러운 내 몸을 추스르고, 훈련 도중에 다친 제자들에게 도움을 주고자 시작했던 나의 소박한 시도가 조물주의 위대한 은총을 찾아내는 단초가 되리라고는 꿈에도 상상하지 못했다. 정말 가슴 벅차고 감사한 일이다. 또한 일생 동안 노력과 땀과 눈물을 바쳐 의미 있는 성취를 이루는 행운을 주신 것에 대하여 더욱 감사드린다. 요행으로 얻은 성공보다 힘겹게 차곡차곡 쌓아 올린 성취가 훨씬 값지다는 것을 오랜 세월이 지나고 나서야 깨닫게 되었다. 내가 행하고도 믿을 수 없는 일들이 벌어져 두근거리는 기쁨에 잠을 이룰 수 없었던 수많은 날들을 나는 절대로 잊을 수 없을 것이다.

이 책에는 지금까지 내가 찾아내 체계화한 BRT 가운데 남녀노소가 일상생활에 요긴하게 활용할 수 있는 30여 가지를 엄선하여 수록하였다. 이 책에 실린 BRT와 톡톡 체조법을 꾸준히 실천한다면 일상생활에서 생기는 대부분의 통증 해소와 내장 기관에 관련된 중병 불안증 해소, 잘 낫지 않는 고질병 완화 등에 큰 도움이 되리라 확신한다.
사실 이 책을 집필하는 동안 주변의 격려도 있었지만 반대의 목소리도 있었다. 이렇게 많은 귀중한 비법을 너무 값싸게 공개해버린다면 아깝지 않느냐? 대단한 가치를 지닌 이 비법을 가지고 여러 가지 사업을 벌이자며 주위에서 말리기도 했던 것이 사실이다. 그러나 내 생각은 처음부터 변함이 없다. 나는 처음 BRT를 시작할 때 가졌던 소박한 선의를 잊지 않고 있다.

이 책에 수록된 BRT에는 우리 국민, 나아가 전 인류가 건강하고 행복한 삶을 누리기를 염원하는 한 자연인의 순수한 소망이 담겨 있다. 부디 잘 활용하시어 건강하고 행복하시기를 기원한다. 앞으로 BRT를 더욱 발전시켜 전 인류의 행복에 기여하는 BRT 월드를 만들겠다는 약속을 드리며, 한 무도인의 인생과 BRT의 진정성을 믿고 이 책을 선택하신 독자 여러분들께 머리 숙여 감사드린다.